生理学

主　编　胡秋芳　孙俊鸽　付海荣
副主编　李小丽　周　密　代　娇　江金霞
　　　　蒋　振　李金鑫　吴晓岚　李　洁
编　者　（以姓氏笔画为序）
王妍亭（四川大学华西第四医院）
戈　瑶（乐山职业技术学院）
付海荣（重庆三峡医药高等专科学校）
代　娇（红河卫生职业学院）
成　涛（乐山职业技术学院）
江金霞（广州华南商贸职业学院）
孙俊鸽（萍乡卫生职业学院）
李　洁（商洛职业技术学院）
李小丽（海南科技职业大学）
李金鑫（红河卫生职业学院）
吴晓岚（辽宁医药职业学院）
张　列（成都医学院第一附属医院）
张　丛（海南健康管理职业技术学院）
陈司汉（乐山职业技术学院）
陈亚奇（南阳医学高等专科学校）
周　密（华中科技大学）
胡秋芳（乐山职业技术学院）
盛天昕（乐山职业技术学院）
蒋　振（川北医学院）

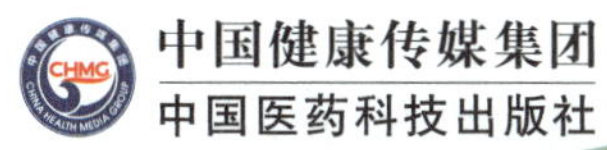
中国健康传媒集团
中国医药科技出版社

内容提要

本书为高等职业院校生理学教材。本书共12章，涵盖绪论、细胞的基本功能、血液、血液循环、呼吸、消化和吸收、能量代谢和体温、肾的排泄功能、感觉器官的功能、神经系统的功能、内分泌、生殖等内容，并在附录中附有部分实验指导参考。本教材在内容的编写中加入案例导入、问题引领等，并以二维码的方式将思维导图、教学微课等融入教材中，使教学资源更加丰富，为学生自主学习提供了便捷途径。

本教材可供全国高等职业院校医药类专业学生使用，也可供在职卫生技术人员及有关人员学习参考使用。

图书在版编目（CIP）数据

生理学 / 胡秋芳，孙俊鸽，付海荣主编. -- 北京：中国医药科技出版社，2025. 1. -- ISBN 978-7-5214-5145-0

Ⅰ. R33

中国国家版本馆CIP数据核字第2024KG8184号

美术编辑 陈君杞
版式设计 友全图文

出版 **中国健康传媒集团** | 中国医药科技出版社
地址 北京市海淀区文慧园北路甲22号
邮编 100082
电话 发行：010-62227427 邮购：010-62236938
网址 www.cmstp.com
规格 787 × 1092mm 1/16
印张 15 1/4
字数 321千字
版次 2025年1月第1版
印次 2025年1月第1次印刷
印刷 河北环京美印刷有限公司
经销 全国各地新华书店
书号 ISBN 978-7-5214-5145-0
定价 69.00元

获取新书信息、投稿、为图书纠错，请扫码联系我们。

前 言

为了贯彻好国家关于职业教育的发展要求，更好地适应当前和今后一个时期医学职业教育的发展需要，深入推进改革创新，优化结构与布局，大力培养应用型优秀人才。我们组织富有教学经验的一线教师编写了这本《生理学》教材。

《生理学》是医学类专业重要的基础医学课程，本教材在内容的编写上秉持的原则是：①兼顾学科性与职业性、科学性与规范性要求，课程内容服务专业课程学习的需求，提高职业教育的适应性。紧紧围绕后续课程、岗位需求，紧扣教育部制定的高等卫生职业教育教学大纲和执业资格考试标准，全面覆盖知识点和考点。②服务当前需要，教学内容在服务于学生专业学习需要的同时，服务于学生可持续发展的需要，注重终身学习和职业发展。③把握好教材内容的深度和广度。理论与实践并重，理论够用，技能管用，教学实用；强基础，重技能。

这本教材的特色是：①结构新颖，突出实用。根据现代职业教育的要求和特点，在内容体系和编排结构上进行了创新。每章设置学习目标，充分挖掘本章知识与职业素养相关的思政元素，将思政目标与知识目标、能力目标和素质目标紧密结合。②在教材内容的编写中，将案例导入、问题引领、知识学习与拓展、临床应用与链接等方式融入其中，既要避免与相关课程不必要的重复，又要防止后续课程重要内容的疏漏，做到与其他学科紧密联系、互相呼应，同时扩大知识面，提高学习兴趣，培养临床思维能力，更能激发学生的求知欲望和科学进取精神。③实现立体化建设和资源共享。在推出传统纸质教材的同时，立体化开发配套的数字资源共享学习包，以二维码的方式将课程思政元素的提炼、课件、思维导图、教学微课、案例分析、配套的目标检测等融入整个教材中，使教学资源更加丰富多样，为学生自主学习提供了便捷途径。

由于编写时间仓促，书中疏漏之处在所难免，恳请同行专家和广大师生提出宝贵意见。

编　者

2024年11月

目　录

第一章 绪 论

PPT

微课

学习目标

1. 掌握：兴奋性、阈值、内环境、稳态的概念；人体功能活动的调节方式及其特点。

2. 熟悉：兴奋、抑制、刺激、反应、反射、人体功能的反馈调节。

3. 了解：生理学研究的对象、任务和研究方法。

4. 认识生命体征；能通过脊髓躯体运动反射，进行反射弧的完整性与反射活动关系的分析。

5. 培养学生爱国敬业、自强不息、艰苦奋斗的科研精神；培养保护生态环境的意识。

生理学是生物科学的一个分支，是研究机体正常功能活动及其规律的一门科学。从广义上讲，生理学可分为植物生理学、动物生理学及人体生理学等。本书主要涉及人体生理学，它是医学教育中十分重要的基础课程。人体结构功能比较复杂，是由不同的系统、器官、组织和细胞组成，各大系统如消化、呼吸、泌尿、循环等在神经、内分泌系统的协调下相互配合、相互制约，共同维持机体的生命活动。因此生理学的任务是研究正常人体各组成部分的功能活动规律及其产生的机制，以及内、外环境变化对这些功能活动的影响和机体所进行的相应调节，并揭示各种生理功能在整体生命活动中的意义。

生理学是一门实验性科学，其知识来源于临床实践和生理实验研究。由于生理学实验往往会给机体带来伤害，因此，目前主要以动物实验为主，从而间接了解人体功能活动。动物实验方法一般分为急性动物实验和慢性动物实验。

由于人体是由各器官系统相互联系、相互影响而构成的整体，而各器官系统又由不同的组织和细胞组成。因此，学习生理学要把细胞与分子水平、器官与系统水平以及整体水平有机结合起来，相互联系、相互补充才能全面掌握生理学的基础知识、基本理论和基本技能。

生理学的产生和发展与医学有着十分密切的关系。19世纪法国著名生理学家克洛德·贝尔纳（Claude Bernard）说：“医学是关于疾病的科学，而生理学是关于生命的科学。所以后者比前者更有普遍性。这就是为什么说生理学必然是医学的科学基础。”生理学是医学课程体系中非常重要的一门基础医学课程。它以生物学、人体解剖学、组织学为基础，同时又是药理学、病理生理学等后续课程和临床各课程的基础，起着承前启后的作用。一方面，医护人员如果不具备生理学的基本知识，就不能正确认识疾病，处理临床实践中所遇到的许多实际问题。另一方面，医学的实践与发展不仅能检验生理学理论的正确性，而且能不断推动生理学的研究与发展。

知识拓展

生理学的诞生

拓展阅读

从古到今，人类在与疾病的长期斗争中，从来没有停止过对生命活动的探索。1628年英国医生威廉·哈维（William Harvey）经过大量的动物实验和人体观察，科学地阐明了血液循环的途径和规律，标志着近代生理学的诞生。我国近代生理学形成的标志是1926年生理学会的成立，林可胜是我国近代生理学和中国生理学会的缔造者，也是中国消化生理的先驱，是20世纪30年代以后对中国生理学贡献最大的杰出人物。中国生理学的快速发展与几代科学家们长期自强不息、艰苦奋斗的科研精神密不可分（详见数字资源）。

第一节　生命的基本特征

通过观察与研究发现，各种生物体都具有新陈代谢、兴奋性、适应性和生殖等生命活动的基本特征。了解这些基本特征，有助于理解人体生理活动的规律。

一、新陈代谢

新陈代谢是指机体与环境之间进行物质和能量交换的自我更新过程。新陈代谢包括合成代谢和分解代谢两个方面。合成代谢是指机体从环境中摄取营养物质，将其合成转化为自身物质，并贮存能量的过程；分解代谢是指机体分解自身物质，释放能量并将分解的终产物排出体外的过程。新陈代谢是生命活动最基本的特征，一旦停止，生命也就随之终结。

二、兴奋性

兴奋性是指机体对刺激产生反应的能力或特性。能够引起机体发生反应的各种内、外环境的变化称为刺激。刺激按照性质不同可划分为：①物理性刺激（如电、机械、温度、声、光和放射线等）。②化学性刺激（如酸、碱、盐和药物等）。③生物性刺激（如细菌、病毒和寄生虫等）。④社会心理性刺激（如家庭生活环境、社会活动及个体名誉等）。机体受到刺激后所发生的功能活动改变称为反应。反应有两种表现形式，即兴奋和抑制。当机体受到刺激后，其功能活动由静止状态转化为活动状态或者活动状态由弱到强，称为兴奋；反之，机体由活动状态转为静止状态或者活动状态由强到弱，则称为抑制。

在生命活动中，并不是任何刺激都能引起机体产生反应。刺激要能够引起机体发生反应必须具备三个条件，即刺激的强度、刺激作用时间和刺激强度–时间变化率（单位时

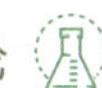

间内刺激的变化幅度）。如果保持刺激作用时间及强度–时间变化率不变的情况下，把刚刚能够引起组织细胞发生反应的最小刺激强度称为阈强度，简称阈值。不同的组织或同一组织在不同的功能状态下，会有不同的阈值。等于阈强度的刺激称为阈刺激，大于阈强度的刺激称为阈上刺激，小于阈强度的刺激称为阈下刺激。要引起组织兴奋，刺激强度必须大于或者等于该组织的阈强度，因此我们把阈刺激和阈上刺激称为有效刺激。

阈值的大小与组织兴奋性的高低呈反变关系。引起组织兴奋的阈值越大，说明其兴奋性越低；反之，阈值越小，说明该组织的兴奋性越高。不同类型的细胞接受刺激时发生反应的外在表现形式不同，例如，肌细胞表现为收缩，腺细胞表现为分泌激素。随着电生理学的发展，人们发现，神经细胞、肌细胞和腺细胞在受到有效刺激后发生共同的反应即产生动作电位。因此，生理学上将这些能产生动作电位的神经细胞、肌细胞和腺细胞称为可兴奋细胞。

三、适应性

生物体根据环境变化调整自身生理功能活动的过程称为适应性。适应性分为行为性适应和生理性适应。例如，人体遇到伤害时的躲避行为是行为性适应；强光下瞳孔缩小以减少进入眼内光线量而保护视网膜是生理性适应。虽然人体对环境变化的适应能力是有一定限度的，但人类能运用客观规律来改变环境，这说明人类的行为性适应更具有主动性。

四、生殖

生物体生长发育到一定阶段后，能够产生与自己相似的子代个体的功能称为生殖。生命靠生殖得以延续，因此，生殖是维持生物绵延和种系繁殖的重要生命活动。

第二节　人体与环境

一、人体与外环境

人体所处的不断变化着的外界环境称为外环境，它包括自然环境和社会环境。自然环境中各种条件的变化不断作用于人体，机体能够对这种外环境的变化做出适应性反应以维持正常生理活动。例如，当外界气温降低时，人体会发生皮肤血管收缩，以减少散热量；通过骨骼肌的紧张性增强，甚至出现寒战来增加产热量，以维持体温的相对稳定。当过强的外环境变化超过人体的适应能力时，将会对机体造成不良影响。

社会环境也是影响人体生理的重要因素之一。随着社会的发展，人们的生活节奏也不断加快，学习、就业、工作等压力越来越大，由这些社会心理因素导致的疾病种类和人数日益增多。因此，作为医护工作者要高度重视社会心理因素对人体生命活动的影响。

拓展阅读

“绿水青山就是金山银山”是关系文明兴衰、人民福祉的发展理念。生态文明建设关乎人类未来，建设绿色家园是人类的共同梦想，保护生态环境、应对气候变化需要世界各国同舟共济、共同努力。作为医学生，要以史为鉴，可以知兴替。生态兴则文明兴，生态衰则文明衰。生态环境是人类生存和发展的根基，生态环境变化直接影响文明兴衰演替。坚持人与自然和谐共生，人与自然是生命共同体。生态环境没有替代品，用之不觉，失之难存。“天地与我并生，而万物与我为一”“天不言而四时行，地不语而百物生”因此，人类需要合理利用、保护自然，就像对待生命一样对待生态环境。

二、内环境及其稳态

（一）内环境

人体内绝大部分细胞并不与外环境直接接触，而是生活在体液环境中。体液是机体内液体的总称，正常成年人的体液约占体重的60%，其中约2/3分布于细胞内，称为细胞内液；其余约1/3分布于细胞外，称为细胞外液，包括血浆、淋巴液、组织液、脑脊液和房水等。其中血浆是沟通各部分体液并与外界环境进行物质交换的重要媒介，因而是各部分体液中最为活跃的部分。生理学上将体内细胞直接生存的环境称为内环境，即细胞外液。

内环境一方面为机体细胞的活动提供适宜的理化条件，使细胞的各种酶促反应和生理功能得以正常进行；另一方面，它是细胞直接进行新陈代谢的场所，细胞代谢所需的营养物质只能从内环境中摄取，细胞代谢产生的代谢产物也直接排到细胞外液。可见，内环境对细胞的正常生命活动起着十分重要的作用。

（二）稳态

在正常情况下，内环境的各项理化性质，如温度、渗透压、酸碱度及各种离子浓度等保持相对稳定的状态，称为稳态。它是细胞进行正常生命活动的必要条件。内环境的稳态是机体在不断变化的过程中，通过自我调节以达到的一种动态平衡。因此，稳态是一个相对稳定的状态，它具有十分重要的生理意义。如果内环境稳态遭到破坏并超过机体的调节能力，将会影响人体细胞的正常功能活动，如高热、低氧、电解质及酸碱平衡紊乱等可导致细胞功能的严重损害，引起疾病甚至危及生命。目前，稳态不仅指内环境理化性质的动态平衡，也泛指从细胞到整个机体各个层次功能状态的相对稳定。机体如何调节各器官、各系统的功能以适应内、外环境的变化，从而维持稳态是生理学研究的核心，也是学习生理学需要把握的关键。

第三节 人体生理功能的调节

当机体内、外环境发生变化时，体内各组织器官的功能活动也相应进行调整以适应环境的变化，维持内环境的稳态。机体发生的这种适应性反应和各器官系统间的协调统一，都是通过人体生理功能的调节来实现的。

一、人体生理功能的调节方式

人体生理功能的调节方式有神经调节、体液调节、自身调节和免疫调节。

（一）神经调节

神经调节是指通过神经系统的活动对机体生理功能进行的调节，在整个调节中起主导作用。神经调节的基本方式是反射。反射是指在中枢神经系统参与下，机体对刺激产生的规律性反应。反射活动的结构基础是反射弧，它由感受器、传入神经、中枢、传出神经和效应器组成（图1-1）。感受器能将所感受到的各种刺激转换为电信号，沿传入神经传向中枢，中枢对传入的信号加以分析、整合并发出信息，通过传出神经来改变效应器的活动从而完成反射。因此，反射活动的正常进行，有赖于反射弧结构与功能的完整性，反射弧中任何一个部分受到破坏或发生功能障碍，反射活动就会出现异常。

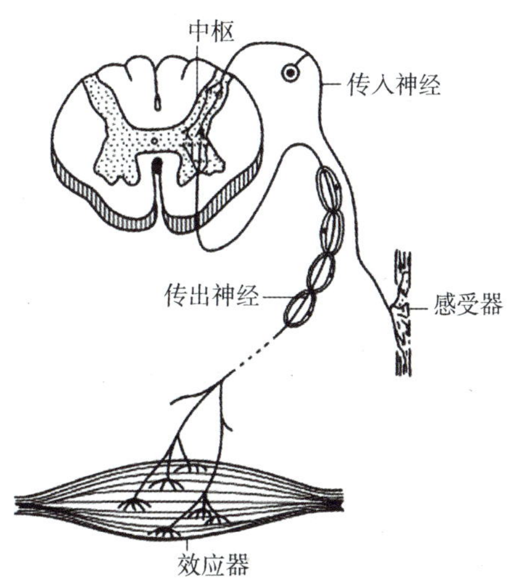

图 1-1 反射弧模式图

反射可分为非条件反射和条件反射。非条件反射是先天遗传的，数量有限，是一种原始的、初级的神经活动，多为维持人体生命的本能活动。例如，食物刺激口腔引起唾液分泌，手碰到火时的迅速缩手动作等。条件反射是建立在非条件反射的基础上，经过后天学习训练获得的反射，是一种高级神经活动，具有更大的易变性和适应性。如“望梅止渴”“谈虎色变”等就属于条件反射。神经调节的特点是反应迅速、精确、作用时间短暂。

（二）体液调节

体液调节是指体内的某些化学物质通过血液循环、组织液等体液途径对机体功能进行的调节。体液调节作用的对象称为靶器官或靶细胞。参与体液调节的化学物质主要有内分泌腺或内分泌细胞分泌的激素、细胞产生的特殊化学物质（如组胺、缓激肽等）或代谢产物（如CO_2、H^+等）。体液调节的特点是作用缓慢、范围广泛、持续时间长。

机体内的神经调节和体液调节有时很难截然分开。例如，人体的内分泌腺或内分泌细胞大多数是受神经的支配和调节，在这种情况下，体液调节便成为神经调节反射弧传出通路的延伸（图1-2）。这种复合调节方式称为神经-体液调节。例如，交感神经兴奋时，一方面直接作用于心脏、血管、胃肠道等功能器官，另一方面它可引起所支配的肾上腺髓质分泌肾上腺素和去甲肾上腺素，从而使神经与体液因素共同参与机体的功能活动。

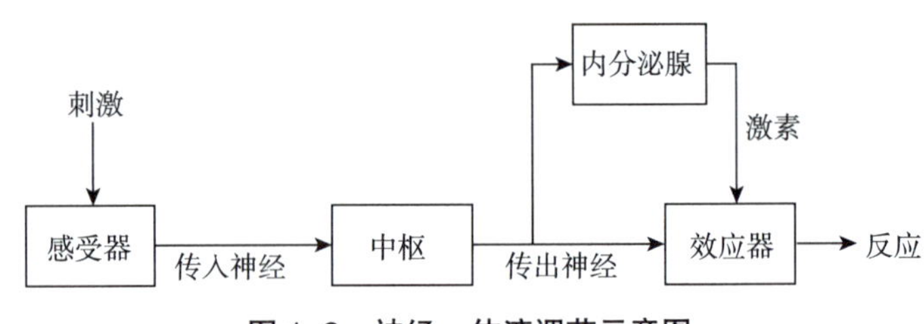

图 1-2　神经－体液调节示意图

（三）自身调节

自身调节是指组织细胞不依靠神经或体液调节，自身对环境刺激产生的一种适应性反应。例如，在生理情况下，肾血流量与脑血流量的相对稳定主要是靠自身调节来维持的。自身调节的特点是调节比较简单、调节幅度小、范围局限。

二、人体功能调节的反馈控制系统

人体的各种调节机制之所以能够准确地将各项生理功能活动调控在一个适当的水平，可以用控制论原理进行解释。从控制论角度来看，人体内存在数以千计的控制系统。根据控制论的原理，人体的调节系统可以看作是一个由控制部分和受控制部分组成的控制系统。人体内的控制系统可分为反馈控制系统、前馈控制系统和非自动控制系统。机体各种生理功能的调节主要是以反馈控制形式进行，部分情况下有前馈控制形式。

（一）反馈控制系统

反馈控制系统属于自动控制系统，该系统的基本特点是控制部分与受控制部分之间存在着往返的双向联系，形成一个闭环，因而具有自动控制能力。由控制部分发送到受控部分的信息称为控制信息；由受控部分返回到控制部分的信息称为反馈信息。对机体而言，神经中枢或内分泌细胞可看作控制部分，而其所支配的效应器或靶细胞则可看作受控部分。由受控部分发送的反馈信息反过来影响控制部分功能活动的过程称为反馈。根据反馈信息的作用性质不同，可将反馈分为负反馈和正反馈两类（图1-3）。

1.负反馈　负反馈是指受控部分发出的反馈信息抑制或减弱控制部分的活动，使受控部分的功能活动朝着与它原先功能活动相反的方向改变。例如，人受到刺激动脉血压升高时，通过反馈回路将血压升高的信息传到心血管中枢，再由心血管中枢发出指令调整心脏和血管的功能状态，使心率减慢、血管舒张、动脉血压逐渐降低，恢复到正常水平；反之，当动脉血压降低时，通过负反馈调控使血压升高到正常水平。在机体功能调节中，负反馈最为多见。在负反馈控制系统中有一个调定点，该调定点使受控部分的活动只能在设定的工作点附近的一个狭小范围内变动。这个调定点不是永恒不变的，而是在一定情况下可发生变动，这称为重调定。例如，发热时体温调定点的上移。因此，负反馈的生理意义在于使机体的某种生理功能不至发生过大波动，而在一定水平上保持相对稳定。

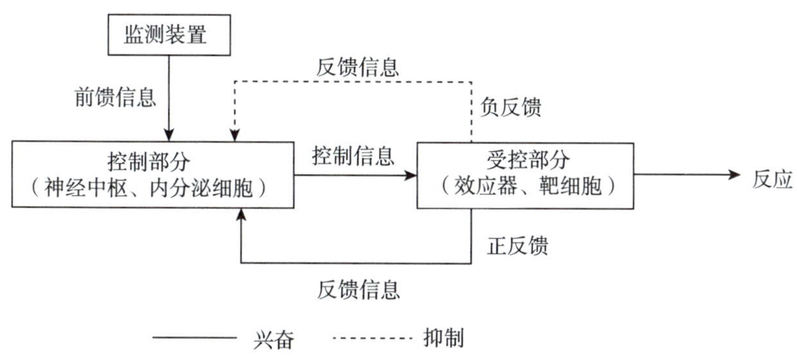

图 1–3 反馈控制系统和前馈控制系统示意图

2. 正反馈 正反馈是指受控部分发出的反馈信息促进或加强控制部分的活动，使受控部分的功能活动朝着与它原先功能活动相同的方向改变。例如，血液凝固、排尿、排便反射和分娩过程都属于正反馈。因此，正反馈的生理意义在于使机体的某种生理功能逐步加强，直至最后完成。

（二）前馈控制系统

控制部分在反馈信息尚未到达前已受到纠正信息（前馈信息）的影响，及时纠正其指令可能出现的偏差，这种自动控制形式称为前馈。前馈控制系统可以使机体的反应具有一定的超前性和预见性。例如，在寒冷环境中，当体温降低到一定程度时，便会刺激体温调节中枢，使机体代谢活动加强，产热增加，同时皮肤血管收缩，使体表散热减少，于是体温回升。但实际上正常人的体温是非常稳定的，因为除上述反馈控制外，还有前馈控制的参与，人可根据气温降低的有关信息，通过视、听等感觉器官传递到脑，脑立即发出指令增加产热活动和减少机体散热，这些产热和散热活动并不需要等到寒冷刺激使体温降低以后，而是在体温降低之前就已发生。条件反射也是一种前馈控制。如进食前消化液的分泌、竞技比赛前呼吸活动的变化等条件反射都属于前馈控制。

思考题

1. 机体的生命活动有哪些基本特征？
2. 如何维持内环境的稳态？稳态有何生理意义？
3. 举例说明反馈的概念和意义。

课后习题

思维导图

第二章　细胞的基本功能

PPT

学习目标

1. 掌握：细胞膜的物质转运功能；静息电位、动作电位、阈电位的概念；神经–肌接头处兴奋传递的过程。

2. 熟悉：极化、去极化、超极化的概念；静息电位及动作电位的产生机制；骨骼肌的兴奋–收缩耦联。

3. 了解：细胞的信号转导功能；兴奋在神经纤维上传导的机制；肌细胞收缩的原理。

4. 能用知识解释人体内各种物质通过细胞膜的转运方式。

5. 培养学生严谨的科学研究精神；具有强烈的责任感及良好的职业道德操守。

细胞是人体的基本结构和功能单位。人体所有的生理功能都是在细胞的基础上进行的。可以说，离开对细胞基本结构和功能的认识，人体各器官、系统乃至整个人体的生命活动规律将无法阐明。本章重点介绍细胞膜的物质转运功能；细胞的信号转导功能；细胞的生物电现象和肌细胞的收缩功能。

第一节　细胞膜的基本功能

微课

一、细胞膜的物质转运功能

细胞膜构成细胞的屏障，属于半透膜，具有特殊的结构和功能。细胞膜主要由脂质、蛋白质和极少量的糖类组成。关于其基本结构和组成，现在最公认的是“液态镶嵌模型”学说，该学说认为细胞膜以液态脂质双分子层为基架，其中镶嵌着具有不同生理功能的蛋白质（图2–1）。蛋白质镶嵌在细胞膜的脂质双分子层中，镶嵌形式多样，有的两端露在膜的两侧，贯穿整个脂质双分子层；有的埋在膜的外侧面或内侧面。细胞膜的各种功能与膜蛋白密切相关。膜蛋白的功能有物质转运，如通道蛋白、载体蛋白；识别特异性化学刺激，如膜外侧的糖蛋白、信号转导等。而细胞膜上的糖类与细胞免疫、细胞识别、细胞癌变等密切相关。

（一）单纯扩散

单纯扩散是指脂溶性小分子物质由高浓度向低浓度跨膜移动的过程。单纯扩散的特点是不需要膜蛋白的帮助，同时也不需要细胞代谢提供能量。物质的单纯扩散受温

度、膜两侧该物质的浓度差、膜对该物质通过的难易程度（即通透性）的影响。膜的通透性是扩散的前提即先决条件，浓度差是扩散的动力。由于细胞膜是脂质双分子层的结构，所以脂溶性较强的小分子物质能靠这种方式通过细胞膜，如O_2、CO_2、尿素、N_2等。而水分子的跨膜转运也可通过单纯扩散的方式进行，只是由于细胞膜的脂质具有疏水性，通过该方式扩散的速度较缓慢。因此，体内有部分水分子可通过水通道进行高效的跨膜转运，例如，在肾小管和集合管的上皮细胞、呼吸道和肺泡上皮细胞。

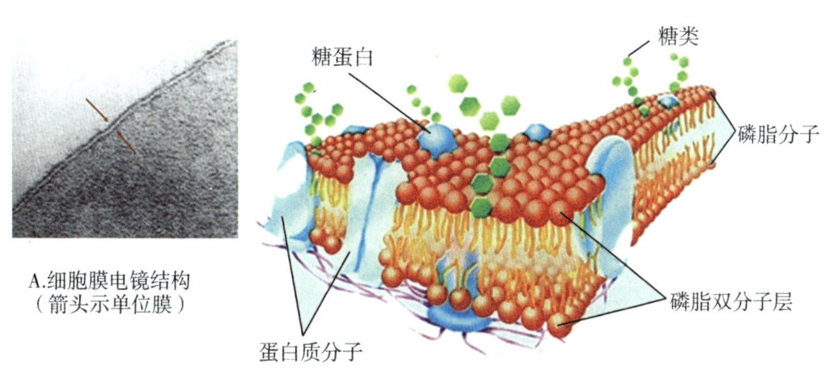

图 2-1　细胞结构模式图

（二）易化扩散

非脂溶性或脂溶性很小的小分子物质，在特殊膜蛋白质帮助下，由高浓度向低浓度一侧转运的过程称为易化扩散。易化扩散和单纯扩散一样，顺浓度差进行，不需要消耗能量，但必须在膜蛋白的帮助下才能进行。根据参与的膜蛋白的不同，将易化扩散分为两类，即通道蛋白参与的通道转运和载体蛋白参与的载体转运。

1.通道转运　通道转运（通道介导的易化扩散）是依靠细胞膜上通道蛋白的帮助，将物质从高浓度一侧向低浓度一侧转运的过程。通道蛋白像一条贯穿细胞膜且带有闸门装置的管道。通道开放时，物质从高浓度的一侧经过通道向低浓度一侧扩散；通道关闭时，物质不能通过细胞膜（图2-2）。各种离子，如Na^+、Ca^{2+}、Cl^-、K^+等主要通过这种方式转运。由于通道蛋白质具有特异性，所以离子通道的活动表现出明显的选择性，即每种通道只对一种或几种离子有较高的通透能力，故通道分别被命名为Na^+通道、Ca^{2+}通道、Cl^-通道等，它们分别让相应的不同离子通过。离子扩散量的多少，主要取决于膜两侧的浓度差和离子产生的电场力的影响。

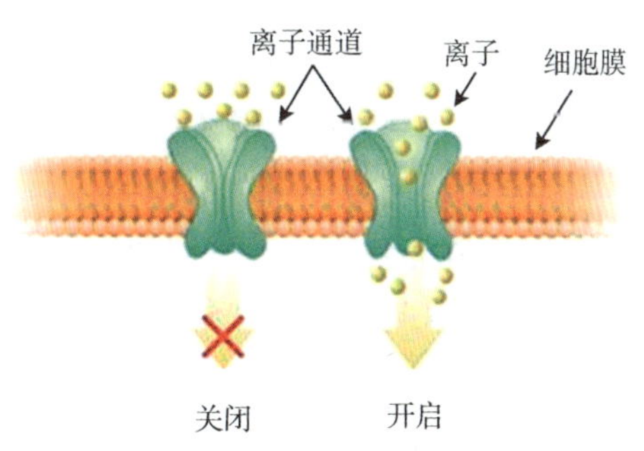

图 2-2　经通道易化扩散模式图

通道的开放（激活）或关闭（失活）是通过“闸门”来调控的，离子通道在未激活时是关闭的，当“闸门”被打开时，离子才能通过，故离子通道又称为门控通道。根据引起“闸门”开放和关闭的机制不同，可分为不同的门控通道：①电压门控通道，它们在膜去极化到一定电位时开放，如神经元上的Na^+通道。②化学门控通道，受细胞外液中某些化学物质的影响而开放，如激素与相应受体（通道）结合。③机械门控通道，当膜的局部受牵拉变形时被激活，如听觉的毛细胞上存在此类通道。

2. 载体转运 载体转运（载体介导的易化扩散）是依靠细胞膜上载体蛋白的帮助，将物质从高浓度一侧向低浓度一侧转运的过程。细胞膜中的载体蛋白有一个到数个与被转运物质的结合位点，当载体蛋白与被转运的物质结合时，载体蛋白的结构发生改变，把被结合的物质从膜的高浓度一侧转运到低浓度一侧，然后与物质分离。如葡萄糖、氨基酸进入一般细胞就属于载体转运（图2-3）。

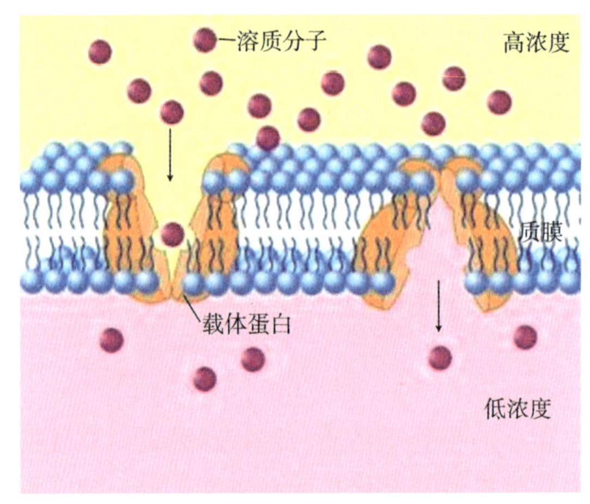

图2-3 经载体易化扩散示意图

载体转运具有以下几个特点：①结构特异性高：每一种载体蛋白只能转运某种具有特定结构的物质。②饱和现象：细胞膜上载体蛋白的数量和被转运物质的结合位点的数量是有限的，当被转运物质浓度增加到一定限度时，转运量则不再随之增加。③竞争性抑制：一种载体蛋白能同时转运两种或两种以上结构相似的物质时，一种物质转运增加，将减弱另一种物质的转运。例如，临床药物丙磺舒与青霉素共同竞争肾小管上皮细胞的转运体，使青霉素排泄减少，从而延长青霉素的作用时间，增强其抗菌效果。

由于单纯扩散和易化扩散转运物质时，依靠膜两侧的浓度差（或电位差）为动力，不需要细胞代谢提供能量，故统称为被动转运。

（三）主动转运

主动转运是指小分子物质或离子在细胞膜上特殊蛋白质的帮助下，由细胞代谢提供能量，逆浓度差或逆电位差转运的过程。根据物质转运过程中是否需要ATP直接提供能量，可将其分为原发性主动转运和继发性主动转运。

1. 原发性主动转运 原发性主动转运是指细胞直接利用代谢产生的能量将物质分子（或离子）逆浓度差或电位差转运的过程，它是通过细胞膜上的离子泵来实现转运的。离子泵种类很多，常以它们转运的物质而命名，如转运Na^+和K^+的钠-钾泵、转运Ca^{2+}的钙

泵、转运H^+的质子泵等。由于离子泵水解ATP释放的能量直接来源于细胞的代谢过程，所以当细胞代谢发生障碍时，将直接影响离子泵的功能，进而影响物质的主动转运。

在各种离子泵中，以钠－钾泵的作用最重要，对它的研究也最充分。钠－钾泵简称钠泵，普遍存在于哺乳动物细胞膜上，钠泵具有ATP酶的活性，也称为Na^+-K^+依赖式ATP酶。当细胞内的Na^+浓度增高或细胞外的K^+浓度增高时，钠泵被激活，将ATP分解释放能量，把细胞外的2个K^+运到膜内；把细胞内的3个Na^+运到膜外（图2-4）。

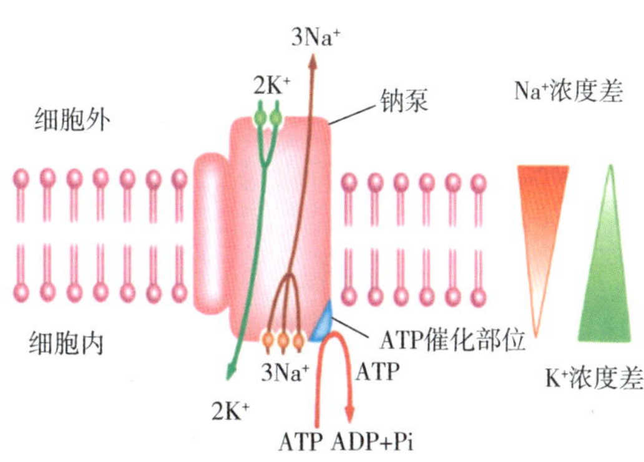

图2-4 钠泵原发性主动转运示意图

钠泵活动的意义主要是让Na^+、K^+在细胞内外保持一定的浓度差，使细胞内K^+浓度约为细胞外液的30倍，而细胞外液中Na^+浓度约为胞质中的10倍。具体生理意义有：①钠泵活动造成细胞内高K^+是某些生化代谢反应所必需的。②钠泵将漏入细胞内的Na^+不断转运到胞外可维持细胞内渗透压和细胞容积，防止细胞水肿。③建立Na^+的跨膜浓度差为继发性主动转运提供势能储备。④膜内外的Na^+、K^+浓度差是细胞生物电产生的基础。

2.继发性主动转运 有些物质在进行跨膜转运时所需的能量并不直接由ATP分解供能，而是依靠原发性主动转运（如钠泵）建立的离子浓度差，在该离子顺浓度差扩散的同时将其他物质逆浓度梯度和/或电位梯度进行跨膜转运，称为继发性主动转运，也称联合转运。继发性主动转运可分为两种（图2-5），即联合转运的物质为同一方向的称为同向转运，例如，葡萄糖、氨基酸在小肠黏膜的吸收和在肾小管上皮细胞的重吸收；联合转运的物质为相反方向的称为逆向转运，例如，肾小管上皮细胞的Na^+-H^+交换和心肌细胞膜上的Na^+-Ca^{2+}交换。

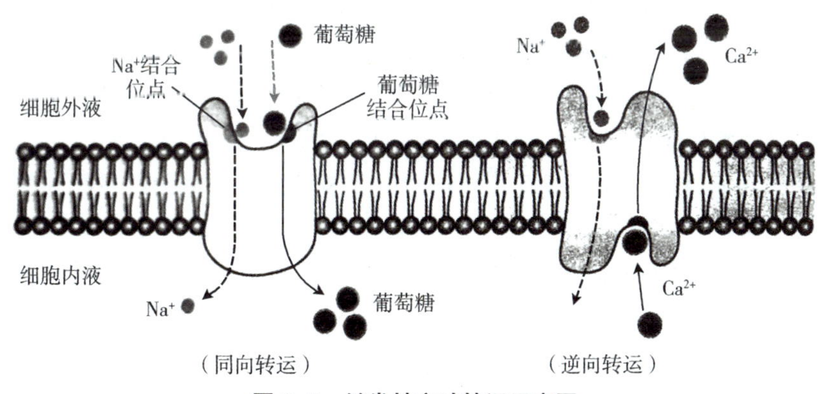

图2-5 继发性主动转运示意图

（四）入胞和出胞

大分子物质或物质团块的转运方式是入胞和出胞（图2-6），这两种方式比较复杂，并且在转运时也需要细胞供能。

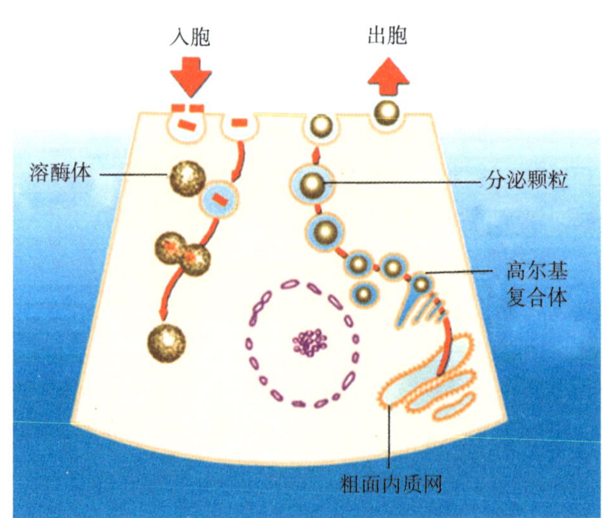

图 2-6 入胞和出胞作用

1. 入胞 细胞外大分子物质或物质团块，如细菌、细胞碎片、液体等通过细胞膜所形成的囊泡进入细胞的过程称为入胞，也称胞吞。如果进入细胞内的是固体，称为吞噬，如白细胞吞噬细菌；如果进入细胞的是液体，称为吞饮。入胞的物质首先被细胞识别并相互接触；然后，接触位置的细胞膜向内凹陷或伸出伪足把物质包裹起来；最后，包裹的细胞膜融合断裂，使物质连同包裹它的膜一起进入细胞。

2. 出胞 大分子物质或物质团块从细胞内被排出到细胞外的过程。如消化腺细胞分泌消化液、神经末梢释放递质、内分泌细胞分泌激素的过程均属于出胞。

二、细胞的信号转导功能

受体是指能与配体特异性结合的蛋白质，有膜受体、胞质受体和核受体。配体是指细胞外的信号物质，如各种神经递质、激素、细胞因子、气体分子等物质。跨膜信号转导指外界信号（化学分子、光、声音等）作用于细胞膜表面的受体，引起膜结构中一种或多种特殊蛋白质构型改变，将外界环境变化的信息以新的信号形式传递到膜内，再引发靶细胞功能改变。由此可见，细胞的信号转导是生物学信息在细胞间或细胞内转换和传递，并产生生物效应的过程。信号转导本质上是细胞和分子水平的功能调节，是机体生理活动调节的基础。信号转导通路及各信号分子、信号分子间以及信号通路间相互作用的改变，是许多疾病发病的分子学基础，也是药物作用的有效靶点。

（一）G蛋白耦联受体介导的信号转导

G蛋白耦联受体是存在于细胞膜上的蛋白质，当它与信号分子结合后可激活细胞膜上的G蛋白，G蛋白被激活后可激活G蛋白效应器酶（如腺苷酸环化酶），G蛋白效应器酶激活后可催化某些物质产生第二信使，第二信使再通过蛋白激酶发挥生理作用。如

腺苷酸环化酶催化细胞内的ATP，产生环-磷酸腺苷（cAMP），cAMP再激活cAMP依赖性的蛋白激酶A，激活的蛋白激酶A使某些蛋白质再发生磷酸化，从而调节细胞的功能。目前，细胞内比较重要的第二信使除cAMP外，还包括三磷酸肌醇（IP_3）、二酰甘油（DG）、环磷酸鸟苷（cGMP）和Ca^{2+}等。由于这类膜受体是通过G蛋白发挥作用的，故称为G蛋白耦联受体。这种通过G蛋白耦联受体进行的信号转导称为G蛋白耦联受体介导的信号转导。在人体功能调节中，含氮类激素的作用机制大多是通过这种途径来发挥的。

（二）离子通道受体介导的信号转导

细胞膜上的有些通道蛋白具有受体和离子通道的功能。当化学物质与这种通道蛋白的受体结合后，会导致通道蛋白的分子结构发生改变，从而引起相应的离子跨膜流动，实现信号的跨膜转导，这种信号转导途径被称为离子通道受体介导的信号转导。典型离子通道受体介导的信号转导的例子是神经-骨骼肌接头处的兴奋传递过程。骨骼肌细胞膜的运动终板膜上存在乙酰胆碱N_2型受体，该受体即为一种离子通道受体，当运动神经末梢释放的乙酰胆碱与该受体结合后，受体结构发生改变，使运动终板膜上的Na^+通道开放，Na^+内流，从而实现跨膜信号转导。

（三）酶耦联受体介导的信号转导

细胞膜上的蛋白质种类很多，其中一种蛋白质同时既有酶的作用，又有受体的作用，把这种蛋白质称为酶耦联受体。通过酶耦联受体的双重作用完成的信号转导，称为酶耦联受体介导的信号转导。在人体内重要的酶耦联受体有酪氨酸激酶受体和鸟苷酸环化酶受体。体内的胰岛素等肽类激素就是通过酶耦联受体进行信号转导的。

第二节　细胞的生物电现象

案例解析

案例2-1

患者，男性，49岁，在工地施工过程中不慎摔伤，造成左上臂约8cm长的皮肤及软组织伤口，医生给予清创缝合。为避免术中疼痛，医生给予普鲁卡因进行了局部麻醉，术后恢复良好。

分析：为什么给予普鲁卡因局部麻醉后，患者疼痛会减轻？

机体所有的活细胞在进行生命活动时都伴随有电的现象，这种电现象称为生物电。临床上常常记录某个器官的电活动来帮助诊断疾病，如心电图、脑电图和肌电图等。细胞生物电发生在细胞膜的两侧，故称为跨膜电位，简称膜电位。膜电位包括静息电位和动作电位两种。

一、静息电位

（一）静息电位的概念

静息电位指细胞在静息状态下，细胞膜两侧的电位差。静息电位的记录方法是用阴极射线示波器及其相关附属设备。当两个尖端直径只有1 μm或更细的微电极都放在细胞膜的外表面时，示波器的荧光屏上不显示电位变化，说明细胞膜外表面不存在电位差。当把其中一个电极刺入细胞内，另一电极作为参考电极放在细胞外，示波器上可明显显示电位下降，说明细胞膜内外两侧存在电位差，即为静息电位，其特点是“外正内负”（图2–7）。习惯上以膜外作为零电位参考，以膜内电位值来代表膜电位。静息电位负值越大，表明膜内、外电位差越大。不同的细胞静息电位值有所不同，大多数在–10～–100mV之间。如哺乳动物的神经细胞和肌细胞为–70～–90mV，人的红细胞为–10mV。

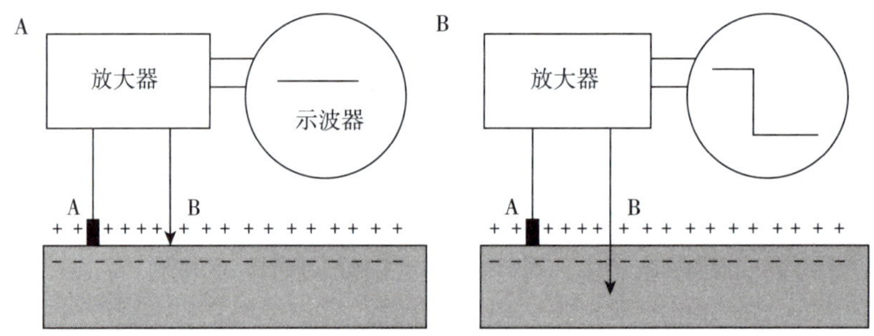

图 2–7　静息电位的测定和记录

生理学上，通常把安静状态下细胞膜两侧处于外正内负的稳定状态称为极化；在此基础上，膜内电位值增大的过程称为超极化；膜内电位值减小的过程称为去极化，去极化超过零电位的部分称为超射，发生超射时，膜两侧的电位极性发生反转称为反极化；细胞先发生去极化后又向静息电位方向恢复的过程称为复极化。

知识拓展

膜片钳技术与临床

1976年德国厄温·内尔（Erwin Neher）和伯特·萨克曼（Bert Sakmann）创建了膜片钳技术，获得了1991年诺贝尔生理学和医学奖。膜片钳既可观察单离子通道电流，又可观察各种离子通道电流及其调控，并与分子生物学技术结合进行离子通道与受体的分子结构和功能研究。膜片钳技术是研究离子通道的最重要技术，被称为研究离子通道的“金标准”，其后广泛应用于医学各学科领域。例如，通过对各种生理或病理情况下细胞膜某种离子通道特性的研究，了解该离子的生理意义及在疾病过程中的作用机制，也可研究不同部位、不同浓度的药物对离子通道功能的影响。随着全自动膜片钳技术的出现，其在药物研发、药物筛选中将显示非常强大的生命力。

（二）静息电位产生的机制

静息电位形成的基本原理是带电离子的跨膜转运，其产生取决于两个因素：①细胞膜内外Na^+、K^+离子的浓度分布不均，即膜两侧存在浓度差（表2-1）。②不同状态下，细胞膜对不同离子的通透性不同。在静息状态时，细胞膜对K^+的通透性最大，对Na^+的通透性很小，而对蛋白质（A^-）几乎没有通透性。因此，K^+有顺浓度差向膜外扩散的趋势，而Na^+有向膜内扩散的趋势。安静时，细胞膜只对K^+有较大的通透性，只允许K^+向膜外扩散；当K^+向膜外扩散时，膜内带负电的蛋白质大分子留在细胞内，因为这时的细胞膜对它几乎没有通透性。这种情况下，K^+外流越多，膜外带的正电荷越多，电位升高；而细胞膜内侧则带负电荷，电位降低，细胞膜两侧就形成了外正内负的电位差，并且带负电的蛋白质大分子对K^+的跨膜扩散有静电吸引作用。因此，K^+扩散到细胞膜外以后，只能分布在膜的外表面，不能自由扩散到细胞外液中；同时，扩散出去的K^+在膜的外表面形成一个排斥细胞内K^+进一步扩散的阻力。由此可见，K^+的外流不是无限的。当膜内外浓度差使K^+跨膜外流的化学驱动力和细胞膜外聚集的K^+形成的阻止K^+继续扩散的电场力达到平衡时，K^+的净外流为零，这时，细胞膜两侧就形成了一个相对稳定的电位差，即静息电位。综上所述，大多数细胞静息电位的形成主要是K^+外流所产生的电化学平衡电位。

表2-1　静息状态下细胞膜内外主要离子分布

主要离子	膜内离子浓度	膜外离子浓度	膜内和膜外离子浓度比
Na^+	14	142	1∶10
K^+	155	5	31∶1
Cl^-	8	110	1∶14
A^-	60	15	4∶1

二、动作电位

（一）动作电位的概念和特点

动作电位指细胞接受有效刺激后，在静息电位的基础上发生的快速可扩布的电位变化。动作电位是细胞处于兴奋状态的标志。不同细胞的动作电位具有不同的特征，下面以神经纤维为例，记录其动作电位时膜电位的变化过程（图2-8）。安静状态下，当细胞受到有效刺激时，其膜电位从-70mV逐渐去极化达到阈电位水平，而后膜电位迅速上升至+30mV，形成动作电位的上升支（去极化时相）；随后膜电位又迅速恢复至接近静息电位水平，形成动作电位的下降支（复极化时相）。二者共同形成一个尖锋样的波形，称为锋电位。锋电位是动作电位的主要组成部分，持续约1ms，随后出现膜电位低幅缓慢的波动，称为后电位。后电位包括两部分，前一个部分称为负后电位，其膜电位仍小于静息电位；后一个部分称为正后电位，其膜电位大于静息电位。整个后电位持续时间较长，后电位结束之后膜电位才恢复到稳定的静息电位水平。

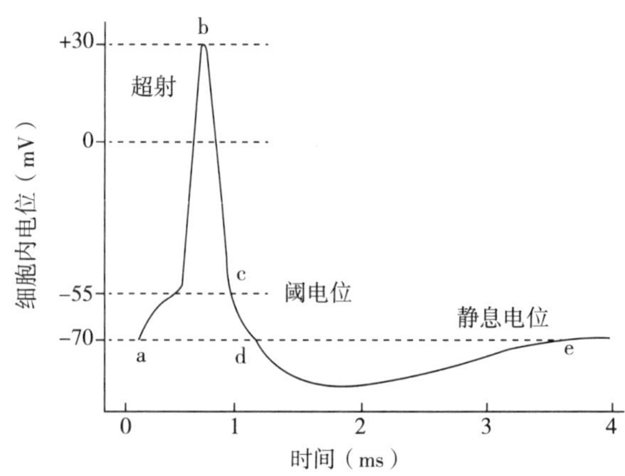

图 2-8　动作电位模式图

ab.动作电位去极化；bc.动作电位快速复极化；cd.负后电位；de.正后电位

动作电位的特点：①“全或无”的现象，一旦产生就达到最大值其幅度不因刺激强度的增强而增大。即动作电位要么不产生(无)，一产生就达到最大(全)。②不衰减传导，动作电位在同一个细胞上的传导过程中，其幅度和波形不会因为传导距离的增加而减小。③脉冲式，动作电位之间总有一定时间间隔而形成脉冲样图形，不会重合。

(二)动作电位的产生机制

当细胞受到一次有效刺激时，膜对Na^+的通透性开始增大(少量钠通道被激活)，有少量的Na^+顺浓度差和电位差内流，引起静息电位负值减小，细胞膜产生轻度去极化。当膜电位去极化至某一临界电位(阈电位)时，电压门控Na^+通道开放，此时膜对Na^+的通透性突然增大，Na^+迅速大量内流，使膜电位急剧上升，由原来安静时的外正内负状态变为内正外负的状态，形成动作电位的上升支，即去极化。随着Na^+内流的增多，阻止Na^+内流的电场力也逐渐增大，当浓度差作用下Na^+内流和细胞膜内正外负的电场促使Na^+外流相等时，膜电位达到一个新的平衡电位，即Na^+的电-化学平衡电位。随后Na^+通道关闭，Na^+内流停止，K^+通道被激活而开放，导致K^+快速外流，膜内负电越来越多，膜内电位快速下降，形成动作电位的下降支。在复极期末，膜电位虽然已恢复到静息电位水平，但细胞内外的离子分布状态并未恢复。为了恢复膜内外的离子浓度差，需要依靠钠泵的活动，将细胞内的Na^+泵到细胞外，同时，将细胞外的K^+泵到细胞内，从而恢复静息状态时膜内外的离子分布，这是后电位产生的原因之一。

总之，细胞的动作电位上升支是电压门控Na^+通道激活后Na^+快速内流形成的；超射的顶点是Na^+的电-化学平衡电位；下降支是电压门控K^+通道激活后K^+快速外流形成的。因此，改变电压门控Na^+、K^+通道本身的特性，或者改变细胞膜两侧的Na^+、K^+离子浓度差或膜两侧的电位差均可影响动作电位。例如，临床的局麻药普鲁卡因能可逆性阻断神经纤维上的电压门控Na^+通道；实验中降低细胞外液中的Na^+浓度，可使动作电位的幅度下降。

临床应用

离子通道阻滞剂的应用

离子通道阻滞剂在临床应用非常广泛，通过抑制离子的跨膜转运，从而影响动作电位的形成，以达到诊断或治疗某些疾病的目的。例如，奎尼丁、普鲁卡因胺、利多卡因等为Na^+通道阻滞剂，可通过阻断心肌细胞膜上的Na^+通道，减少动作电位上升支Na^+内流，而治疗快速性心律失常；硝苯地平、维拉帕米等Ca^{2+}通道阻滞剂广泛应用于高血压或冠心病的患者，它们通过抑制细胞膜的Ca^{2+}内流，使细胞内Ca^{2+}含量减少，减弱心肌或血管平滑肌的收缩力，从而达到治疗的目的。

（三）动作电位产生的条件

1. 阈电位　能触发动作电位的临界膜电位称为阈电位。膜电位去极化达到阈电位是产生动作电位的必要条件。阈电位的数值比静息电位小10～20mV。一般来说，细胞的兴奋性高低与细胞的静息电位和阈电位的差值呈反比关系。差值越大，细胞的兴奋性越低；差值越小，细胞的兴奋性越高。

2. 局部反应和总和　产生与膜的局部，较小的去极化反应称为局部反应，局部反应产生的电位称为局部电位（图2-9）。局部电位只限于受刺激的部位，对应的刺激是单个的阈下刺激，不能向四周传播。局部反应的特点：①无“全或无”现象，局部电位的幅度会随着阈下刺激的增强而增大。②呈衰减性传导，局部电位的幅度比较小，并且随着传播距离的增加而减小，最后消失，不会远传。③有总和效应，一次阈下刺激不能引发动作电位，只能引起一个局部反应，但如果多个阈下刺激引起多个局部反应，经过时间上的叠加或空间上的叠加，就有可能使膜电位去极化达到阈电位，从而爆发动作电位。

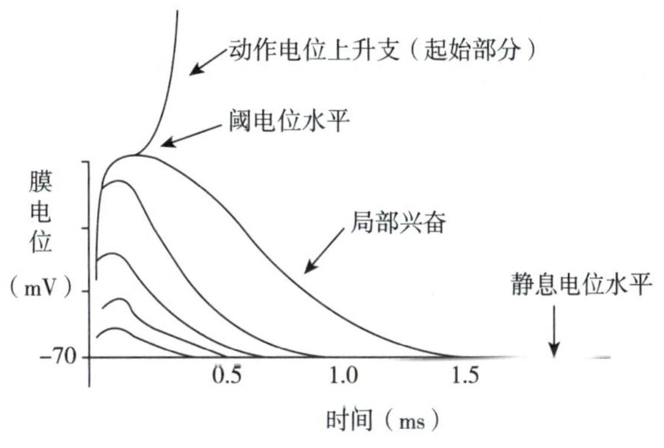

图2-9　局部电位示意图

（四）动作电位的传导

动作电位在同一细胞上的传播称为传导，在神经纤维上传导的动作电位称为神经冲动。可兴奋细胞的细胞膜上任何一点只要产生动作电位，就会沿着细胞膜向周围传播，直到传遍整个细胞（图2-10）。

动作电位的传导原理目前常采用“局部电流学说”来解释。细胞处于静息电位时，细胞膜内外的带电情况是外正内负。当细胞上的某个部位受到刺激而兴奋时，兴奋部位的膜电位由静息时的外正内负变为内正外负，而邻近部位仍然是内负外正。这样在兴奋部位和邻近未兴奋部位之间就存在电位差，由于细胞内外液均导电，因此，在细胞内外两侧可发生电荷移动，形成局部电流。局部电流的方向：在细胞膜外侧，由未兴奋部位流向兴奋部位，即正电荷流向负电荷；在细胞膜的内侧刚好相反，由兴奋部位流向未兴奋部位，这样就形成了局部电流环路。局部电流的结果是，与兴奋部位相邻的未兴奋部位发生去极化，即膜外电位降低，膜内电位升高。当去极化达到阈电位时，引起膜对Na^+的通透性增加，同时，膜上大量Na^+通道开放，Na^+内流增加，使未兴奋部位去极化，从而爆发动作电位。这样，兴奋部位与邻近未兴奋部位之间产生的局部电流不断向周围移动，使动作电位迅速地向四周传播，直到全部细胞膜依次产生动作电位。因此，动作电位的传导是依靠局部电流由近及远地依次传导的。

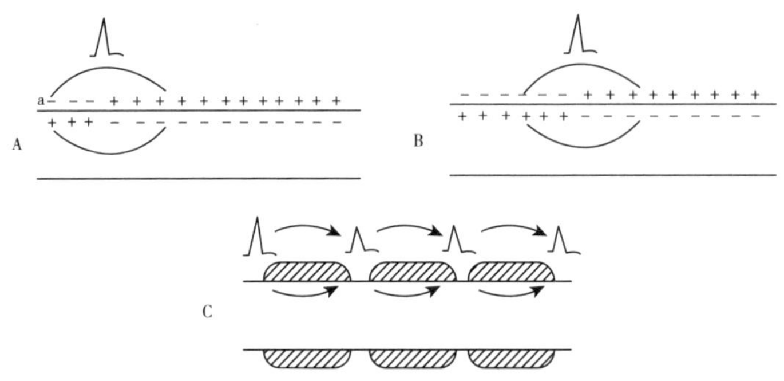

图 2-10　动作电位在神经纤维上的传导

A、B：无髓神经纤；C：有髓神经纤维

骨骼肌细胞、心肌细胞、无髓神经纤维等都是以局部电流的方式完成兴奋的传导。有髓神经纤维则比较特殊，由于神经纤维外包有髓鞘，而髓鞘具有绝缘性，不导电，但在髓鞘与髓鞘之间的郎飞结可以导电。因此，当有髓神经纤维受到刺激发生兴奋时，兴奋可由一个郎飞结传到另一个郎飞结，呈现跳跃式传导。所以，有髓神经纤维传导兴奋的速度比无髓神经纤维快。

（五）细胞兴奋性的周期性变化

细胞受刺激发生一次兴奋后，其兴奋性将发生一系列规律性变化。在兴奋发生的最初一段时间内，不论给予多强的刺激也不可能使细胞再次产生兴奋，这一时期称为绝对不应期。绝对不应期大约相当于锋电位发生的时期。细胞处于绝对不应期时，其兴奋性为零。绝对不应期之后，细胞的兴奋性逐渐恢复，受到超过原来阈强度的刺激时，可产生再次兴奋，这一时期称为相对不应期。相对不应期大约相当于负后电位的前段。细胞处于相对不应期时，其兴奋性低于正常。相对不应期之后，有的细胞的兴奋性还会出现波动，轻度高于正常的时期称为超常期，相当于负后电位的后段；轻度低于正常的时期称为低常期，相当于正后电位出现的时期。

细胞兴奋性的周期性变化是一个有重要功能意义的生理现象。特别是绝对不应期的存在，细胞在两次兴奋间的最短时间间隔是由绝对不应期的长短决定的。即决定了细胞在单位时间内能够产生兴奋的最多次数。

第三节 肌细胞的收缩功能

微课

案例2-2

患者，女性，45岁，因与家人争吵自服美曲膦酯（敌百虫）约80ml后出现头晕、恶心、呕吐伴四肢肌肉痉挛性收缩。查体：T 39.5℃，HR 100次/分，R 16次/分，Bp 168/98mmHg，全身多汗。实验室检查：Na^{+} 127mmol/L，Ca^{2+} 3.0mmol/L，胆碱酯酶（CHE）1591U/L。

分析：1.分析病例，该患者临床诊断是什么？

2.试分析该患者中毒的机制，合理解释骨骼肌出现痉挛性收缩的原因。

按照形态和功能特点，人体的肌肉可分为平滑肌、心肌、骨骼肌三种，其共同的活动方式是收缩和舒张。其中骨骼肌是人体内最多的组织，受躯体运动神经支配，称为随意肌；而心肌和平滑肌受自主神经调控，属于非随意肌。虽然不同的肌肉在结构和功能上各有不同，但其舒缩机制基本相似。下面以骨骼肌为例，讲述肌细胞的收缩功能。

一、骨骼肌神经-肌接头处的兴奋传递

（一）神经-肌接头的微细结构

神经-肌肉接头由运动神经纤维末梢和与之对应的肌细胞膜构成（图2-11）。运动神经纤维末梢膨大，失去髓鞘，其内含有大量贮存乙酰胆碱（ACh）的囊泡。与肌细胞膜对应的神经末梢膜称为接头前膜，与前膜对应的肌细胞膜称为接头后膜或终板膜，终板膜形成许多皱褶，其上分布着乙酰胆碱（ACh）的N_2型受体和水解ACh的胆碱酯酶。在接头前、后膜之间的空隙为接头间隙，其内充满组织间液。

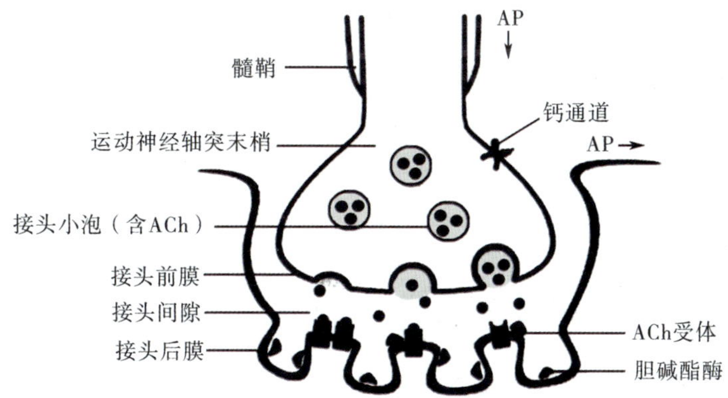

图2-11 骨骼肌神经-肌接头处的超微结构

（二）神经-肌接头处兴奋的传递过程

当神经末梢处有神经冲动传来时，接头前膜上的Ca^{2+}通道开放，Ca^{2+}内流，使轴浆中的囊泡向接头前膜方向移动，囊泡膜与接头前膜发生融合、断裂，从而释放出ACh，ACh通过接头间隙到达终板膜表面时，立即与终板膜上的N_2型乙酰胆碱受体结合，导致N_2型受体通道的开放。这种通道开放时，可允许Na^+、K^+离子同时通过，其中以Na^+内流为主，伴少量K^+外流，其总的结果是使终板膜发生去极化，产生终板电位。终板电位属于局部电位，可表现总和现象。当终板电位去极化达到阈电位水平时，即可暴发动作电位，引起骨骼肌收缩。

正常情况下，神经-肌肉接头处每次神经冲动所释放的ACh量，足以引起肌细胞膜产生动作电位，使肌细胞出现兴奋和收缩。ACh发挥作用后很快就被终板膜上的胆碱酯酶水解失活，所以一次神经冲动只能引起一次肌肉收缩。由此可见，神经-肌肉接头处的兴奋传递过程是电—化学—电的传递过程，具有单向性、Ca^{2+}依赖性、时间延搁、易受内环境因素影响等特征。临床上许多药物可在此过程中发挥作用，如肌松药（筒箭毒碱）、有机磷农药和新斯的明等。

拓展阅读

张锡钧与乙酰胆碱

拓展阅读

每次提到神经递质ACh时，就不由得追忆我国著名的生理学家张锡钧教授。ACh是由英国人亨利·戴尔（Henry Dale）首先提取发现，之后他与德国人奥托·勒维（Otto Loewi）合作通过一系列实验研究，于1936年证实神经-肌肉接头的传出递质是ACh，由此二人获得了1936年诺贝尔生理学和医学奖。而生理学中这一举世瞩目的成就包含着张锡钧的贡献。因为张锡钧在此期间在戴尔的实验室进修，其研究主要集中在ACh的生理功能，并创立了定量分析ACh生物测定法，即蛙腹直肌法，此法可测出动物各种组织中ACh的含量；帮助戴尔证明ACh是一种中枢神经化学传递介质；他研究了人胎盘中ACh对分娩的关系，提出了分娩起因的理论，早产与晚产的机制；并创立“迷走神经、垂体后叶反射”理论。张锡钧教授在祖国危难之际，毅然回国从事生理学的基础研究，为我国的基础医学做出卓越的贡献。他一生治学严谨、工作认真，在科学研究中勤于思索、孜孜以求的精神值得大家学习与深思。

二、骨骼肌的兴奋-收缩耦联

（一）骨骼肌细胞的结构及肌管系统

1.肌原纤维与肌小节 骨骼肌细胞又称肌纤维，每个肌纤维含有大量直径1～2 μm的纤维状结构，称为肌原纤维，它们平行排列，纵贯肌纤维全长，在一个细胞中

可达上千条之多。每条肌原纤维的全长都呈现规则的明、暗交替，分别称为明带和暗带（图2-12）。暗带是粗肌丝所在的节段，两端分别重叠有自明带插入的细肌丝。在暗带的中央，有一段相对透明的区域称为H带。在H带中央亦即整个暗带的中央有一条横线称为M线。明带中央有一条与肌原纤维垂直的横线称为Z线。相邻的两条Z线之间的区域称为一个肌小节，它包含一个位于中间部分的暗带和两侧各1/2的明带。肌小节是肌肉收缩和舒张的最基本单位。肌细胞的收缩或舒张，实际上就是肌小节的缩短或伸长。

2.肌管系统　肌管系统指包绕在每一条肌原纤维周围的膜性囊管状结构，由两组独立的管道系统组成。一部分肌管的走行方向和肌原纤维相垂直，称为横管系统或称为T管，是由肌细胞膜向内凹陷而形成。它们穿行在肌原纤维之间，横管实质上是肌膜的延续，管中的液体就是细胞外液。肌原纤维周围还有另一组肌管系统，就是肌质网，其走行方向和肌小节平行，称为纵管系统或称为L管。纵管在靠近横管时管腔膨大称为终池，它是细胞内储存Ca^{2+}的场所。终池内Ca^{2+}的浓度比肌浆高约1000倍，膜上有Ca^{2+}通道、Ca^{2+}泵，分别可顺浓度或逆浓度转运Ca^{2+}。横管和两侧的终池构成了三联管（图2-12）。三联管的作用就是把从横管传来的动作电位转换为终池Ca^{2+}的释放，终池释放的Ca^{2+}是引起肌细胞收缩的直接动因。因此，三联管是实现骨骼肌兴奋-收缩耦联的重要结构基础。

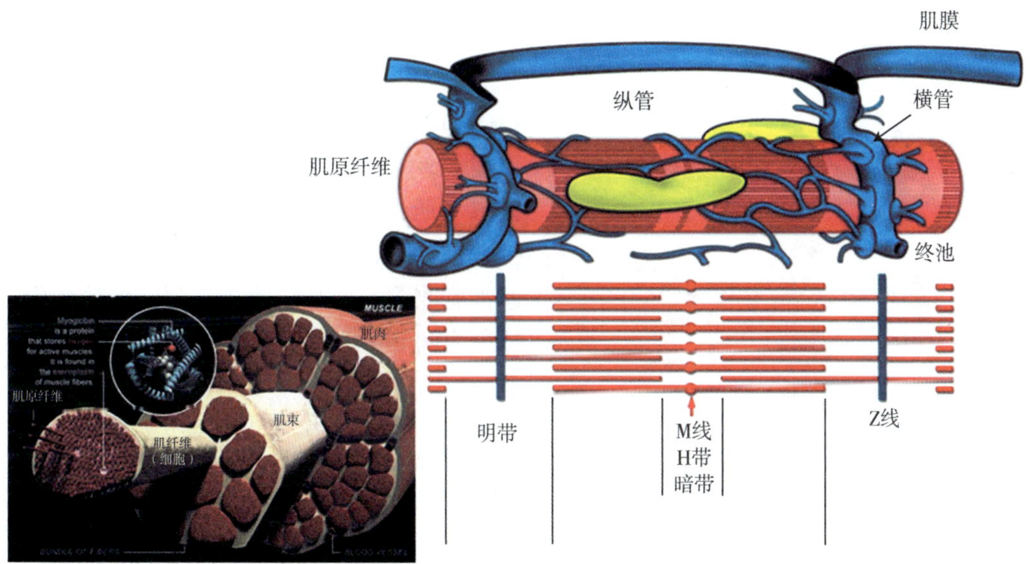

图2-12　骨骼肌细胞的肌原纤维和肌管系统

（二）兴奋-收缩耦联的过程

把肌细胞的电兴奋和机械收缩连接起来的中介过程称为兴奋-收缩耦联。其过程包括三个：①骨骼肌细胞膜上的动作电位沿肌膜和横管膜传导至三联管，随后激活L型Ca^{2+}通道。②L型Ca^{2+}通道通过变构作用激活终池膜上的Ca^{2+}通道，最终Ca^{2+}释放入胞浆，胞浆内Ca^{2+}浓度升高从而引发肌肉收缩。③细胞质内Ca^{2+}浓度升高激活肌浆网膜上的钙泵，然后Ca^{2+}被回收至终池，细胞质内Ca^{2+}浓度降低，出现肌肉舒张。

三、骨骼肌的收缩机制

（一）肌丝的分子组成

1.粗肌丝 主要由肌凝蛋白（也称肌球蛋白）所组成（图2-13）。每个肌球蛋白分子由头部和杆部组成，形如豆芽。杆部平行排列向M线聚合构成粗肌丝的主干；头部则规律地裸露在粗肌丝表面，形成横桥。横桥的主要特性有两个：①横桥可以和细肌丝上的肌纤蛋白分子呈可逆性结合，使细肌丝向暗带方向滑行。②横桥具有ATP酶的活性，激活后可分解ATP为肌丝滑行提供能量。

2.细肌丝 细肌丝由三种蛋白质组成，即肌纤蛋白（也称肌动蛋白）、原肌凝蛋白（也称原肌球蛋白）和肌钙蛋白（图2-13）。其中肌纤蛋白分子单体呈球状，它们在细肌丝中聚合成双螺旋状，成为细肌丝的主干。在肌纤蛋白分子上有与横桥结合的位点。原肌凝蛋白呈细长的双螺旋结构，在细肌丝中和肌纤蛋白双螺旋并行，能阻止肌纤蛋白与横桥头部的结合，在肌肉收缩中起调节作用。肌钙蛋白与Ca^{2+}有很强的亲和力，当与Ca^{2+}结合后，可改变原肌凝蛋白的构象和位置，使横桥与肌纤蛋白结合，引发肌丝滑行。肌凝蛋白和肌纤蛋白是直接参与肌细胞收缩的蛋白质，故称为收缩蛋白；原肌凝蛋白和肌钙蛋白不直接参与肌细胞收缩，而是对收缩过程起调控作用，故称为调节蛋白。

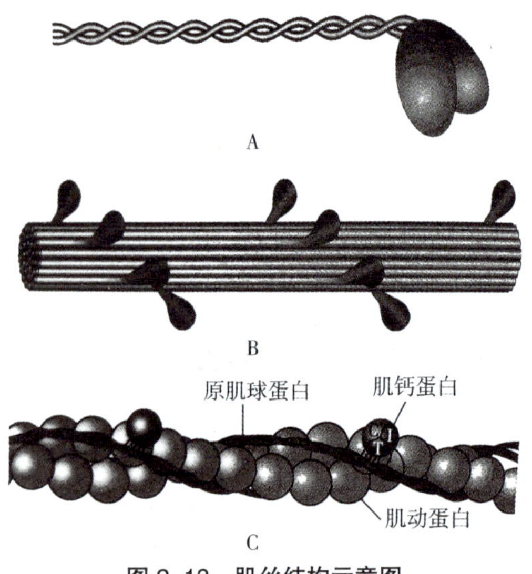

图2-13 肌丝结构示意图

A.肌球蛋白；B.粗肌丝；C.细肌丝

（二）肌肉收缩的过程

肌细胞的收缩机制目前公认的是肌丝滑行学说。其主要依据：肌肉收缩时，暗带的长度不变，而明带长度缩短；同时，暗带中央的H区也相应地变窄。这说明肌肉收缩时，粗、细肌丝本身并没有缩短或折叠，只是细肌丝更进一步伸入到暗带中央，与粗肌丝发生更大程度的重叠，导致肌小节缩短。

肌丝滑行的基本过程：当终池内的Ca^{2+}进入肌浆后，与细肌丝的肌钙蛋白结合，引起肌钙蛋白分子构象改变，进而造成原肌凝蛋白的双螺旋结构发生扭转，暴露出横桥与肌纤蛋白的结合位点。横桥与肌纤蛋白结合，形成肌纤蛋白和肌凝蛋白的复合体，横桥ATP酶被激活，分解ATP释放能量，拉动细肌丝向M线方向滑行，肌小节相应缩短，肌细胞收缩。当肌浆中的Ca^{2+}被泵回终池使肌浆中Ca^{2+}浓度降低时，Ca^{2+}与肌钙蛋白分离，原肌凝蛋白恢复原来的构型，再次遮盖横桥与肌纤蛋白的结合位点，横桥与

肌纤蛋白分离，细肌丝从肌小节中央滑出，回到原来的位置，肌小节恢复原有的长度，则肌肉舒张。

四、骨骼肌的收缩形式及影响因素

肌肉收缩时可有两种变化：一种是张力的增加，另一种是长度的缩短。肌肉采取什么样的收缩形式，则取决于外加的刺激的条件和收缩时遇到负荷的大小。

（一）等长收缩和等张收缩

肌肉收缩时没有长度的缩短，只有张力的增加，称为等长收缩。等长收缩虽然产生很大的张力，但是没有肌肉的长度缩短，被肌肉作用的物体也不会发生位移。例如，人在站立时，为了对抗重力和维持一定的姿势而发生的有关肌肉的收缩就是等长收缩。等长收缩的主要意义是维持人体的位置和姿势。

肌肉收缩时没有张力的增加，只有长度的缩短，称为等张收缩。此时，粗肌丝拉动细肌丝滑行，肌肉缩短，被肌肉作用的物体发生位移，而张力不再增加。人体骨骼肌大多数情况下是混合式收缩，既有等长收缩，又有等张收缩。不同部位或不同的状态下，肌肉的这两种收缩形式的程度不同，例如，上肢的自由运动和屈曲主要是等张收缩，而在臂力测验时的肌肉收缩则主要是等长收缩。

（二）单收缩和强直收缩

肌肉受到一次有效刺激，完成一次收缩和舒张称为单收缩。如果给肌肉连续刺激，肌肉的收缩情况将随刺激的频率而有不同。当刺激频率增加到某一限度时，后来的刺激在前一次收缩的舒张期到达肌肉，于是肌肉就会形成在第一次收缩的舒张期还没有结束时发生第二次收缩，即收缩过程的复合，则肌肉表现为不完全强直收缩，其特点是每次新的收缩都出现在前次收缩的舒张期，在描记曲线上形成锯齿形。如果刺激频率继续增加，每一个新的刺激都落在前一次收缩过程的收缩期内，就会出现收缩的叠加现象，描记曲线上的锯齿形消失呈一平线，即为完全强直收缩（图2-14）。完全强直收缩可以产生更大的收缩效果。由于正常体内由运动神经传到骨骼肌的兴奋都是快速连续的，体内骨骼肌收缩几乎都属于完全强直收缩。

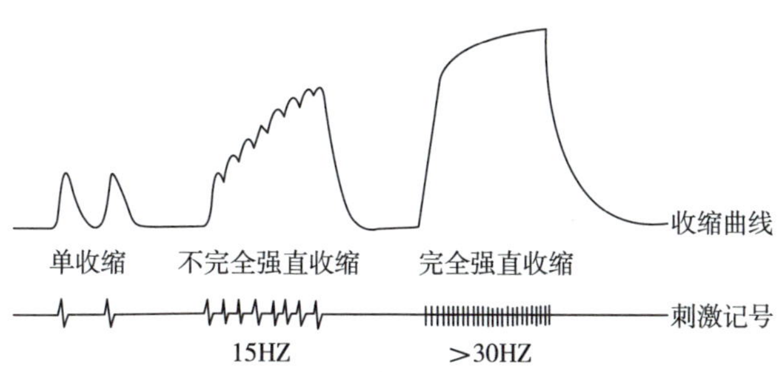

图 2-14　不同频率的刺激对骨骼肌收缩的影响

（三）影响骨骼肌收缩的因素

1.前负荷 肌肉收缩之前所承受的负荷称为前负荷。前负荷使肌肉在收缩前就处于某种程度的被拉长状态，使其具有一定的长度，称为初长度。由于前负荷的不同，同一肌肉就要在不同的初长度条件下进行收缩。其他条件不变，肌肉收缩产生的肌张力在一定范围内与肌肉的初长度呈正比。这个产生最大肌张力的肌肉初长度，称为最适初长度，此时肌肉收缩速度最快。

2.后负荷 肌肉开始收缩时或收缩过程中承受的负荷或阻力，称为后负荷。肌肉在有后负荷时进行收缩，总是张力增加在前，长度缩短在后。实验证明，在肌肉进行等长收缩时，随着后负荷的增大，肌肉缩短前产生的最大张力和达到最大张力所需的时间均增加，而肌肉开始收缩的速度和缩短的最大长度均减小。当后负荷增大到一定程度时，肌肉的缩短速度变为零。所以，适度的后负荷才能使肌肉获得做功的最佳效率。

3.肌肉的收缩能力 肌肉收缩能力是指与前负荷、后负荷无关的肌肉本身的收缩能力。其他条件不变时，肌肉收缩能力与它的做功效率呈正比。体内许多因素影响肌肉收缩力。缺氧、酸中毒、肌肉中能源物质缺乏，以及其他原因引起的兴奋-收缩耦联、肌肉蛋白质或横桥功能特性的改变，都可使肌肉收缩能力下降；而Ca^{2+}、咖啡因、肾上腺素等体液因素则能使肌肉的收缩能力增强。

思考题

课后习题

思维导图

1.简述细胞膜进行物质转运的方式有哪些？各有何特点？
2.局部电位与动作电位的区别是什么？
3.简述动作电位的概念及其产生的离子基础。

第三章 血 液

PPT

学习目标

1. 掌握：血细胞比容；血浆渗透压；血细胞的生理功能；红细胞的生成与调节；血液凝固的过程；ABO血型的分型依据；红细胞凝集反应；输血原则。

2. 熟悉：血液的组成、功能及理化特性；血浆蛋白的功能；抗凝与促凝的措施；生理性抗凝物质；交叉配血试验。

3. 了解：血量；血细胞的破坏；纤维蛋白的溶解；Rh血型及临床意义。

4. 能正确判断血液的检查结果；能合理分析贫血、特发性血小板减少性紫癜的发病原因、临床症状及治疗原则的生理机制；能进行ABO血型的鉴定与分析。

5. 在血液检验、输血等疾病治疗中懂得尊重患者的隐私权，关爱患者；培养学生无偿献血的奉献精神。

第一节 概 述

血液是存在于心血管系统内的红色流体组织。其基本功能：①运输功能，可运输O_2、CO_2、营养物质和代谢产物等。②缓冲功能，可调节血液的酸碱度。③参与体温调节，维持体温的相对稳定。④防御和保护功能，参与机体的生理性止血、抵抗病原微生物等引起的感染和参与各种免疫功能。因此，血液在维持机体内环境稳态中起着非常重要的作用。

一、血液的组成

血液由血浆和悬浮于其中的血细胞组成。若将一定量的血液与抗凝剂混匀，置于比容管中离心沉淀后分为三层，上层的淡黄色液体为血浆，下层深红色的为红细胞，二者之间有一薄层灰白色不透明的部分为白细胞和血小板（图3-1）。血细胞在全血中所占的容积百分比称为血细胞比容。正常成年男性的血细胞比容为40%～50%，成年女性为37%～48%。由于血液中白细胞和血小板仅占总容积的0.15%～1%，故血细胞比容主要反映血液中红细胞的相对浓度。临床上贫血患者的血细胞比容会降低；严重呕吐、腹泻等造成血浆水分大量丢失的患者血细胞比容会升高。

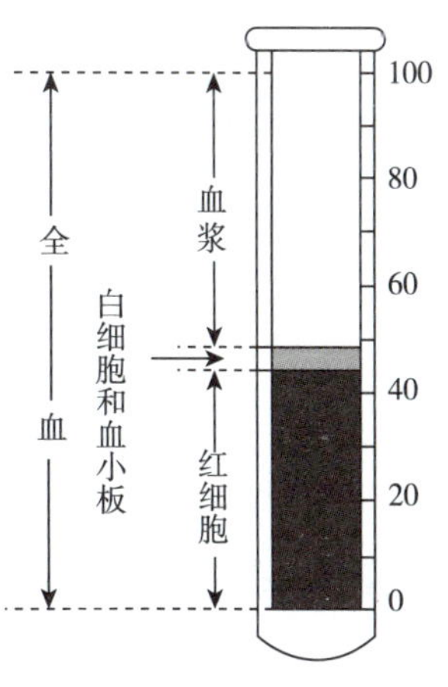

图3-1 血液的组成示意图

血浆是由91%～92%的水和8%～9%的溶质组成，其中溶质包括血浆蛋白、电解质、营养物质及小分子有机物等。在临床检验、药理学及生理学实验研究常通过测定血浆的化学成分，反映某些生理功能和机体物质代谢的状况。血浆蛋白是血浆中多种蛋白的总称。用盐析法可将血浆蛋白分为白蛋白、球蛋白和纤维蛋白原三类。正常成年人血浆蛋白含量为60～80g/L，其中白蛋白含量最高，为40～50g/L，球蛋白为20～30g/L，纤维蛋白原为2～4g/L，白蛋白/球蛋白（A/G）的比值为（1.5～2.5）：1。白蛋白和大多数球蛋白主要由肝脏产生，当肝功能障碍时，常导致A/G比值下降，甚至倒置。血浆蛋白的主要功能：①形成血浆胶体渗透压。②运输激素、脂质、维生素及药物等。③参与血液凝固、抗凝和纤维蛋白溶解过程。④免疫和营养等功能。

血浆中除蛋白质以外的含氮化合物称为非蛋白含氮化合物，包括尿素、尿酸、肌酐、肌酸等，是蛋白质和核酸的代谢产物，主要经肾脏排泄。这些物质所含的氮量，称为非蛋白氮（NPN），临床上通过测定血中NPN含量，了解体内蛋白质代谢情况及肾脏排泄功能。血浆中的无机盐主要以离子形式存在，如Na^+、K^+、Ca^{2+}、Mg^{2+}、Cl^-、HCO_3^-、HPO_4^{2-}、SO_4^{2-}等。它们的主要功能是形成血浆晶体渗透压，维持水、电解质及酸碱平衡等。

二、血量

血量是指全身血液的总量。正常成年人的血液总量约占体重的7%～8%，即每千克体重有70～80ml血液。全身血液的大部分在心血管系统中快速循环流动，称为循环血量，小部分血液滞留在肝、肺、腹腔静脉和皮下静脉丛内，流动很慢，称为储存血量。在运动或大出血等情况下，储存血量可被动员释放出来，以补充循环血量。

血量的相对稳定有利于维持正常的血压和血流，保证各组织、器官的血液供应。如果成人一次失血量不超过全身血量的10%时，可反射性引起心脏活动增强，血管收缩和储血库中血液释放等代偿，机体可无明显临床症状。但如果一次失血量达全身血量的20%时，人体功能难以代偿，就会出现血压下降、脉搏加快、眩晕、口渴等一系列临床症状。严重失血量达全身血量的30%以上时，如不及时进行抢救，将危及生命。

三、血液的理化特性

（一）颜色

血液的颜色取决于红细胞内血红蛋白的颜色。动脉血中红细胞含氧合血红蛋白较多，呈鲜红色；静脉血中红细胞含去氧血红蛋白较多，呈暗红色；空腹时血浆清澈透明，进餐后尤其是摄入较多的脂类食物，消化后产生的大量乳糜微粒吸收进入血液，使血液变得浑浊。因此，临床做某些血液化学成分检测时，要求患者保持空腹，以避免影响测定结果的准确性。

（二）比重

正常人全血的比重为1.050～1.060，血液中红细胞数量越多，全血比重就越大。

血浆的比重为1.025~1.030，其高低主要取决于血浆蛋白的含量。红细胞的比重为1.090~1.092，与红细胞内血红蛋白的含量呈正相关。

（三）黏度

液体的黏度是液体内分子间的摩擦形成的。如果以水的黏度为1，则全血的相对黏度为4~5，血浆的相对黏度为1.6~2.4（温度为37℃时）。当温度不变时，全血的黏度主要取决于血细胞的数量，血浆的黏度主要取决于血浆蛋白的含量。血液的黏度是形成血流阻力的重要因素之一。当某些疾病使微循环的血流速度显著减慢时，红细胞可发生叠连和聚集，血液黏度升高，使血流阻力明显增大。

（四）酸碱度

正常人血浆pH值为7.35~7.45。当血浆pH值>7.45时为碱中毒，pH值<7.35时为酸中毒。血浆pH的相对稳定有赖于血液内的缓冲对，以及肺和肾的正常功能调节。血浆中的缓冲物质主要有$NaHCO_3/H_2CO_3$、蛋白质钠盐/蛋白质和Na_2HPO_4/NaH_2PO_4三个缓冲对，其中最重要的是$NaHCO_3/H_2CO_3$。

（五）血浆渗透压

渗透压是一切溶液固有的一种特性，是渗透现象发生的动力。渗透现象是指不同浓度的溶液被半透膜隔开时，水分子从低浓度溶液向高浓度溶液中扩散的现象。溶液渗透压是指溶液所具有的吸引和保留水分子的能力，溶液渗透压的高低取决于溶液中溶质颗粒（分子或离子）数目的多少，而与溶质的种类和颗粒的大小无关。血浆渗透压约为300mmol/L，即300mOsm/（kg·H_2O），相当于770kPa（5790mmHg）。血浆的渗透压主要包括血浆晶体渗透压和血浆胶体渗透压，其中，晶体渗透压的数值约占血浆总渗透压的99.6%，而胶体渗透压约占血浆总渗透压的0.4%，其正常值为1.3mOsm/（kg·H_2O），约相当于3.3kPa（25mmHg）。

1.血浆晶体渗透压 由血浆中的小分子晶体物质，如NaCl、葡萄糖、尿素等形成的渗透压称为血浆晶体渗透压，其中80%来自NaCl。血浆中大部分晶体物质不易通过细胞膜，而水分子能自由通过。正常情况下，细胞内、外溶液的渗透压相等，水分子出入细胞的量保持动态平衡，如改变一侧溶液的渗透压，膜内外就会出现渗透压差，从而发生渗透现象。因此，血浆晶体渗透压保持相对稳定对维持细胞内、外水的平衡和细胞的正常形态极为重要（图3-2）。如血浆晶体渗透压降低时，进入红细胞内的水分增多，红细胞会膨胀直至破裂引起溶血；反之，则红细胞会皱缩。

2.血浆胶体渗透压 由血浆中胶体物质形成的渗透压称为胶体渗透压。血浆蛋白中白蛋白分子数量远多于其他血浆蛋白，故血浆胶体渗透压的形成主要来自白蛋白。毛细血管壁的通透性较好，允许除血浆蛋白质以外的其他小分子物质自由通过。因此，血浆与组织液中的晶体渗透压相等，不影响毛细血管两侧水的平衡，但血浆蛋白浓度发生变化时可影响血管内外水的平衡。因此，血浆胶体渗透压在调节血管内、外水的平衡和维持正常血浆容量中起重要的作用（图3-2）。临床上，如肝、肾疾病或营养不良导致血浆蛋白降低时，血浆胶体渗透压随之降低，可导致组织液中的水分子通过毛细血管壁向血浆回流量减少而引起水肿。

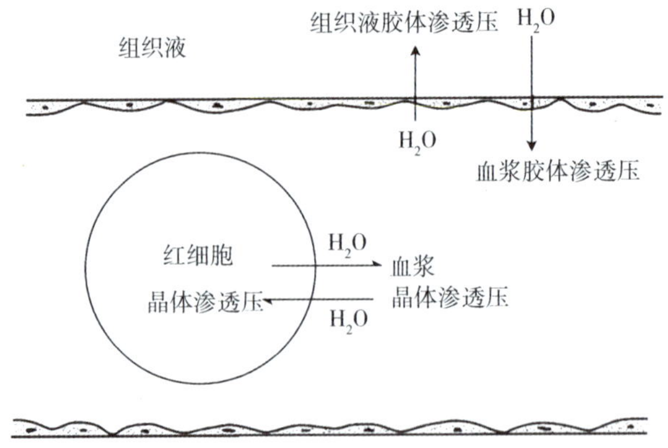

图 3-2 血浆晶体渗透压与胶体渗透压作用示意图

在临床上和生理学实验中所使用的各种溶液，其渗透压与血浆渗透压相等的称为等渗溶液，如0.9%的NaCl溶液和5%的葡萄糖溶液。渗透压高于或低于血浆渗透压的溶液称为高渗或低渗溶液。

知识拓展

等渗溶液与等张溶液

并非所有的等渗溶液都能使悬浮于其中的红细胞保持正常形态和大小，如1.9%的尿素溶液虽与血浆等渗，但红细胞置于其中时，立即发生溶血。这是因为尿素分子可自由通过红细胞膜，导致红细胞内渗透压增高，水不断进入红细胞内导致溶血。而NaCl却不易通过红细胞膜，因而不会发生上述现象。一般把能够使悬浮于其中的红细胞保持正常形态和大小的溶液称为等张溶液。实际上，等张溶液是由不能自由通过细胞膜的溶质所形成的等渗溶液。因此，0.9% NaCl溶液既是等渗溶液，也是等张溶液；1.9%尿素虽是等渗溶液，却不是等张溶液。

第二节 血细胞

案例解析

案例3-1

患者，女性，38岁，因头晕、乏力、高热、咽痛入院。查体：T 39.8℃，慢性病容，睑结膜明显苍白。颈部及颌下触及肿大的淋巴结，扁桃体Ⅱ度肿大。血液检查：红细胞 2.0×10^{12}/L，白细胞 3.0×10^{9}/L，血小板 90×10^{9}/L，血红蛋白 50g/L。骨髓检查：骨髓增生低下，粒、红系及巨核细胞明显减少，形态正常，骨髓小粒无造血细胞。临床诊断为：再生障碍性贫血。

分析：1.患者血液检查结果哪些是异常？该患者为什么会出现血细胞数量减少？

2.患者出现头晕、乏力，高热的原因。

血细胞可分为红细胞（RBC）、白细胞（WBC）和血小板（PLT）三类。

一、红细胞

（一）红细胞的数量和功能

红细胞是血液中数量最多的血细胞。正常的成熟红细胞无核，呈双凹圆碟形，直径为7～8μm。我国成年男性红细胞的正常数量为（4.0～5.5）$\times 10^{12}$/L，女性为（3.5～5.0）$\times 10^{12}$/L，新生儿为6.0$\times 10^{12}$/L以上。红细胞内的蛋白质主要是血红蛋白。我国成年男性血红蛋白浓度为120～160g/L，成年女性为110～150g/L，新生儿可达170～200g/L。正常人的红细胞数量和血红蛋白浓度不仅有性别差异，还可因年龄、生活环境和机体功能状态不同而有差异。例如，新生儿高于成年人；高原居民高于平原居民；妊娠后期因血浆量增多而致红细胞数量和血红蛋白浓度相对减少。血液中红细胞数量和/或血红蛋白浓度低于正常，称为贫血。

红细胞的主要功能是运输O_2和CO_2。这一功能主要靠红细胞内的血红蛋白来实现。一旦红细胞破裂，血红蛋白逸出到血浆中，即丧失运输O_2和CO_2的功能。此外，红细胞内含有多种缓冲对，对血液中的酸、碱物质有一定的缓冲作用。

（二）红细胞的生理特性

1.可塑变形性 正常红细胞在外力作用下具有变形的能力或特性称为可塑变形性。红细胞在全身血管中循环运行时，须经过变形才能通过口径比它小的毛细血管和血窦孔隙。可塑变形性是红细胞生存所需的最重要的特性。当红细胞的形态改变、黏度增大或红细胞膜的弹性降低时，会使红细胞的变形能力降低。

2.悬浮稳定性 红细胞能相对稳定地悬浮于血浆中而不易下沉的特性称为悬浮稳定性。通常以红细胞在第一小时末下沉的距离来表示红细胞的沉降速度，称为红细胞沉降率，简称血沉。正常成年男性红细胞沉降率为0～15mm/h，成年女性为0～20mm/h。沉降率愈快，表示红细胞的悬浮稳定性愈小。

红细胞的悬浮稳定性来源于红细胞在下降时与血浆之间的摩擦阻力。在某些疾病，如活动性肺结核、风湿热、肿瘤等，红细胞彼此能较快地以凹面相贴，形成红细胞叠连。发生叠连后，使其与血浆的摩擦阻力减小，血沉加快。决定红细胞叠连的因素不在于红细胞本身，而在于血浆成分的变化。通常血浆中纤维蛋白原、球蛋白和胆固醇的含量增高时，红细胞叠连增加，血沉加快；而白蛋白、卵磷脂的含量增多时，则血沉减慢。

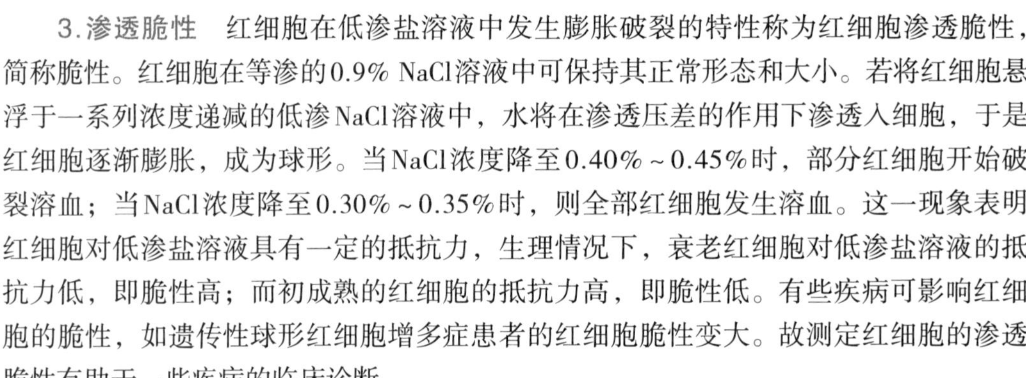

3.渗透脆性　红细胞在低渗盐溶液中发生膨胀破裂的特性称为红细胞渗透脆性，简称脆性。红细胞在等渗的0.9% NaCl溶液中可保持其正常形态和大小。若将红细胞悬浮于一系列浓度递减的低渗NaCl溶液中，水将在渗透压差的作用下渗透入细胞，于是红细胞逐渐膨胀，成为球形。当NaCl浓度降至0.40%～0.45%时，部分红细胞开始破裂溶血；当NaCl浓度降至0.30%～0.35%时，则全部红细胞发生溶血。这一现象表明红细胞对低渗盐溶液具有一定的抵抗力，生理情况下，衰老红细胞对低渗盐溶液的抵抗力低，即脆性高；而初成熟的红细胞的抵抗力高，即脆性低。有些疾病可影响红细胞的脆性，如遗传性球形红细胞增多症患者的红细胞脆性变大。故测定红细胞的渗透脆性有助于一些疾病的临床诊断。

（三）红细胞的生成与破坏

1.红细胞的生成

（1）生成部位　在成年人，红骨髓是生成红细胞的唯一场所。红骨髓内的造血干细胞首先分化成为红系定向祖细胞，再经过原红细胞、早幼红细胞、中幼红细胞、晚幼红细胞和网织红细胞的阶段，最后成为成熟的红细胞。由原红细胞发育至网织红细胞并释放入血，约历时6～7天。

（2）生成原料　红细胞的主要成分是血红蛋白。合成血红蛋白的主要原料是铁和蛋白质。成人每天需要20～30mg的铁用于红细胞生成，但每天仅需从食物中吸收1mg（约5%）以补充排泄的铁，其余95%来自体内铁的再利用。衰老的红细胞被巨噬细胞吞噬后，血红蛋白分解所释放的铁可再利用于血红蛋白的合成。当铁的摄入不足或吸收障碍，或长期慢性失血以致机体缺铁时，可使血红蛋白合成减少，引起缺铁性贫血。此种贫血的特征是红细胞体积较小，又称小细胞低色素性贫血。

（3）成熟因子　细胞分裂和生长成熟过程中，必须不断合成新的DNA。叶酸和维生素B_{12}是合成DNA所需的重要辅酶。叶酸在体内需转化成四氢叶酸后，才能参与DNA的合成。叶酸的转化需要维生素B_{12}的参与。维生素B_{12}缺乏时，叶酸的利用率下降，可引起叶酸的相对不足。因此，缺乏叶酸或维生素B_{12}时，DNA的合成减少，幼红细胞分裂增殖减慢，红细胞体积增大，导致巨幼红细胞性贫血。正常情况下，食物中叶酸和维生素B_{12}的含量能满足红细胞生成的需要，但维生素B_{12}的吸收需要内因子的参与。内因子与维生素B_{12}结合，形成内因子-B_{12}复合物，能保护维生素B_{12}免受消化酶的破坏，并促进维生素B_{12}在回肠远端的吸收。当胃大部分切除或胃的壁细胞损伤时，或体内产生抗内因子抗体，均可因内因子缺乏而导致巨幼红细胞性贫血。

（4）红细胞生成的调节　机体红细胞的数量保持相对恒定。当人体所处环境或功能状态发生变化时，红细胞生成的数量和速度会发生适当调整，主要受促红细胞生成素和雄激素的调节。

1）促红细胞生成素（EPO）　EPO是一种由肾合成的糖蛋白，主要作用是促进红系祖细胞增殖、分化以及骨髓释放网织红细胞。当组织缺氧或耗氧量增加时，EPO会增加，使红细胞生成增多，从而提高血液的运氧能力以满足组织对氧的需求。如高原地

 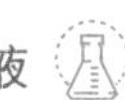

区居民、长期从事体力劳动或体育锻炼的人以及肺源性心脏病患者等，其血液红细胞数量较多就是由于组织缺氧的刺激，使EPO增加所致。临床上，有严重肾疾病的患者常因EPO减少而发生肾性贫血。

2）雄激素　雄激素可提高血浆中EPO的浓度，促进红细胞的生成。雄激素主要通过刺激EPO的产生而促进红细胞生成；雄激素也可直接刺激骨髓，促进红细胞生成。因此，成年男性红细胞数量高于女性。

此外，还有一些激素，如糖皮质激素、甲状腺激素和生长激素也可促进红细胞生成。

2.红细胞的破坏　正常人红细胞的平均寿命为120天。由于衰老红细胞的变形能力减退，脆性增大，难以通过微小的孔隙，因此，容易滞留于脾和骨髓中而被巨噬细胞所吞噬，这称为血管外破坏。巨噬细胞吞噬红细胞后，将血红蛋白消化，释出铁、氨基酸和胆红素，其中铁和氨基酸可被重新利用，而胆红素则由肝排入胆汁，最后排出体外。脾功能亢进时，红细胞破坏增加，可引起脾性贫血。

此外，还有10%的衰老红细胞在血管内破坏。血管内破坏所释放的血红蛋白立即与血浆中的触珠蛋白结合，进而被肝摄取，经处理后，铁以铁黄素形式沉着于肝细胞中，而脱铁血红素转变为胆色素排出。当血管内红细胞大量破坏，如严重溶血，血红蛋白释放量> 1.0g/L时，则超过了触珠蛋白结合的能力，血红蛋白则直接经肾由尿排出，临床上称为“血红蛋白尿”。

二、白细胞

（一）白细胞的分类和正常值

白细胞为有核细胞，呈球形。正常成年人白细胞总数为（4.0～10.0）$\times 10^9$/L，新生儿白细胞总数大于成年人，为（12.0～20.0）$\times 10^9$/L。白细胞可分为中性粒细胞、嗜酸性粒细胞、嗜碱性粒细胞、单核细胞和淋巴细胞五类。前三者胞质中含有嗜色颗粒，称为粒细胞。各类白细胞在白细胞总数中的百分比，称为白细胞分类计数（表3-1）。

表3-1　各类白细胞的功能

分类名称	百分比（%）	主要功能
中性粒细胞	50～70	吞噬细菌和坏死细胞
嗜酸性粒细胞	0.5～5	限制过敏反应，参与对蠕虫的免疫反应
嗜碱性粒细胞	0～1	参与过敏反应、释放肝素抗凝
单核细胞	3～8	吞噬抗原、诱导特异性免疫应答
淋巴细胞	20～40	参与细胞免疫和体液免疫

（二）白细胞的功能

白细胞参与机体的防御和免疫功能。白细胞所具有的变形、游走、趋化、吞噬和分泌等特性是执行防御功能的生理基础。

1.中性粒细胞　中性粒细胞是血液中主要的吞噬细胞，其变形游走能力和吞噬活性都很强。当细菌入侵时，中性粒细胞在炎症区域产生的趋化性物质作用下，自毛细血管渗出而被吸引到病灶处，进行吞噬活动。当中性粒细胞吞噬数十个细菌后，其本身即解体，释放的各种溶酶体酶又可溶解周围组织而形成脓液。当血液中的中性粒细胞数减少到1×10^9/L时，机体的抵抗力就会明显降低，容易发生感染。而当体内有细菌感染时，血液中的中性粒细胞数增多。

2.嗜酸性粒细胞　嗜酸性粒细胞内含有溶酶体颗粒，但因缺乏溶菌酶，故仅有吞噬作用而无杀菌能力。嗜酸性粒细胞可限制肥大细胞和嗜碱性粒细胞引起的过敏反应，还参与对蠕虫的免疫反应。在机体发生过敏反应或蠕虫感染时，常伴有嗜酸性粒细胞数增多。

3.嗜碱性粒细胞　嗜碱性粒细胞的颗粒能合成并释放组胺、过敏性慢反应物质、肝素和嗜酸性粒细胞趋化因子A等。组胺和过敏性慢反应物质可使毛细血管通透性增加，并使平滑肌细胞收缩而引起荨麻疹、哮喘等过敏反应；肝素有很强的抗凝血作用，有助于保持血管通畅；嗜酸性粒细胞趋化因子A能吸引嗜酸性粒细胞，使之聚集于局部以限制嗜碱性粒细胞在过敏反应中的作用。

4.单核细胞　单核细胞在血液中吞噬能力较弱，穿出毛细血管壁进入组织后，发育成巨噬细胞，其吞噬能力大大增强，可吞噬更多、更大的细菌和颗粒，如病毒、疟原虫、真菌、结核分枝杆菌、衰老的红细胞、血小板、坏死组织及变形的血浆蛋白等。

5.淋巴细胞　淋巴细胞在免疫应答反应过程中起核心作用。根据细胞生长发育的过程、细胞表面标志和功能的不同，可将淋巴细胞分成胸腺依赖淋巴细胞（T淋巴细胞）、骨髓依赖淋巴细胞（B淋巴细胞）和自然杀伤细胞（NK淋巴细胞）三大类。T淋巴细胞在胸腺内发育成熟，主要参与细胞免疫；B淋巴细胞在骨髓内分化成熟，主要参与体液免疫；NK淋巴细胞可以直接杀伤肿瘤细胞、病毒或细菌感染的细胞，构成机体天然免疫的重要防线。

（三）白细胞的生成与破坏

白细胞起源于骨髓中的造血干细胞。在细胞发育的过程中经历定向祖细胞、可识别的前体细胞等阶段，最后成为具有多种细胞功能的成熟白细胞。

因为白细胞主要在组织中发挥作用，故白细胞的寿命较难准确判断。中性粒细胞在循环血液中停留6～8小时左右即进入组织，4～5天后即衰老死亡，或经消化道排出；若有细菌入侵，中性粒细胞在吞噬过量细菌后，因释放溶酶体酶而发生“自我溶解”，与破坏的细菌和组织碎片共同形成脓液。单核细胞在血液中停留2～3天，然后进入组织，并发育成巨噬细胞，在组织中可生存3个月左右。

三、血小板

（一）血小板的数量

血小板是骨髓中巨核细胞发育成熟后，脱落下来的细胞质碎片，因此，体积小，无细胞核，呈双面微凸的圆盘状，直径为2～3 μm。正常成年人血液中的血小板数量为（100～300）×10^9/L。血小板数量可有一些波动，通常妇女月经期血小板减少，妊娠、进食、运动后及缺氧使血小板增多。机体受较大损伤时，血小板增多，损伤后7～10天达高峰。血小板数量＞1000×10^9/L，称血小板过多，易发生血栓；血小板数量＜50×10^9/L，毛细血管壁脆性增加，皮肤和黏膜下出现瘀点，甚至大块紫癜，称血小板减少性紫癜。

（二）血小板的生理特性

1.黏附　血小板黏着于非血小板的表面，称为血小板黏附。血小板并不能黏附于正常内皮细胞的表面，当血管损伤暴露出内膜下的胶原组织时，血小板便黏附在胶原组织上，这是血小板发挥作用的开始。

2.聚集　血小板与血小板之间相互黏着在一起称为血小板聚集。这一过程需要纤维蛋白原、钙和血小板膜上的糖蛋白参与。黏附在血管破损处的血小板，在胶原纤维的刺激下释放生理性致聚剂（能够引起血小板聚集的因素），如ADP、血栓烷A_2（TXA_2）等，引起血小板聚集。小剂量的阿司匹林可阻止内源性ADP和TXA_2释放，抑制血小板的不可逆聚集，口服小剂量的阿司匹林对预防脑血栓有利。

3.释放　释放是指聚集后的血小板受刺激后，将其颗粒中的ADP、5-HT、儿茶酚胺等活性物质向外排出的过程。血小板释放的ADP可使血小板聚集，形成血小板血栓，堵塞血管的伤口；5-HT、儿茶酚胺可使小动脉收缩，有助于止血。

4.吸附　血小板表面可吸附血浆中多种凝血因子。当血管破损时，随着血小板黏附和聚集在破损处，吸附大量凝血因子，使破损局部的凝血因子浓度显著升高，有利于血液凝固和生理性止血。

5.收缩　血小板内的收缩蛋白可发生收缩，使血凝块缩小硬化，牢固地封住血管破口，巩固止血过程。若血小板数量减少或功能减退，可使血块回缩不良。临床上可根据体外血块回缩的情况大致估计血小板的数量或功能是否正常。

（三）血小板的生理功能

1.参与生理性止血　生理性止血是指小血管损伤，血液从小血管内流出，数分钟后出血自行停止的现象。用小针刺破耳垂或指尖使血液自然流出，测定出血延续的时间，称为出血时间，正常为1～3分钟。生理性止血过程主要包括血管收缩、血小板血栓形成和血液凝固三个过程（图3-3）。

（1）血管收缩　生理性止血首先表现为受损的血管局部和附近的小血管收缩，使局部血流减少，有利于减轻或阻止出血。

（2）血小板血栓的形成　血管损伤后，暴露内膜下胶原组织，促使血小板黏附，聚集于血管损伤处，激活血小板，使血小板释放内源性ADP和TXA_2；进而促使血小板发生不可逆聚集，形成血小板止血栓，将伤口堵住，达到初步止血的目的，称为一期止血。

（3）血液凝固　血管受损可激活凝血系统，在局部迅速发生血液凝固，加固血小板血栓，称为二期止血。

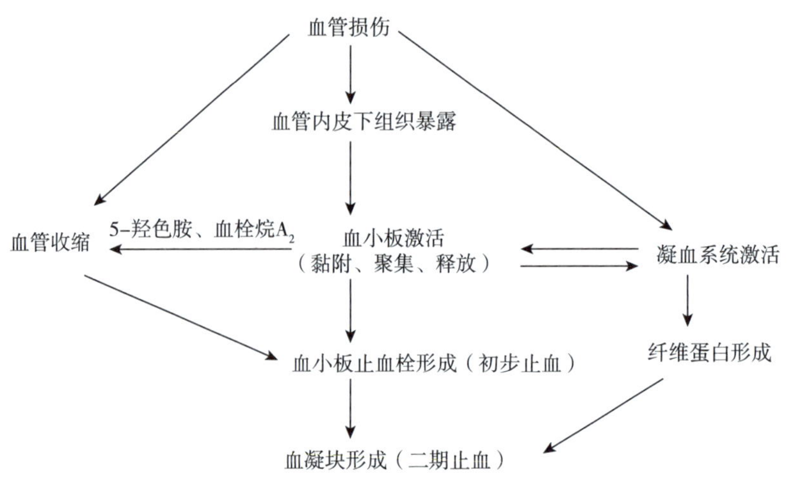

图 3-3　生理性止血过程示意图

2.维持血管壁的完整性　血小板可以随时填补血管内皮细胞脱落留下的空隙，并与内皮细胞融合，促进其修复从而维持毛细血管壁的正常通透性。

3.促进血液凝固　血小板可释放血小板因子，如纤维蛋白原激活因子（PF_2）、血小板磷脂表面（PF_3）、抗肝素因子（PF_4）、抗纤溶因子（PF_6）等。这些因子在血液凝固过程中起重要作用，如PF_3提供的磷脂表面，可使凝血酶原激活速度加快两万倍。此外，血小板还可以吸附多种凝血因子，促进凝血过程的发生。

第三节　血液凝固与纤维蛋白溶解

微课

一、血液凝固

血液凝固是指血液由流动的液体状态变成不能流动的凝胶状态的过程，其实质就是血浆中的可溶性纤维蛋白原转变成不溶性的纤维蛋白的过程。纤维蛋白交织成网，把血细胞和血液的其他成分网罗在内，从而形成血凝块。

血液凝固后析出的淡黄色的液体，称为血清。血清与血浆的区别在于血清中缺少纤维蛋白原和血液凝固时消耗掉的一些凝血因子。血液凝固是一系列复杂的酶促反应过程，需要多种凝血因子的参与。

（一）凝血因子

血浆与组织中直接参与血液凝固的物质统称为凝血因子。目前已知的凝血因子主要有14种，其中12种根据国际命名法，按发现的先后顺序用罗马数字进行编号（表3-2），即凝血因子Ⅰ～XⅢ（简称FⅠ～FXⅢ，其中FⅥ是血清中活化的FⅤa，已不再视为一个独立的凝血因子）。此外，还包括前激肽释放酶、高分子激肽原等。

表3-2 根据国际命名法编号的凝血因子

因子	同义名	因子	同义名
Ⅰ	纤维蛋白原	Ⅷ	抗血友病因子
Ⅱ	凝血酶原	Ⅸ	血浆凝血激酶
Ⅲ	组织因子	Ⅹ	斯图亚特因子
Ⅳ	钙离子（Ca^{2+}）	Ⅺ	血浆凝血激酶前质
Ⅴ	前加速素易变因子	Ⅻ	接触因子
Ⅶ	前转变素稳定因子	XⅢ	纤维蛋白稳定因子

凝血因子的特征：①除FⅢ（组织因子）外，其他凝血因子均存在于血浆中。②在这些凝血因子中，除FⅣ是Ca^{2+}外，其余的凝血因子都是蛋白质，而且FⅡ、FⅦ、FⅨ、FⅩ、FⅪ、FⅫ和前激肽释放酶都是丝氨酸蛋白酶，活化后能对肽链进行水解。这些因子大多在肝脏合成，其中FⅡ、FⅦ、FⅨ、FⅩ的合成还必须有维生素K参与，故它们又称依赖维生素K的凝血因子。当肝脏病变时，可出现凝血功能障碍。③血中具有酶特性的凝血因子都以无活性的酶原形式存在，必须被激活才有活性，通常在其代号的右下角标“a”（activated）表示激活的因子，如FⅨa、FⅪa等。④在血液凝固中起酶促作用的因子有FⅡ、FⅦ、FⅨ、FⅩ、FⅪ、FⅫ和FXⅢ，起辅助因子作用的有FⅤ、FⅧ、FⅢ和高分子激肽原。

（二）血液凝固的过程

血液凝固是由凝血因子按一定顺序相继激活而生成的凝血酶，最终使纤维蛋白原变为纤维蛋白的过程。因此，血液凝固过程可分为凝血酶原酶复合物的形成、凝血酶的形成和纤维蛋白的形成三个基本步骤（图3-4）。

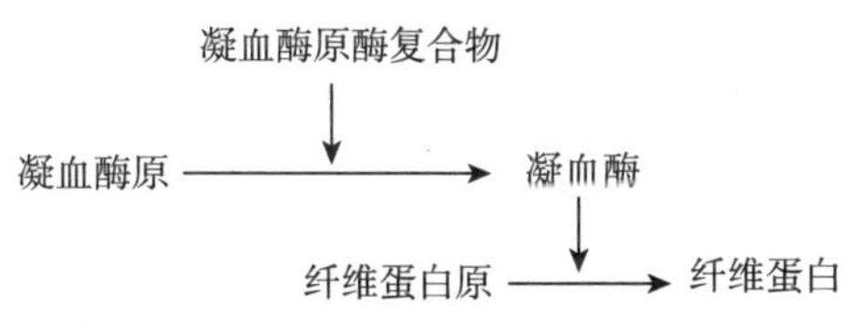

图3-4 血液凝固的三个基本步骤

1.凝血酶原酶复合物的形成 凝血酶原酶复合物为Ⅹa、Ⅴ、Ca^{2+}和PF_3（血小板磷脂表面因子）组成的复合物，它的形成首先需要因子Ⅹ的激活。根据Ⅹa形成的始动条件与参与因子的不同，可将血液凝固分为内源性凝血和外源性凝血两条途径（图3-5）。两条途径的主要区别在于启动方式和参与的凝血因子有所不同，但两条途径中的某些凝血因子可以相互激活，故二者间相互密切联系，并不各自完全独立。

（1）内源性凝血途径 参与凝血的因子全部来自血液，由FⅫ（接触因子）首先启动的凝血过程，称为内源性凝血途径。这一途径是因血液与带负电荷的异物表面（在体内为血管内皮损伤时暴露出来的胶原纤维，在体外可为玻璃、棉纱、金属等）接触，使FⅫ激活变成FⅫa而启动。FⅫa使无活性的前激肽释放酶激活形成激肽释放酶，后者又能反过来激活FⅫ，通过正反馈形成大量FⅫa。FⅫa的主要功能是激活FⅪ成为FⅪa。表面激活形成的FⅪa在Ca^{2+}存在下激活FⅨ。生成的FⅨa与FⅧ、Ca^{2+}在血小板磷脂膜（PF_3）上结合为复合物，从而激活FⅩ成为FⅩa。在此过程中，FⅧ是重要的辅助因子，可使FⅩ的激活速度提高20万倍。如缺乏FⅧ、FⅨ和FⅪ时，内源性途径激活FⅩ的反应受阻，凝血过程将变得非常缓慢，往往微小创伤就出血不止，分别称为甲型、乙型和丙型血友病。其中甲型血友病较常见，又称为抗血友病球蛋白缺乏症或第Ⅷ因子缺乏症。

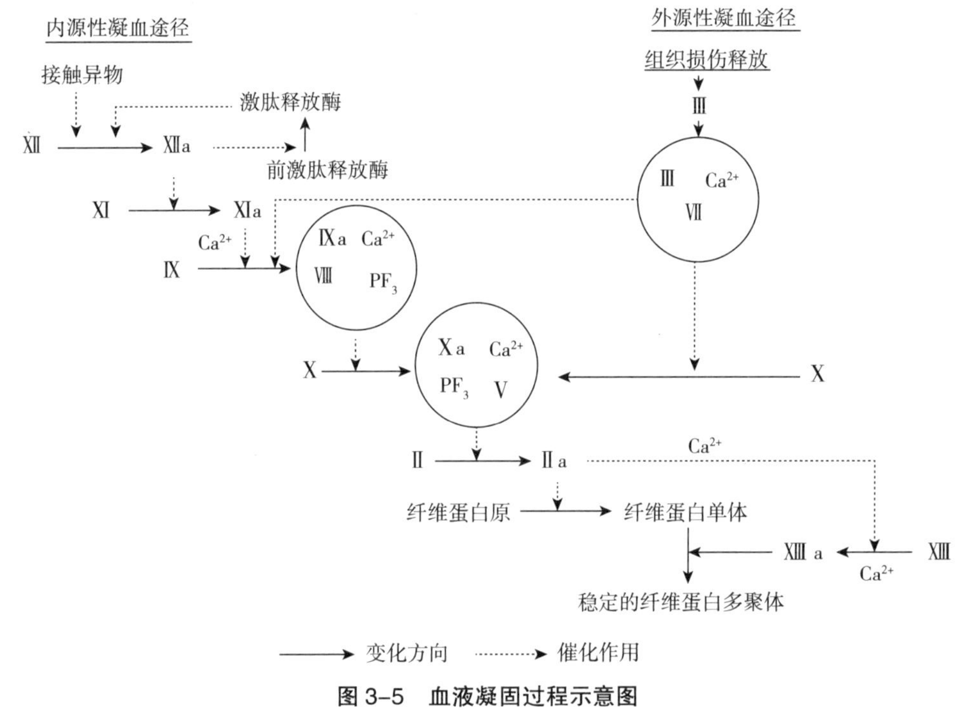

图 3-5 血液凝固过程示意图

（2）外源性凝血途径　由来自血液外的凝血因子即FⅢ与血液接触而启动的凝血过程，称外源性凝血途径，又称组织因子途径。FⅢ广泛存在于大多数组织细胞，尤其在脑、肺、胎盘组织中特别丰富。在生理情况下，直接与循环血液接触的血细胞和内皮细胞不表达组织因子，当血管损伤时暴露出组织因子，组织因子与FⅦa结合形成内源性凝血因子Ⅶa-组织因子复合物，该复合物将FⅩ激活为FⅩa。在此过程中FⅢ是辅因子，可使FⅦa催化FⅩ激活的效力提高1000倍。生成的FⅩa又能反过来激活FⅦ生成更多的FⅦa，形成外源性凝血的正反馈效应。另外，FⅦa-组织因子复合物还能激活FⅨ，FⅨa生成后与FⅧa等形成复合物激活FⅩ，使两条凝血途径联系起来，共同完成凝血过程。由于外源性凝血途径所涉及的因子及反应步骤都较少，因此，活化生成FⅩa的速度比内源性凝血途径快。

由内源性凝血途径和外源性凝血途径所生成的FⅩa，在Ca^{2+}存在的情况下可与

FⅤa在磷脂表面形成凝血酶原酶复合物，进而激活凝血酶原。

2.凝血酶的形成 凝血酶原酶复合物可激活凝血酶原（因子Ⅱ），使之成为具有活性的凝血酶（Ⅱa）。凝血酶原酶复合物中的FⅤa为辅因子，可使FⅩa激活凝血酶原的速度提高10000倍。

3.纤维蛋白的形成 凝血酶能迅速催化纤维蛋白原使之成为纤维蛋白单体。同时，在Ca^{2+}作用下，凝血酶能激活FXⅢ，使之成为XⅢa、XⅢa使纤维蛋白单体变为牢固的不溶性的纤维蛋白多聚体。后者交织成网，网罗血细胞形成血凝块，至此凝血过程完成。

在生理性止血过程中，既有内源性凝血途径的激活，也有外源性凝血途径的激活。近年来的研究和临床观察表明，缺乏FⅫ及前激肽释放酶、激肽原的患者，几乎没有出血症状；而FⅦ严重缺乏的患者却会产生明显的出血症状。故目前认为，外源性凝血途径在体内生理性凝血反应的启动中起关键作用，而内源性凝血途径则在凝血过程的维持中起重要作用，因子Ⅲ被认为是凝血过程的启动因子。

（三）生理性抗凝物质

正常情况下，血管内的血液能保持流体状态而不发生凝固，即使组织损伤发生生理性止血时，产生的止血栓也仅限于受损的局部，不会蔓延到其他部位，这表明是多种因素共同作用的结果。正常情况下，血管内皮的光滑完整具有抗凝作用，可阻止凝血系统的激活和血小板的活化；纤维蛋白的吸附使凝血因子的激活局限于受损部位；血流的稀释作用和单核-巨噬细胞的吞噬作用有助于防止凝血过程的扩散；更主要的原因是血液中还存在着多种生理性抗凝物质。

1.抗凝血酶Ⅲ 由肝细胞和血管内皮细胞合成，能与凝血酶结合形成复合物而使其失活，还能与因子Ⅸa、Ⅹa、Ⅺa、Ⅻa分子活性中心结合，使之失活达到抗凝作用。在正常情况下，抗凝血酶Ⅲ的直接抗凝作用弱而慢，但它与肝素结合后，抗凝作用可显著增加。

2.肝素 肝素是一种由肥大细胞和嗜碱性粒细胞产生的酸性黏多糖。肺、心、肝、肌肉等组织中含量丰富，它主要是增强抗凝血酶Ⅲ的作用而抗凝。肝素还能抑制凝血酶原的激活过程，阻止血小板的黏附、聚集与释放反应抑制凝血过程。因此，肝素是一种很强的抗凝物质，临床实践中把它广泛应用于体内、外抗凝。

3.蛋白质C系统 蛋白质C由肝细胞合成，并依赖于维生素K的参与，以酶原形式存在，主要作用是灭活FⅤa和FⅧa而抗凝；限制FⅩ对凝血酶原的激活，促进纤维蛋白溶解，具有抗凝和纤溶的双重作用。当蛋白质C先天缺乏或激活受阻时，可导致难以控制的血管内凝血或易出现血栓。

4.组织因子途径抑制物 组织因子途径抑制物主要是血管的内皮细胞分泌的一种糖蛋白。其作用是直接抑制FⅩa的活性，在Ca^{2+}的存在下，灭活FⅦ与组织因子的复合物，从而发挥抑制外源性凝血途径的作用。

（四）抗凝与促凝措施

临床工作或实验中常常需要采取各种措施使血液不发生凝固或加速血液凝固。

1. 抗凝措施 血液凝固是酶促反应，当温度降低至10℃以下时，参与凝血过程的酶活性降低，可以延缓血液凝固。Ca^{2+}在多个凝血环节上起作用，故临床应用枸橼酸钠与血浆中的Ca^{2+}结合，以去除血浆中的Ca^{2+}，达到抗凝的目的。将血液置于光滑容器内，可减少FⅫ的激活和血小板反应，从而延缓血凝过程。肝素在体内、体外均能立即发挥抗凝作用，已广泛应用于临床防止血栓的形成。

2. 促凝措施 粗糙表面可激活FⅫ，加速血小板解体，起到促凝作用，故临床手术中用温热的生理盐水纱布压迫止血。由于多种凝血因子的合成依赖维生素K的参与，在手术前给患者补充适量维生素K，可促进凝血因子合成，有利于术中止血。适当升高温度（一般≤40℃），可提高参与凝血的酶活性，促进血液凝固。

二、纤维蛋白溶解

纤维蛋白被分解液化的过程称为纤维蛋白溶解，简称纤溶。纤溶系统包括纤维蛋白溶解酶原（简称纤溶酶原）、纤溶酶、纤溶酶原激活物与纤溶抑制物。纤溶可分为纤溶酶原的激活与纤维蛋白（或纤维蛋白原）的降解两个基本过程（图3-6）。

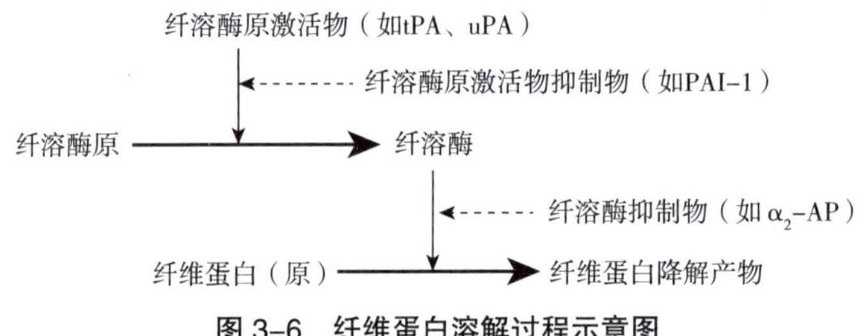

图3-6 纤维蛋白溶解过程示意图

（一）纤溶酶原的激活

正常情况下，血浆中的纤溶酶是以无活性的纤溶酶原形式存在的。纤溶酶原是一种蛋白质，主要由肝合成，嗜酸性粒细胞也可合成少量纤溶酶原，只有在纤溶酶原激活物作用下激活成为纤溶酶后，才能发挥作用。根据纤溶酶原激活物分布的部位不同，将其分为以下三类。

1. 血管激活物 由小血管内皮细胞合成并释放入血，能特异性结合纤维蛋白。当血管内出现血凝块时，刺激血管内皮细胞释放大量激活物，激活物吸附于血凝块的纤维蛋白上，发挥局部溶栓作用，保持血流通畅。

2. 组织激活物 广泛存在于多种组织中，当组织损伤时它被释放出来通过激活纤溶酶原促进纤维蛋白溶解。子宫、甲状腺、肺等器官组织含组织激活物较多，这些部位受到创伤和手术时，常有出血不易凝固或术后渗血的现象。肾脏及泌尿道上皮细胞合成和释放的组织激活物称为尿激酶，可防止肾小管纤维蛋白沉着，临床上常用作溶栓剂。子宫黏膜组织激活物多，所以月经血通常不凝固。

3. 活化的因子Ⅻ 因子Ⅻa可使前激肽释放酶激活成为激肽释放酶，间接激活纤溶酶原，促进纤维蛋白溶解。这类激活物可维持血凝和纤溶的动态平衡。

（二）纤维蛋白与纤维蛋白原的降解

纤溶酶属于丝氨酸蛋白酶，它的作用是使纤维蛋白和纤维蛋白原被分解为许多可溶性的小肽，称为纤维蛋白降解产物，它们通常不再发生凝固，其中有小部分小肽还具有抗凝血的作用。此外，纤溶酶还能水解FⅡ、FⅤ、FⅧ、FⅩ和FⅫ等凝血因子。当纤溶作用亢进时，可因凝血因子被大量分解和纤维蛋白降解产物的抗凝作用而发生出血倾向。

（三）纤溶酶抑制物

血液中能抑制纤溶系统活性的物质有两类：一类能与纤溶酶结合形成复合物而抑制其活性，称为抗纤溶酶，如α_2-抗纤溶酶，是体内主要的纤溶酶抑制物；另一类是纤溶酶原激活物抑制物-1（PAI-1），PAI-1能与组织型纤溶酶原激活物（tPA）和尿激酶型纤溶酶原激活物（uPA）结合而使之灭活。临床广泛应用的氨甲苯酸和氨基己酸等止血药，就是通过抑制纤溶酶生成及其作用而达到止血目的。

由此可见，纤维蛋白溶解的意义在于使血流通畅，防止血栓形成。在生理状态下，凝血与纤溶是两个既对立又统一的系统，二者处于动态平衡，既保证血管通畅，又防止血管内血栓形成，从而维持血流的正常状态。

第四节 血型与输血

微课

一、血型

血型通常是指红细胞膜上特异性抗原的类型。当凝集原（抗原）与其对应的凝集素（抗体）相遇时，即发生红细胞凝集成簇的现象，称为红细胞凝集反应。在补体的作用下，可引起凝集的红细胞破裂，发生溶血。红细胞凝集反应的本质是抗原-抗体反应，即对应的抗原、抗体相遇时才会发生。在凝集反应中，红细胞膜上的特异性抗原称为凝集原，能与凝集原起反应的特异性抗体称为凝集素。当给人体输入血型不相容的血液时，在血管内可发生红细胞凝集反应，甚至危及生命。因此，血型鉴定是安全输血的前提。

血型是由遗传决定的，因此，血型的研究不仅涉及临床输血反应和新生儿患溶血症的原因，在器官移植、法医学和人类学研究中也具有重要意义。除红细胞外，白细胞、血小板也存在特异性抗原。在人类的红细胞膜上，目前已发现了35个不同的红细胞血型系统，抗原近300个。其中，与临床关系最为密切的是ABO血型系统和Rh血型系统。

（一）ABO血型系统

ABO血型的分型是根据红细胞膜上A抗原和B抗原的有无和不同分为4种血型：红

细胞膜上只含A抗原者为A型；只含B抗原者为B型；含有A与B两种抗原者为AB型；A和B两种抗原均无者为O型。在我国汉族人群中，ABO血型的分布情况为：A型约占31%，B型约占28%，AB型约占10%，O型约占31%。

不同血型的人，血清中含有不同的抗体，但不会含有与自身红细胞抗原相对应的抗体。在A型血的血清中，只含有抗B抗体；B型血的血清中，只含有抗A抗体；AB型血的血清中，没有抗A和抗B两种抗体；而O型血的血清中，则含有抗A和抗B两种抗体。四种血型的抗原、抗体的分布如表3–3所示。

表3–3 ABO血型系统中的抗原和抗体

血型	红细胞膜上的抗原（凝集原）	血清中的抗体（凝集素）
A型	A	抗B
B型	B	抗A
AB型	A和B	无
O型	无	抗A和抗B

ABO血型还有亚型，与临床关系密切的是A型中的A_1亚型和A_2亚型。A_1亚型红细胞膜上含A抗原和A_1抗原，血清中只含抗B抗体；A_2亚型红细胞膜上只含A抗原，血清中含抗A_1抗体和抗B抗体。同理，AB型也有A_1B和A_2B两种主要亚型。在我国汉族人群中A_2型和A_2B型者只占A型和AB型人群的1%以下，但由于A_1型红细胞可与A_2型血清中的抗A_1抗体发生凝集反应，而且A_2型和A_2B型红细胞比A_1型和A_1B型红细胞的抗原性弱得多，在用抗A抗体做血型鉴定时，容易将A_2型和A_2B型血误定为O型和B型。因此，输血时要注意A亚型的存在。

（二）Rh血型系统

1. Rh血型的分型与分布 Rh血型系统是红细胞血型中最复杂的一个系统。Rh抗原最先发现于恒河猴的红细胞，取其学名的前两个字母，因此命名为Rh抗原。已发现50多种Rh抗原（也称Rh因子），其中与临床关系密切的是D、C、c、E、e5种。在这5种Rh血型的抗原中，其抗原性的强弱依次为D、E、C、c、e。因D抗原的抗原性最强，故临床意义最为重要。医学上通常将红细胞膜上含有D抗原者称为Rh阳性，而红细胞膜上缺乏D抗原者称为Rh阴性。

在我国汉族人群中，Rh阳性者约占99%，Rh阴性者只占1%左右。在有些少数民族的人群中，Rh阴性者较多，如塔塔尔族约15.8%、苗族约12.3%、布依族和乌孜别克族约8.7%。在这些民族居住的地区，Rh血型的问题应受到特别重视。

2. Rh血型的特点及其临床意义 与ABO血型系统不同，人的血清中不存在抗Rh的天然抗体，只有当Rh阴性者在接受Rh阳性的血液后，才会通过体液免疫产生抗Rh的免疫性抗体，输血后2～4个月血清中抗Rh抗体的水平达到高峰。因此，Rh阴性受血者在第一次接受Rh阳性血液的输血后，一般不产生明显的输血反应，但在第二次或多次输入Rh阳性的血液时，即可发生抗原–抗体反应，输入的Rh阳性红细胞将被破坏而发生溶血。

Rh血型系统的另一个特点是抗体的特性。Rh血型系统的抗体主要是IgG，因其分子较小，能透过胎盘。当Rh阴性的孕妇怀有Rh阳性的胎儿时，Rh阳性胎儿的少量红细胞或D抗原可进入母体，使母体产生免疫性抗体，即抗D抗体。这种抗体可透过胎盘进入胎儿的血液，使胎儿的红细胞发生溶血，造成新生儿溶血性贫血，严重时可导致胎儿死亡。由于一般只有在妊娠末期或分娩时才有足量的胎儿红细胞进入母体，而母体血液中抗体的浓度是缓慢增加的，故Rh阴性的母体怀第一胎Rh阳性的胎儿时，很少出现新生儿溶血的情况；但在第二次妊娠时，母体内的抗Rh抗体可进入胎儿体内而引起新生儿溶血。若在Rh阴性母亲生育第一胎后，及时输注特异性抗D免疫球蛋白，中和进入母体的D抗原，以避免Rh阴性母亲致敏，可预防第二次妊娠时新生儿溶血的发生。

二、输血

输血已成为治疗某些疾病、抢救伤员生命和保证一些手术得以顺利进行的重要手段。但若输血不当或发生差错，就会给患者造成严重的损害，甚至引起死亡。为了保证输血的安全和提高输血的效果，必须遵守输血原则。输血的基本原则是保证供血者红细胞膜上的抗原不被受血者血浆中的抗体所凝集。

在准备输血时，首先必须鉴定血型，保证供血者与受血者的ABO血型相同。对于生育年龄的妇女和需要反复输血的患者，还必须使供血者与受血者的Rh血型相同，特别要注意Rh阴性受血者产生抗Rh抗体的情况。

为了保证输血安全，即使在ABO血型相同的人之间进行输血，输血前也必须进行交叉配血试验，即分别把供血者的红细胞与受血者的血清混合、受血者的红细胞与供血者的血清互相混合的试验。把供血者的红细胞与受血者的血清进行配合的试验，称为交叉配血主侧；同时将受血者的红细胞与供血者的血清配合的试验，称为交叉配血次侧（图3-7）。这样，既可检验血型鉴定是否有误，又能发现供血者和受血者的红细胞或血清中是否还存在其他不相容的血型抗原或血型抗体。如果交叉配血试验的两侧都没有发生凝集反应，即为配血相合，可以进行输血；如果主侧发生凝集反应，则为配血不合，受血者不能接受该供血者的血液；如果主侧不发生凝集反应，而次侧发生凝集反应称为配血基本相合，在缺乏同型血源的紧急情况下可输入少量配血基本相合的血液（ < 200ml），但血清中抗体效价不能太高（ $< 1:200$ ），输血速度也不宜太快，并在输血过程中应密切观察受血者的情况，如发生输血反应，必须立即停止输注。

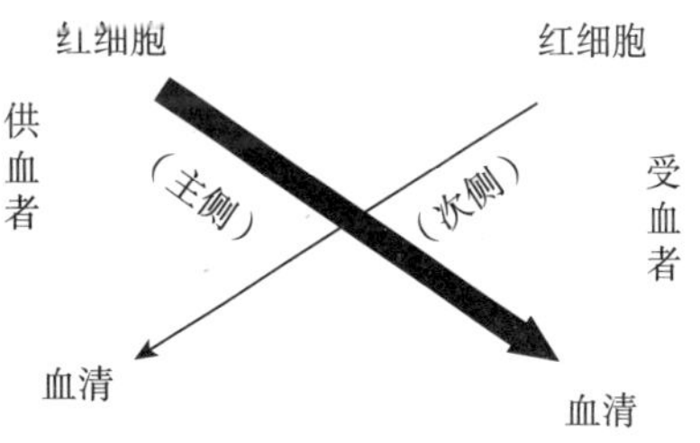

图3-7 交叉配血试验示意图

随着医学和科学技术的进步，由于血液成分分离机的广泛应用以及分离技术和成分血质量的不断提高，输血疗法已从原来的输全血发展为成分输血。成分输血是把人血中的各种不同成分，如红细胞、粒细胞、血小板和血浆，分别制备成高纯度或高浓度的制品，再输注给患者。因此，成分输血可增强治疗的针对性，提高疗效，减少不良反应，且能节约血源。

思考题

课后习题

思维导图

拓展阅读

1. 血浆渗透压的组成及生理作用。
2. 运用知识分析临床上引起贫血的原因。
3. 运用知识分析临床上出血性疾病的可能原因。
4. 简述输血的基本原则。

第四章 血液循环

PPT

学习目标

1.掌握：心肌细胞的生理特性；心率、心动周期、搏出量及心输出量的概念，影响心输出量的因素；动脉血压的形成及影响因素；颈动脉窦和主动脉弓压力感受性反射，肾上腺素和去甲肾上腺素对心血管活动的调节。

2.熟悉：心脏泵血过程中心室容积、心脏内压力、瓣膜和血流方向的变化；心音的种类及意义；影响静脉回心血量的因素；微循环的组成及血流通路；组织液的生成与回流及其影响因素。

3.了解：正常心电图的波形及其意义；动脉脉搏；微循环血流量的调节；器官循环。

4.能正确测量人体动脉血压，并运用知识分析临床降压药的分类及原理；能运用知识分析临床心力衰竭、心律失常等疾病产生的原因及临床症状。

5.培养学生坚韧不拔的毅力、顽强执着的科学精神。

循环系统包括心血管系统和淋巴系统，是人体内一套封闭的管道系统。其中心血管系统由心脏和血管组成，心脏是血液循环的动力器官，血管是输送、分配血液的管道。血液在心脏和血管中按照一定的方向周而复始的定向流动称为血液循环。血液循环的主要功能是完成血液运输，实现机体的体液调节和防御功能，维持机体内环境稳态，保证新陈代谢的正常进行。此外心血管系统还具有重要的内分泌功能，如心房肌细胞能合成心房钠尿肽；血管内皮细胞可分泌内皮素，内皮舒张因子等。

微课

第一节 心脏生理

心脏是由心肌构成并具有瓣膜结构的空腔器官。心脏不停地收缩与舒张交替活动，能把压力很低的静脉血液抽吸回心脏，射入压力较高的动脉内实现其泵血功能。心脏节律性收缩和舒张产生的泵血活动是在心肌生理特性的基础上产生的，而心肌的各种生理特性又与心肌细胞的电生理特点密切相关，本节主要从心肌细胞的生物电现象、心肌的生理特性和心脏的泵血功能三个方面来阐述心脏的生理功能。

一、心肌细胞的生物电现象

（一）心肌细胞的分类

心脏主要由心肌细胞组成，根据心肌细胞的自律性有无，可分为自律细胞和非自律细胞两大类。自律细胞主要包括窦房结、房室交界区、房室束、左右束支和浦肯野细胞，它们是特殊分化的心肌细胞，细胞内因肌原纤维少，几乎没有收缩功能，但具有自动产生节律性兴奋的能力。非自律细胞主要包括构成心房和心室壁的普通心肌细胞，该类细胞因含有丰富的肌原纤维具有收缩功能，因此被称为工作细胞。两类细胞在神经体液因素的调节下，相互配合与协调，自律细胞决定心脏活动的节律和频率，心房和心室肌细胞在自律细胞发出和传播兴奋的作用下，进行节律的收缩和舒张，完成心脏的泵血功能。

根据心肌细胞动作电位去极化速率的快慢，心肌细胞又分为快反应细胞和慢反应细胞。心肌细胞膜上有钠通道和钙通道，钠通道激活和失活的速度比钙通道快。主要由钠通道激活而产生动作电位的细胞称快反应细胞，主要由钙通道激活而产生动作电位的细胞称慢反应细胞。综上所述，依照电生理特性可以将心肌细胞分为4种类型：①快反应非自律细胞，包括心室肌细胞和心房肌细胞。②快反应自律细胞，包括房室束及其分支和浦肯野细胞。③慢反应自律细胞，包括窦房结P细胞和房室交界内房结区和结希区的细胞。④慢反应非自律细胞，存在于房室交界的结区。

（二）心肌细胞的跨膜电位

1.工作细胞的跨膜电位　心房和心室壁的普通心肌细胞属于工作细胞，其生物电活动基本相似，包括静息电位和动作电位。现以心室肌细胞为例说明。

（1）静息电位　心室肌细胞的静息电位约-90mV，其形成机制与骨骼肌、神经纤维类似，主要是由K^+外流所致。

（2）动作电位　心室肌细胞的动作电位分为0、1、2、3、4共5个时期（图4-1）。

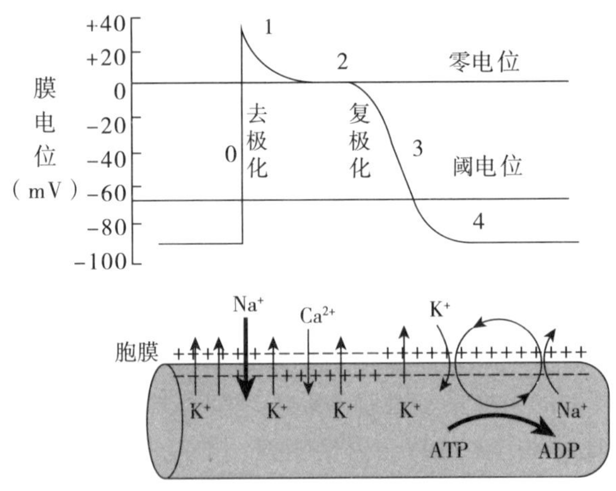

图4-1　心室肌细胞的动作电位及主要离子流

1）0期去极化　心室肌细胞发生兴奋时，膜内电位由静息时的-90mV上升到+30mV，形成动作电位的上升支，历时1～2ms。心室肌细胞开始兴奋时，细胞膜上少量的Na^+通道开放，Na^+顺浓度差内流，造成膜局部去极化。当去极化达到阈电位（-70mV）时，大量Na^+通道开放，Na^+快速内流，使膜内电位急剧上升，最终达Na^+的电－化学平衡电位即＋30mV，Na^+内流停止。0期去极化的Na^+通道是快通道，其激活和失活的速度均很快。

2）复极化　包括1期、2期、3期。

1期：又称为快速复极初期，膜内电位由原来的＋30mV迅速下降到0mV左右，此期历时10ms。主要是心室肌细胞去极化达到顶峰后，Na^+通道失活关闭，K^+通道开放，K^+外流所致。

2期：又称为缓慢复极期。1期结束膜内电位达0mV左右后，膜电位基本停滞在此水平达100～150ms。该期动作电位曲线呈平台状，故又称为平台期。此期主要是慢通道Ca^{2+}通道开放，Ca^{2+}缓慢内流与K^+外流同时存在，二者对膜电位的影响相互抵消。2期平台期是心室肌细胞动作电位持续时间长的主要原因，也是与其他细胞动作电位的主要区别。此期内流的Ca^{2+}能触发肌浆网释放Ca^{2+}，并参与心室肌细胞收缩的作用。这里的Ca^{2+}通道为慢通道，容易被临床上的药物，如维拉帕米等阻断。

3期：又称为快速复极末期，膜内电位由0mV左右下降到－90mV，历时100～150ms。3期是由2期末Ca^{2+}通道失活，Ca^{2+}内流逐渐停止，K^+外流逐渐增强所致。

3）4期静息期　此期膜电位虽稳定于静息电位（－90mV）水平，但膜内、外离子尚未恢复。这种离子分布状态可通过激活钠泵的活动，泵出Na^+，摄回外流的K^+。而Ca^{2+}的排出主要通过Na^+－Ca^{2+}交换体完成，Na^+－Ca^{2+}交换体是一种继发性主动转运，在转入3个Na^+的同时将1个Ca^{2+}排出细胞，之后再由钠泵活动将Na^+泵出细胞。此外，还有少量的Ca^{2+}是通过细胞膜上的钙泵活动而恢复的，这样才能保证心肌细胞的兴奋性恢复正常。

临床应用

洋地黄类药物的正性肌力作用

强心苷类药物又称为洋地黄类药物，作为正性肌力药物用于心力衰竭的治疗已有200多年的历史。其中，地高辛可显著减轻心力衰竭患者的临床症状，改善生活质量，提高运动耐量，减少住院率。其正性肌力作用的原理是通过抑制心肌细胞膜上的钠泵活动，使细胞内Na^+增多，进而减少细胞膜内、外Na^+的浓度梯度，与此相关的Na^+－Ca^{2+}交换量也随之减少，从而导致细胞内的Ca^{2+}排出减少，其浓度增加，从而使心肌收缩能力加强。

2. 自律细胞的跨膜电位　与工作细胞相比，自律细胞跨膜电位的最大特点是4期膜电位不稳定，具有自动去极化的现象。自律细胞在动作电位复极化达到最大值，即最大复极电位时，膜电位开始自动去极化，达到阈电位就产生一次新的动作电位。因此，4期自动去极化是自律细胞产生自动节律性的基础。不同类型的自律细胞，4期自动去极化的速度和离子基础各不相同。

（1）窦房结P细胞的跨膜电位　窦房结P细胞属于慢反应自律细胞，其动作电位的形态与心室肌动作电位明显不同（图4－2，A），主要特征如下。①无明显的1期和2期，仅表现为0、3、4三个时期。②动作电位0期去极化速度慢、幅度小，膜内电位仅上升到0mV左右，无明显的极化反转。③3期最大复极电位（-60mV）和阈电位（-40mV）的绝对值较小。④4期膜电位不稳定，由最大复极电位开始自动去极化，当去极化达到阈电位水平（-40mV）时，爆发一次动作电位；⑤4期自动去极化的速度较快（约0.1V/s）。

窦房结P细胞动作电位0期去极化主要是由Ca^{2+}内流引起的，随后钙通道失活，K^{+}通道开放，K^{+}外流形成3期复极化。其4期自动去极化主要由Na^{+}内流进行性增强、K^{+}外流进行性衰减和Ca^{2+}内流三种因素共同所致。

（2）浦肯野细胞的跨膜电位　浦肯野细胞属于快反应自律细胞，其动作电位可分为0、1、2、3、4五个时期（图4-2，B）。除4期外，与心室肌细胞基本相同。浦肯野细胞4期自动去极化是由Na^{+}内流逐渐增强和K^{+}外流逐渐衰减所致。其4期自动去极化速度较窦房结细胞慢，因而浦肯野细胞自律性低，单位时间内产生兴奋的频率较慢。

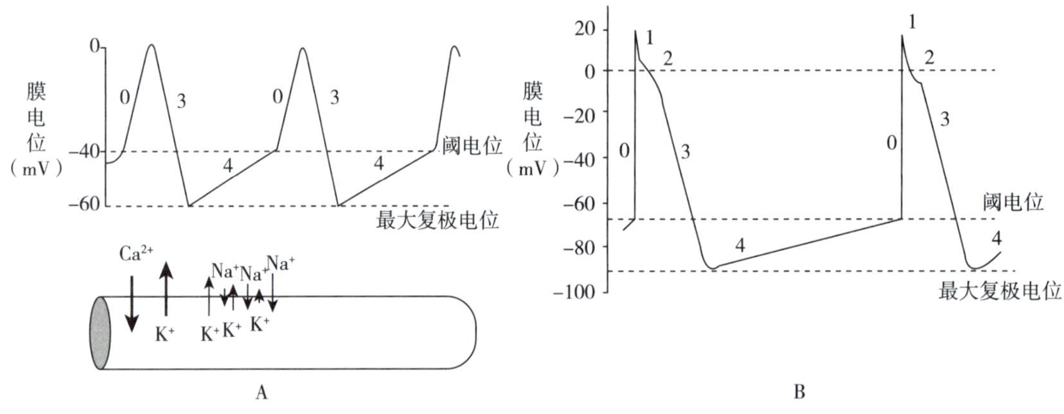

图4-2　窦房结及浦肯野细胞的动作电位

A.窦房结细胞的动作电位；B.浦肯野细胞的动作电位

案例解析

二、心肌的生理学特性

案例4-1

①患者，女性，50岁，因突然心悸、胸痛、头晕、头痛、视物模糊4小时急诊入院。患者曾诊断为“风湿性心脏病”院外长期口服地高辛治疗。心电图检查：提示为室性期前收缩二联律。

分析：分析患者期前收缩产生的原因及生理机制。

②患者，男性，62岁，突然心前区疼痛1小时，急诊就医。心电图检查：提示Ⅱ度房室传导阻滞。

分析：运用心肌生理知识分析房室传导阻滞产生的生理机制。

心肌细胞具有自律性、兴奋性、传导性和收缩性。前三者都是以心肌细胞生物电活动为基础，称为电生理特性；而后者是以心肌细胞内收缩蛋白的功能活动为基础，属于机械特性。

（一）自律性

心肌细胞在没有外来刺激的条件下，自动地产生节律性兴奋的特性，称为自动节律性，简称自律性。心肌的自律性来源于自律细胞，而各部位的自律细胞其自律性高低有所不同。衡量自律组织自律性高低的指标是每分钟产生自动节律性兴奋的次数（次/分）。正常成人安静状态下，窦房结的自律性最高，约100次/分；房室交界次之，约50次/分；浦肯野纤维细胞自律性最低，约25次/分。

1.心脏的起搏点 心房、心室依当时自律性最高的兴奋频率而搏动。正常情况下，窦房结的自律性最高，它主导着整个心脏兴奋和收缩，称为正常起搏点。以窦房结为起搏点的心脏节律性活动称为窦性节律。窦房结以外的自律细胞在正常情况下，不能表现其自律性，因此称为潜在起搏点。潜在起搏点的自律性升高或窦房结的兴奋传导阻滞时，潜在起搏点可取代窦房结成为异位起搏点，控制部分或整个心脏的活动。由异位起搏点控制的心脏节律性活动称为异位心律。

知识拓展

人工心脏起搏器

人工心脏起搏器是由心脏起搏器发出特定频率的脉冲电流，通过导管和电极刺激病变心脏代替心脏的正常起搏点，以维持和控制心脏节律或改善心脏功能。自1958年第一台心脏起搏器植入人体以来，起搏器制造技术和工艺快速发展，功能日趋完善。在应用起搏器成功地治疗缓慢性心律失常、挽救了成千上万患者生命的同时，起搏器也开始应用到快速性心律失常及非心电性疾病，如预防阵发性房性快速心律失常、颈动脉窦晕厥、双室同步治疗药物难治性充血性心力衰竭等。

2.影响自律性的因素

（1）4期自动去极化速度 4期自动去极化速度是影响心肌自律性最主要的因素。4期自动去极化速度快，从最大复极电位到阈电位所需时间短，单位时间内产生兴奋次数多，自律性高；反之，自律性低（图4-3，A）。

（2）最大复极电位与阈电位之间的差距 最大复极电位的绝对值减小或阈电位下移，均使二者间的差距减小，自动去极化达阈电位所需时间缩短，自律性升高；反之，自律性降低（图4-3，B、C）。

（二）传导性

心肌细胞具有传导兴奋的能力，称为传导性。由于心肌细胞之间有闰盘存在，兴奋传导不仅发生在同一心肌细胞上，而且能在心肌细胞之间进行。在心脏内，由窦房结发出的兴奋可直接传递给心房肌，并沿心脏的特殊传导系统传递给整个心室。传导性的高低可用兴奋的传播速度来衡量。

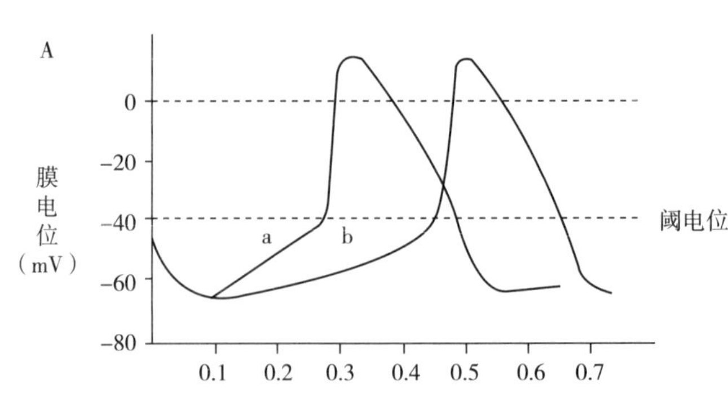

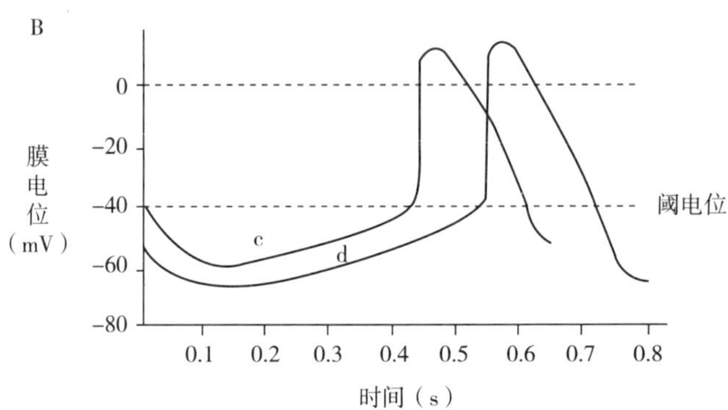

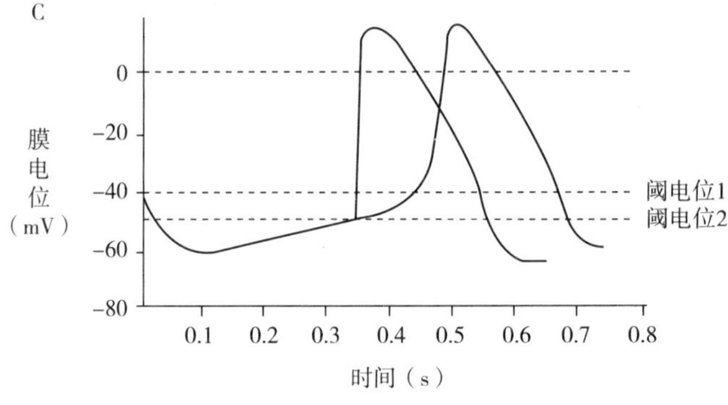

图 4–3　影响自律性的因素

A.自动去极化速度（a，b）对自律性的影响；B.最大复极电位（c、d）对自律性的影响；C.阈电位水平（1、2）对自律性的影响

1.心脏内兴奋传播的途径与特点　兴奋在心内的传播是通过特殊传导系统有序进行的。正常情况下，由窦房结发出的兴奋先直接通过心房肌细胞传给左、右心房，再通过心房肌内优势传导通路迅速传到房室交界区，后者将兴奋经房室束和左、右束支传到浦肯野纤维网，由浦肯野纤维网传给整个心室肌，引起心室肌兴奋和收缩（图4–4）

心肌细胞由于细胞类型及细胞间闰盘连接的差异，传导速度也不同。兴奋在普通心房肌细胞的传导速度较慢，在优势传导通路较快，在房室交界区最慢。然而，房室交界是兴奋从心房传到心室的唯一通路，这意味着兴奋从心房传到心室的时间延长，

这段时间称为房–室延搁。房–室延搁使心房肌先兴奋和收缩，心室肌后兴奋和收缩，这有利于心室的充盈和射血。兴奋在浦肯野纤维网传导速度最快，能将兴奋迅速传遍整个心室，保证左、右心室几乎同时兴奋同步收缩从而产生强大的射血能力。

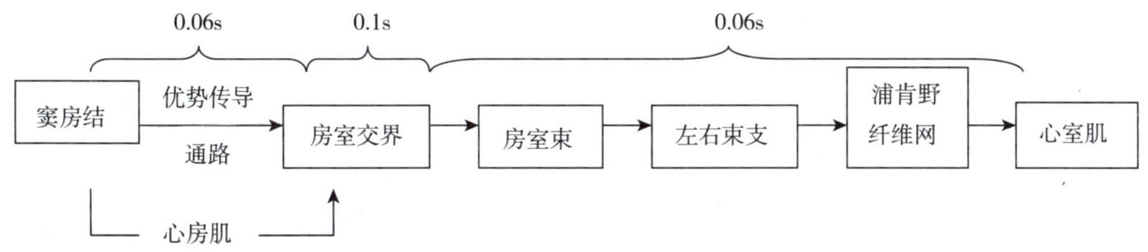

图 4–4　心脏内兴奋传导途径示意图

2.影响心肌传导性的因素

（1）0期去极化的速度和幅度　心肌细胞兴奋部位的0期去极化速率越快，形成的局部电流也越快，促使邻近未兴奋部位去极化达阈电位所需的时间越短，兴奋的传导速度加快；0期去极化的电位幅度越大，形成的局部电流越强，传播速度也越快。反之，传导速度减慢。

（2）邻近未兴奋细胞膜的兴奋性　只有邻近未兴奋细胞的兴奋性正常，不是处于不应期时，兴奋才能正常传导。邻近未兴奋细胞的静息电位增大或阈电位水平抬高，细胞的兴奋性降低，膜去极化达阈电位的时间延长，传导速度也将减慢；反之，则传导加快。

临床链接

心律失常

心律失常是由心脏活动的起源和/或传导障碍导致心脏搏动的频率和/或节律异常。按其发生原理可分为冲动起源异常和冲动传导异常两大类。①冲动起源异常，包括窦性心律失常和异位心律。②冲动传导异常，包括生理性（干扰及房室分离）、心脏传导阻滞（窦房传导阻滞、房内传导阻滞、房室传导阻滞及室内传导阻滞）和房室间传导途径异常（预激综合征）。心律失常是心血管疾病中重要的一组疾病，它可单独发病亦可与心血管病伴发，可突然发作而致猝死，亦可持续累及心脏而衰竭。

（三）兴奋性

心肌和骨骼肌细胞一样具有对刺激发生反应的能力，即具有兴奋性。

1.心肌细胞兴奋性的周期性变化　心肌细胞在受到刺激发生兴奋的过程中，其兴奋性会发生周期性变化，即经过有效不应期、相对不应期和超常期，而后恢复到原来状态（图4–5）。

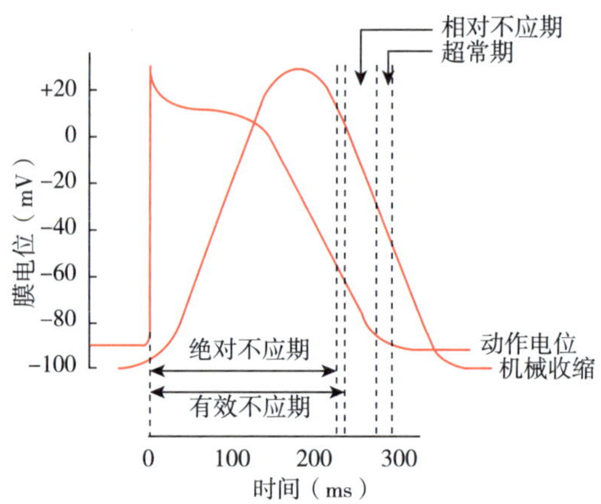

图 4-5　心室肌细胞动作电位期间兴奋性的变化及其与机械收缩的关系

（1）有效不应期（ERP）　从去极化0期开始到复极化3期膜电位约-60mV的期间内，心肌细胞不能产生动作电位，称为有效不应期。它包括绝对不应期和局部反应期两部分。绝对不应期（ARP）是指从去极化0期开始到复极化3期膜电位约-55mV的期间内，不论给予多么强大的刺激，都不能引起反应，此期兴奋性已降低到零；这是由于此期膜电位过低，Na^+通道处于完全失活状态，膜的兴奋性完全丧失。局部反应期是指从复极化3期膜内电位-55mV～-60mV期间内，受到足够强度刺激，可引起局部去极化（局部兴奋），表示此期心肌兴奋性稍有恢复，因Na^+通道刚开始复活，但远没有恢复到可被激活的备用状态，故仍不能产生兴奋和收缩。因此从0期去极化开始到3期复极化至-60mV这段时间内，Na^+通道完全失活或大部分没有恢复到备用状态，任何刺激均不能引起动作电位，故称为有效不应期。

（2）相对不应期（RRP）　从复极化-60mV～-80mV的时间内，须给予阈上刺激才可以使心肌细胞膜产生动作电位，这一段时间称为相对不应期。其发生原因是此时钠通道尚未完全复活，其开放能力未达到正常状态，细胞的兴奋性仍低于正常，只有给予阈上刺激才能引起细胞兴奋。

（3）超常期（SNP）　从复极化-80mV～-90mV的时间段为超常期。在此期用低于阈刺激强度的刺激即能引起动作电位，表明兴奋性高于正常。这是由于钠通道已基本恢复到备用状态。此时膜电位与阈电位之间的距离小于正常，容易产生兴奋，因而细胞兴奋性高于正常。此时，动作电位去极化的速度和幅度小于正常，兴奋传导的速度较慢。超常期之后，膜电位恢复到静息电位水平，兴奋性恢复正常。

由于心肌的有效不应期特别长，相当于整个收缩期和舒张早期，因而在心脏收缩期内，任何强度的刺激都不能使心肌产生兴奋。心肌的这一特点使心肌只产生单收缩，不会产生强直收缩，从而保证心肌收缩与舒张交替有节律性进行，这对心脏的泵血功能具有重要意义。

2.影响心肌兴奋性的因素

（1）静息电位和阈电位之间的差距　在一定范围内，静息电位水平上移或阈电位水平降低，两者之间的差距减小，兴奋性增高。反之，静息电位水平下移或阈电位水平

上移，使二者之间的差距增大时，则兴奋性降低。

（2）钠离子通道的活性　钠通道具有激活、失活和备用三种功能状态。这三种状态在一次跨膜电位中发生动态变化。在静息电位-90mV时，膜上的钠通道全部处于备用状态，细胞兴奋性正常，如给予有效刺激，膜去极化到阈电位-70mV时，钠通道被大量激活而开放，Na^+快速内流，很快钠通道失活而关闭。在失活状态下，任何刺激都不能使钠通道激活。只有等到膜电位复极化回到静息电位水平时，钠通道又完全复活到备用状态，细胞兴奋性也恢复正常。

3. 期前收缩和代偿性间歇　正常情况下，整个心脏是按照窦房结发出的兴奋节律进行活动的。如果在心房或心室的有效不应期之后，下一次窦房结的兴奋到达之前，受到一次人工或病理性的额外刺激，将导致心房或心室产生一次提前出现的兴奋和收缩，分别称之为期前兴奋和期前收缩，又称早搏。期前收缩也有自己的有效不应期。如果正常窦房结的节律性兴奋正好落在心房或心室期前收缩的有效不应期中，便不能引起心房或心室兴奋，即出现一次兴奋“脱失”，必须等到下一次窦房结的兴奋到来才能引起兴奋和收缩。因此，在一次期前收缩之后往往会出现一段较长时间的舒张期，称之为代偿性间歇（图4-6）。在正常情况下，因过度疲劳、饮入过多咖啡或浓茶亦可引起偶发性期间收缩，但是临床上频繁或多发的期前收缩可由心脏缺血或炎症引起。

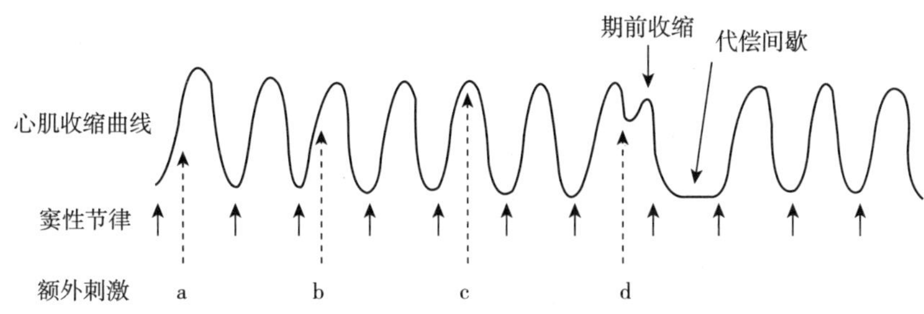

图4-6　期间收缩与代偿间歇

（四）收缩性

心肌细胞的收缩原理与骨骼肌基本相同，但有其自身的收缩特点。

1. 心肌收缩的特点

（1）不发生强直收缩　由于心肌细胞的有效不应期特别长，相当于收缩期和舒张早期。在心肌的收缩期和舒张早期内，无论刺激强度多么大，都不可能引起心肌细胞发生新的收缩，故心脏不会发生强直收缩，而表现为收缩和舒张交替进行以实现其泵血功能。

（2）对细胞外液中Ca^{2+}的依赖性　心肌肌浆网不发达，贮存的Ca^{2+}较少，所以心肌细胞收缩需要的Ca^{2+}一部分来自肌浆网的释放，一部分是细胞外液Ca^{2+}的内流。在心肌动作电位的平台期，细胞外液Ca^{2+}内流，使细胞质内Ca^{2+}浓度增高的同时触发肌浆网内Ca^{2+}释放，最终使细胞质内Ca^{2+}浓度升高而引起收缩。因此，在一定范围内增加细胞外液中的Ca^{2+}，可增强心肌细胞的收缩力；反之，心肌细胞的收缩力减弱。如去除细胞外液的Ca^{2+}，心肌细胞仍能产生动作电位，但不能发生收缩，即所谓的兴奋–收缩脱耦联。

（3）同步收缩　由于心肌具有功能合胞体的特性，加之心内特殊传导系统的传导速度快，故当心房或心室受到阈刺激时，会引起所有心房肌或心室肌细胞几乎同时同步收缩，称为“全或无”式收缩。“全或无”式收缩是指在其他条件不变时，心房肌或心室肌要么全部不收缩，要么全部收缩。因此，整个心脏工作起来就像是左右心房和左右心室这两个“合胞体”在工作，这样会产生强大的收缩力量，有利于提高心脏的泵血效率。

2.影响心肌收缩的因素　在生理或病理情况下，许多因素都可影响心肌的收缩。例如，细胞外液Ca^{2+}浓度升高、运动时交感–肾上腺髓质系统兴奋、洋地黄类药物等可使心肌收缩能力增强；心肌缺血、缺氧、酸中毒等均可使心肌收缩力减弱。

（五）理化因素对心肌生理特性的影响

上述心肌生理特性多与心肌细胞生物电活动的特点有关，而心肌细胞的生物电活动又是以跨膜离子流为基础的。因此，细胞外液中离子浓度的变化必然会对心肌生理特性产生影响。其中以K^+、Ca^{2+}对心肌的影响最为重要。例如，血钙浓度增高可使心肌收缩力增强。一般生理条件下，Ca^{2+}浓度的变化达不到明显影响心功能的水平。细胞外液中K^+浓度的变化对心肌活动有明显的影响。高血钾对心肌的主要影响是抑制，引起心肌自律性、传导性和收缩性均下降，表现为心动过缓、传导阻滞和心缩力减弱，严重时导致心搏骤停在舒张状态。故临床上给患者补钾时，不能由静脉直接推注，必须稀释后以低浓度缓慢滴注。反之，低血钾时，心肌的自律性、兴奋性、收缩性均增强，但传导性减弱，易发生期前收缩或异位心律。

三、心电图

心脏在活动时各部位所产生的生物电变化，可通过导电组织和体液传播到机体表面，以及机体其他部位。将引导电极安置在机体某些特定部位，所记录的心脏电变化曲线称为心电图。心电图是反映心脏在一个周期性活动中兴奋的产生、传导和恢复过程中电位变化的综合波形。它不仅与单个心肌细胞动作电位的曲线有明显不同，而且因测量电极放置的位置和连接方式的不同而有所差异。心电图在临床诊断心律失常、心肌缺血和电解质紊乱等方面具有重要意义，本节仅简单介绍常用的标准第Ⅱ导联体表心电图，该心电图主要由以下各波、段及间期组成（图4–7）。

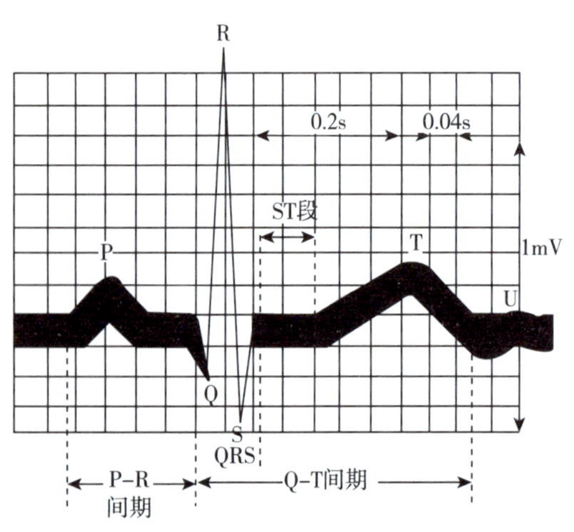

图 4–7　正常典型的Ⅱ导联体表心电图

1. P波　代表左、右两心房去极化过程，波形小而圆钝，历时0.08～0.11秒，波幅≤0.25mV。当心房肥厚时，P波时间和波幅超过正常。

2. QRS波群 反映左、右心室去极化的电位变化。典型的QRS波群包括3个紧密相连的电位波动：第一个向下的波称为Q波，其后向上高而尖锐的是R波，最后向下的为S波。这3个波在不同导联记录的心电图上不一定都出现。正常QRS波历时0.06～0.1秒，波幅在不同导联中变化较大，肢导联为0.6～1.5mV。在心室肥厚或心室内兴奋传导异常等情况时，QRS波群将发生改变。

3. T波 代表心室各部分复极化过程。在R波为主的导联中，正常T波方向与R波方向一致，波幅约为0.1～0.8mV，一般不低于同导联R波的1/10；历时0.05～0.25秒。当心肌损伤、缺血或血中离子浓度发生变化时，T波将发生改变。

4. P-R间期（或P-Q间期） 是指从P波起点到QRS波群起点之间的这段时间。它代表由窦房结产生的兴奋，经过心房、房室交界、房室束及其分支到心室肌开始去极化所需的时间，正常为0.12～0.2秒。有房室传导阻滞时，P-R间期会延长。

5. Q-T间期 是指从QRS波群的起点到T波终点的时程，它表示心室肌从去极化开始到复极化结束总共所需的时间。

6. ST段 是指从QRS波群终点到T波起点之间的线段。ST段反映心室各部分心肌细胞均处于动作电位的平台期，心室肌各部分之间没有电位差，所以正常时它和基线平齐。如果ST段异常压低或抬高，常提示心肌缺血或心肌损伤。

拓展阅读

心电图之父

拓展阅读

威廉·艾因特霍芬（Willem Einthoven，1860—1927），荷兰生理学家，因对心电图学的开创性工作和无与伦比的贡献而被誉为"心电图之父"，同时于1924年获诺贝尔生理学或医学奖。1901年经过艰苦卓绝的努力，他设计的弦线式电流计问世，并最终将记录的心电图波形分别标记为P、Q、R、S、T波。第二年，又在T波后记录到另一波，取名为U波。至此，对心电图各波的命名一直沿用至今。心电图的问世，对心律失常、心脏电活动的形成、心脏特殊传导系统的深入研究起了决定性作用。之后，他一直潜心研究，忘我工作，对弦线式电流计进行改进，先后设计了多种型号。1906年他首次记录了心房颤动的心电图，室性期前收缩的心电图等。100多年来，心电图机不断改进，心电检查内容不断拓宽，临床经验不断丰富，成为现代化医院四大常规（心电图、临床检验、放射、超声）诊疗技术之一，而由艾因特霍芬发明创造的心电图经久不衰的原因在于实用、无创、简便、准确和廉价等。艾因特霍芬在科学研究中的智慧、才能、顽强执着的科研精神和坚韧不拔的毅力永远值得大家敬仰（详见数字资源）。

四、心脏的泵血功能

案例4-2

患者，女性，65岁，患有"风湿性心脏病二尖瓣关闭不全"6年，2天前淋雨后逐渐出现咳嗽、咳痰，1小时前上述症状加重，并出现咳粉红色泡沫样痰。查体：T 37.8℃，R 32次/分，BP 90/70mmHg，P 110次/分。患者端坐呼吸，口唇发绀，双肺闻及广泛的湿啰音，心尖部第一心音减弱，可闻及吹风样全收缩期杂音。临床诊断：风湿性心脏病二尖瓣关闭不全，急性左心衰竭。

分析：

1.分析患者二尖瓣关闭不全后在一个心动周期中心腔内压力、瓣膜、血流及容积将会如何改变？

2.分析患者心尖部为什么会听到收缩期杂音？

3.运用影响心输出量因素的相关知识分析患者左心衰发生的机制。

（一）心率与心动周期

1.心率 每分钟心脏搏动的次数称为心率。正常成人在安静时，心率为60～100次/分，平均约为75次/分；新生儿约为130次/分。人在安静或睡眠时心率减慢，运动或情绪激动时心率加快。经常进行体力劳动和体育锻炼的人，安静时的心率较慢。

2.心动周期 心脏每收缩和舒张一次构成的一个机械活动周期，称为心动周期。在一个心动周期中，心房和心室各自按一定顺序进行舒缩活动，故心房和心室的活动周期均包括收缩期和舒张期。由于心室在心脏泵血过程中起主要作用，因此，通常所说的心动周期主要是针对心室而言。

心动周期与心率呈反变关系，心率越快，心动周期就越短。心动周期等于60秒/心率，按照成人心率75次/分来计算，则一个心动周期历时0.8秒。在一个心动周期中，两侧心房首先收缩持续0.1秒，然后舒张0.7秒。心房进入舒张期时，两心室同时开始收缩持续0.3秒，随后舒张持续0.5秒。从心室舒张开始到下一个心动周期心房开始收缩之间的0.4秒，心房和心室都处于舒张状态，称为全心舒张期（图4-8）。由此可见，在心动周期中，心房和心室的舒张期均明显长于收缩期，这样使心脏有足够时间接纳静脉回流的血液，既保证心室有充分的血液充盈，又能让心肌得到充分休息。当心率过快时，心动周期缩短，其收缩期和舒张期均缩短，而舒张期缩短更明显，这样不利于心脏

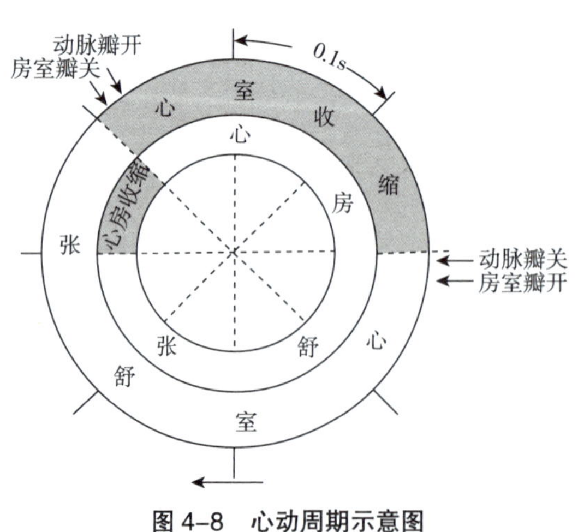

图4-8 心动周期示意图

的血液充盈和持久活动。因此，临床上各种病因引起的快速型心律失常容易导致心力衰竭。

（二）心脏的泵血过程

在心脏的泵血过程中心室起决定性的作用，在一个心动周期中，左、右两侧心室的活动是同步的。以左心室为例，说明在一个心动周期中心室内压力、瓣膜开闭和血流方向的动态变化过程（图4–9）。

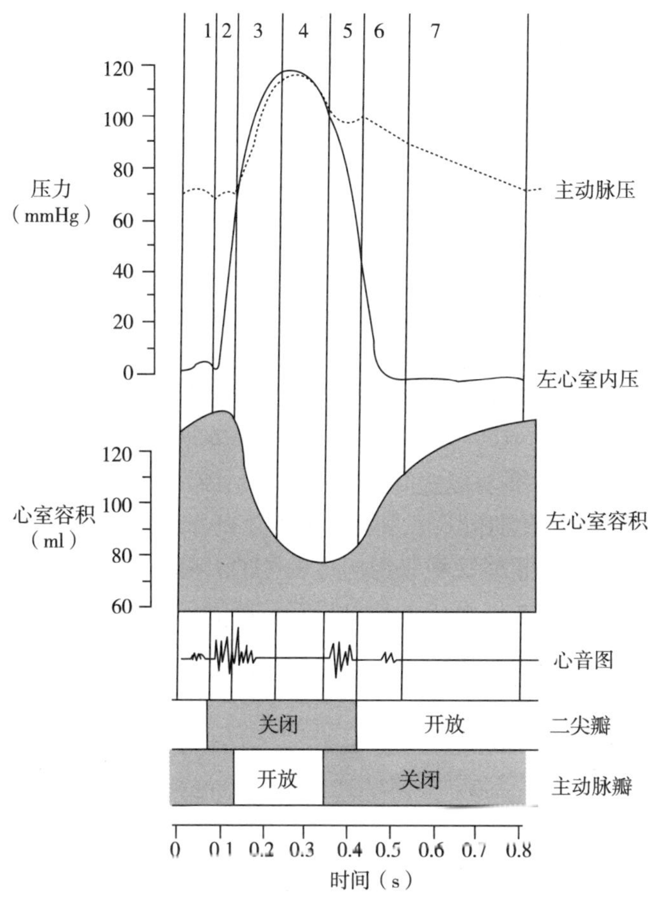

图4–9 心动周期中左心室内压力、容积和瓣膜等的变化

1.心房收缩期；2.等容收缩期；3.快速射血期；4.减慢射血期；5.等容舒张期；6.快速充盈期；7.减慢充盈期

1.心室收缩期 包括等容收缩期、快速射血期和减慢射血期。

（1）等容收缩期 心室在心房收缩结束后开始收缩。心室开始收缩使室内压升高，当大于房内压时，心室内血液推动房室瓣关闭，防止血液逆流入心房；但室内压未超过主动脉压之前，动脉瓣仍处于关闭状态。此时间段，房室瓣和主动脉瓣均关闭，心室处于暂时密闭状态，心室内容积不变，称为等容收缩期，等容收缩期历时约0.05秒。在心肌收缩力减弱或动脉血压升高时，等容收缩期将延长。

（2）快速射血期 随着心室收缩，室内压升高，当其超过动脉压时，主动脉瓣开放，血液由心室快速射入动脉。此期射入动脉的血量占总射血量的2/3，心室容积减小，室内压伴随心室的强烈收缩而继续升高达峰值。此期历时0.1秒。

（3）减慢射血期　在快速射血期后，由于心室收缩强度减弱，同时大量血液进入动脉，动脉内压力上升，导致射血速度减慢，称为减慢射血期。此期，室内压已略低于主动脉压，但由于心室肌的收缩，心室内血液具有较高的动能，在惯性作用下，继续流入动脉。此期历时约为0.15秒。

2.心室舒张期　包括等容舒张期、快速充盈期、减慢充盈期和心房收缩期。

（1）等容舒张期　心室开始舒张，室内压急剧下降，主动脉内血液向心室方向反流，推动主动脉瓣关闭，主动脉内血液不能反流入心室。此时，室内压仍高于房内压，故房室瓣还处于关闭状态，心房内血液不能流入心室。从动脉瓣关闭到房室瓣开放之前这段时间，心室容积不变，室内压快速下降，故称为等容舒张期。此期历时0.06～0.08秒。

（2）快速充盈期　随着心室的继续舒张，室内压进一步下降，当室内压低于房内压时，房室瓣开放，大静脉、心房内的血液快速流入心室，心室容积增大，称为快速充盈期。此期流入心室的血量占总充盈量的2/3，历时0.11秒。

（3）减慢充盈期　随着心室血液的不断充盈，房-室间压力梯度逐渐减小，血液充盈心室的速度减慢，心室容积继续增大。此期历时0.22秒。

（4）心房收缩期　在心室舒张的最后0.1秒，心房收缩，即心房收缩期。心房收缩使房内压力升高，进一步推动血液流入心室，使心室的充盈量达最大，容积也最大，称为心室舒张末期容积。此期流入心室的血量占总充盈量的10%～30%。

综上所述，心室肌的收缩和舒张引起室内压的升降，造成心房和心室之间、心室和主动脉之间压力差的形成，而压力差是决定瓣膜启闭和血液流动的动力，瓣膜的启闭又决定了血液只能是单向流动即从心房流向心室，再从心室流向动脉。可见，心动周期中心室的收缩与舒张是主要变化，它引起压力、瓣膜、血液和容积的改变，决定了心脏的充盈和射血的交替进行。

（三）心音

在每一个心动周期中，由心肌舒缩、瓣膜开闭、血流撞击心室和大动脉壁等机械振动所产生的声音，称为心音。可用听诊器在胸壁听到，并可用记录仪描记成心音图。在一个心动周期中，可听到两个心音，分别称为第一心音和第二心音。

1.第一心音　发生在心缩期，是心室收缩开始的标志。第一心音主要是由于心室肌收缩时，房室瓣关闭及心室射出的血液冲击动脉壁引起振动而产生的。其特点是音调较低，持续时间较长，约为0.12秒。它的强弱可反映心室肌收缩强弱，它的性质可反映房室瓣的功能状态。在心尖部听诊最清楚。

2.第二心音　发生在心舒期，是心室舒张开始的标志。第二心音主要是由于心室舒张时，动脉瓣关闭及血液冲击主动脉根部引起振动而产生的。其特点是音调较高，持续时间较短，约为0.08秒。它的强弱可反映动脉血压的高低，其性质可反映动脉瓣的功能状态。在心底部听诊最清楚。

临床链接

心脏杂音

由于心音可反映心脏舒缩和心瓣膜的开闭情况，因而在心肌发生病变或心瓣膜开闭发生障碍时，心音便出现异常，此称为心杂音。例如，房室瓣关闭不全或动脉瓣狭窄时，在第一心音后可出现杂音，称为收缩期杂音；动脉瓣关闭不全或房室瓣狭窄时，在第二心音后可出现杂音，此称为舒张期杂音。心音听诊在心脏疾病的诊断中具有重要意义。

（四）心脏泵血功能的评价

心脏的主要功能是不断地泵出血液以适应机体新陈代谢的需要。因此，对心脏泵血功能进行正确的评价，具有重要的生理学意义和临床实用价值。

1.每搏输出量和射血分数　一侧心室每收缩一次所射出的血量，称为每搏输出量，简称搏出量。正常成年人安静状态下，左心室舒张末期容积约125ml，搏出量为60～80ml。可见，心室收缩时并不能将心室内血液全部射入动脉。将搏出量占心室舒张末期容积的百分比称为射血分数。健康成人的射血分数为55%～65%。正常情况下，心室肌具有自身调节功能，在一定范围内舒张末期容积增加，搏出量也相应增加。然而在有些患者心室收缩功能减弱或心室异常扩大，搏出量可能与正常人无明显差异，但由于心室舒张末期容积增大，射血分数却下降。因此，与搏出量相比，射血分数更能较早地反映心脏的泵血功能，对准确评价心脏的泵血功能具有重要意义。

2. 每分输出量和心指数　每分钟由一侧心室射出的血量，称为每分输出量，简称心输出量。它等于搏出量与心率的乘积。如心率按75次/分计算，搏出量为60～80ml，心输出量为4.5～6.0L/min，平均约为5L。左右心室的心输出量基本相等。成年女性比同体重男性心输出量约低10%，青年时期的心输出量高于老年时期。重体力劳动或剧烈运动时，心输出量可比安静时提高5～7倍，情绪激动时心输出量可增加50%～100%，心输出量始终与机体代谢水平相适应。心输出量可因性别、年龄、体型等差异而不同，为比较不同个体间的心泵血功能，可用体表面积对心输出量进行验证。相关资料显示，在静息状态下，心输出量与其体表面积（m^2）成正比关系。以每m^2体表面积计算的心输出量（$L/min\cdot m^2$）称为心指数。一般身材的成年人体表面积约为1.6～1.7m^2，安静和空腹时心输出量4.5～6.0L/min，故心指数为3.0～3.5L/（$min\cdot m^2$）。心指数是分析、比较不同个体静息时心脏功能的评定指标。

心指数可以因不同生理条件而产生差异。一般10岁左右的儿童，静息心指数最大，可达4.0L/（$min\cdot m^2$）以上；之后随年龄增长逐渐下降，到80岁时，静息心指数降到接近于2.0L/（$min\cdot m^2$）。运动、妊娠、情绪激动、进食等情况下，心指数均增大。

3.心脏做功量　心脏活动时所做的功推动血液流动，故心室所做的功是衡量心功能的主要指标之一。心室收缩一次所做的功，称为每搏功；心室每分钟所做的功，称为每分功或分功。左心室每搏功可以用下式表示：搏功=搏出量×（平均主动脉压－平均左心房压）。由此可见，心脏做功不仅与心输出量有关，还与血压有关。因此，以心脏做功量作为评价心泵血功能的指标要比单纯以心输出量更为全面、更有意义。特别在动脉血压不相等的情况下，例如，正常情况下左右心室搏出量基本相等，但肺动脉平均压仅为主动脉平均压的1/6，所以右心室做功量只有左心室做功的1/6。

（五）影响心输出量的因素

心输出量等于搏出量和心率的乘积，因此，凡能影响搏出量和心率的因素都能影响心输出量；搏出量又受心肌前负荷、后负荷和心肌收缩能力的影响。

1.前负荷 心室收缩前所承受的负荷，称为前负荷。通常指心室舒张末期充盈量，相当于静脉回心血量与心室射血后剩余血量之和。在正常情况下，静脉回心血量和心输出量之间保持着动态平衡。搏出量在一定程度上取决于静脉回心血量，当静脉回心血量增多，心室舒张末期充盈量也增多，心肌前负荷增大，使心室肌“初长度”（即收缩前的长度）增长，心肌收缩力增强，搏出量增多；反之，静脉回心血量减少时，搏出量也减少。这种通过改变心肌初长度来调节搏出量的方式，称为异长自身调节。这种调节有一定范围，如果静脉血回心速度过快，量过多，可造成前负荷过大，心肌的初长度过长，超过心肌的最适初长度，则心肌收缩力反而减弱，使搏出量减少。故临床输液或输血时，应控制其速度和量，以防发生心力衰竭。

2.后负荷 肌肉开始收缩时才遇到的负荷称为后负荷。大动脉血压是心室收缩开始后遇到的阻力，称为心肌的后负荷。心室收缩时，必须克服动脉血压才能将血液射入动脉。当其他因素不变，动脉血压增高时，心肌后负荷增大，使动脉瓣开放推迟，等容收缩期延长，射血期缩短，搏出量减少。在正常情况下，由后负荷增大所致的搏出量减少，心室余血量增多，心室舒张末期容积增大，可使前负荷增加，通过心肌的自身调节能使心肌收缩力增强，搏出量恢复正常。但如果动脉血压长期持续性增高，心室肌长期加强收缩，将会导致心室肌肥厚等病理性变化，可导致心力衰竭。因此，对由后负荷增大引起的心力衰竭患者，可考虑用扩张血管的药物，降低动脉血压来改善患者的心功能。

临床链接

心力衰竭

心力衰竭简称心衰，是指由于心脏的收缩功能和/或舒张功能发生障碍，不能将静脉回心血量充分排出心脏，导致静脉系统血液淤积，动脉系统血液灌注不足，从而引起心脏循环障碍的综合征。由于心衰常伴有体循环和/或肺循环的被动性充血，因此又称为充血性心力衰竭。心衰并不是一个独立的疾病，而是心脏疾病发展的终末阶段。根据发生的部位可分为左心衰、右心衰和全心衰竭；根据发展的速度可分为急性和慢性两种；根据左心室射血分数是否正常可分为射血分数降低和射血分数正常两类。心衰多见于有基础性心脏疾病的患者，如高血压、心律失常、心瓣膜疾病、肺气肿等。此病不能治愈，治疗目标主要是防止和延缓心衰的发生发展，缓解临床症状，提高生活质量，改善预后，降低病死率和住院率。

3. 心肌收缩能力　心肌收缩能力是指心肌细胞不依赖于前、后负荷而改变其收缩强度和速度的一种内在特性。心肌细胞兴奋-收缩耦联过程中活化的横桥数量和ATP酶的活性是影响心肌收缩能力的主要因素。在一定初长度的条件下，粗、细肌丝的重叠提供一定数量可连接的横桥，活化的横桥数增多，心肌细胞的收缩能力增强，搏出量即增大；反之则减少。这种通过改变心肌收缩能力而改变搏出量的调节，称为等长自身调节。神经、体液、药物等因素都可通过改变心肌收缩能力而改变搏出量。如交感神经兴奋，肾上腺素、去甲肾上腺素释放增多时，能使进入心肌细胞质的Ca^{2+}浓度增加或增加肌钙蛋白对Ca^{2+}的亲和力从而加强心肌的收缩力，使搏出量增加；而迷走神经兴奋，ACh释放增多，缺氧或酸中毒时，心肌收缩能力会减弱，搏出量减少。

4. 心率　搏出量不变，心率在一定范围增加时，心输出量相应增加。但是，心率过快，超过180次/分，心输出量反而减少，这是由于心率过快导致心舒期明显缩短而影响心室的充盈，使搏出量减少；反之，心率过慢，低于40次/分，心输出量也会减少。这是因为心舒期足够长时，心室充盈已接近极限，再延长心舒期时间也不能相应增加搏出量。

第二节　血管生理

微课

案例4-3

患者，男性，75岁，患有高血压15年，因头晕，突然呼吸困难半小时入院。查体：T 36.8℃，R 30次/分，BP 158/88mmHg，P 110次/分。表情紧张、大汗淋漓、端坐呼吸，口唇发绀、双肺闻及广泛的湿啰音，心尖搏动向左下移位。X胸片：心脏扩大，有肺淤血表现。

分析： 1. 该患者动脉血压值的特点（即收缩压、舒张压及脉压）。

2. 试用动脉血压相关知识，推测该老年人血压如此改变的原因。

一、各类血管的功能特点

血管分为动脉、毛细血管和静脉三大类。血液由心室射入动脉，经毛细血管和静脉返回心房。血管具有参与形成和维持动脉血压，输送血液和分配器官血流量，以及实现血液与组织细胞间物质交换的功能。各类血管因管壁的组织结构和所在部位不同，功能上各有特点。主动脉、肺动脉因管壁含有大量弹性纤维，有明显的扩张性和较大的弹性，称为弹性贮器血管；中动脉及其分支，其功能是将血液分配到各个器官和组织，称为分配血管；小动脉与微动脉管径小，管壁富含平滑肌，对血流阻力影响较大，称为阻力血管；毛细血管通透性大，且血流速度缓慢，是血液与组织液进行物质交换的场所，称为交换血管；静脉管壁大且壁薄，在外力作用下易于扩张，能容纳全身循环血量的60%～70%，故称为容量血管。

二、血流量、血流阻力及血压

（一）血流量

血流量是指单位时间内流过血管某一截面的血量，也称容积速度。其常用单位为ml/min或L/min。血流量（Q）与血管两端的压力差（ΔP）成正比，与血流阻力（R）成反比，可表示为：$Q=\Delta P/R$。在整个体循环系统中，Q相当于心输出量，R相当于总外周阻力，ΔP相当于主动脉压与右心房压力之差。右心房压接近零，故ΔP接近平均主动脉压。对某个器官而言，其血流量取决于灌注该器官的动脉和静脉压之差（ΔP）和该器官内的血流阻力（R）。正常情况下，静脉压很低，所以影响器官血流量的主要因素是动脉血压和血流阻力。在不同功能状态下，灌注各器官的动脉血压值相差不大，因此血流阻力是器官内血流量的决定因素。

（二）血流阻力

血液在血管内流动时所遇到的阻力称为血流阻力。它主要由两部分构成，一是血液和血管壁之间的摩擦力，二是血液内部各组成成分间的摩擦力。计算血流阻力的公式为：$R=8\eta L/\pi r^4$。式中R为血流阻力，η为血液黏滞度，L为血管的长度，r为血管半径。从上式可以看出，血流阻力与血液黏滞度和血管的长度成正比；与血管半径的4次方成反比。在生理条件下，血液黏滞度和血管的长度相对稳定，而血管的半径易受神经、体液因素的影响而变化。因此，影响血流阻力的最主要因素是血管半径。

体循环中血流阻力大致分配为：主动脉及大动脉约占19%，小动脉及微动脉约占47%，毛细血管约占27%，静脉约占7%。可见小动脉和微动脉是产生血流阻力的主要部位，其管径大小对血流阻力的影响最大，因此，将小动脉及微动脉处产生的血流阻力称为外周阻力。

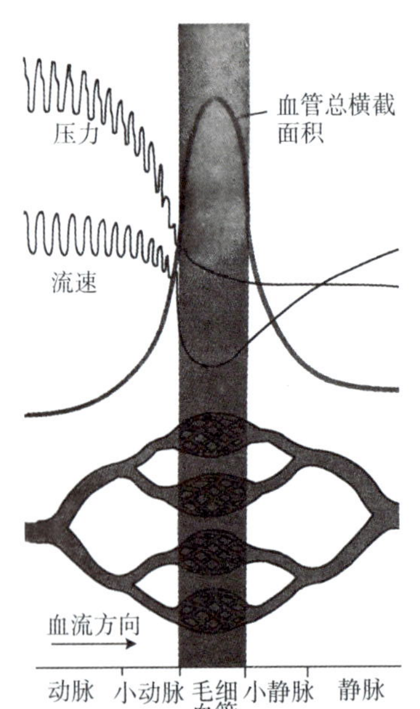

图 4-10 血管系统中压力、流速和总横截面积的关系

（三）血压

流动的血液对单位面积血管壁的侧压力，称为血压。在不同血管内分别称为动脉血压、毛细血管血压和静脉血压。血压的计量单位常用毫米汞柱（mmHg）（1mmHg=0.133kPa）。

在循环系统中，各类血管的血压均不相同。在体循环和肺循环各类血管中的血压具有如下几个特点（图4-10）。①整个循环系统，各段血管之间存在着压力差，即动脉血压>毛细血管血压>静脉血压，这种压力差是推动血液流动的直接动力。②动脉血压在心动周期中呈周期性波动，心缩期血压上升，心舒期血压下降。③血液从大动脉流向心房的过程中，由于克服血流阻力而不断消耗能量，故血液在血管内流动时血压逐渐下降，其中流经小动脉和微动脉时的血压降落幅度最大，到腔静脉时血压已接近于零。

三、动脉血压

（一）动脉血压的概念及正常值

1.动脉血压的概念　通常所说的动脉血压是指主动脉血压，因肱动脉压与主动脉压相差很小，临床上测肱动脉压以代表主动脉压。在每一心动周期中，心缩期动脉血压升高到最高值称为收缩压，心舒期动脉血压下降到最低值称为舒张压。收缩压与舒张压之差，称为脉搏压或脉压。脉压反映动脉血压波动的幅度。在整个心动周期中，动脉血压的平均值称为平均动脉压。平均动脉压约等于舒张压加1/3脉压。

2.动脉血压的正常值和变化　我国健康青年人在安静状态时收缩压为100～120mmHg（13.3～16.0kPa），舒张压为60～80mmHg（8.0～10.6kPa），脉压30～40mmHg（4.0～5.3kPa），平均动脉压接近100mmHg（13.3kPa）。正常成年人在清晨6时和下午6时的血压较高，中午较低，凌晨2时最低；在运动、情绪激动或精神紧张时血压较安静时高。此外，动脉血压还存在着个体、年龄和性别等差异。一般来说，动脉血压随着年龄的增长而逐渐升高，收缩压升高比舒张压升高更明显。遗传因素、工作或生活压力及不良生活习惯等，都可导致血压升高或发展为原发性高血压；临床上低血压常见于失血性休克、心脏病变。少数个体可能出现无症状的血压偏低，通过增强体质有助于血压上升到正常范围或增强整体对血压偏低的适应能力。

动脉血压是人体的基本生命体征之一，也是临床评估患者病情轻重与危急程度的主要指标之一。动脉血压保持相对稳定是推动血液循环，保证全身各个器官有足够血液供应的必要条件。动脉血压过低，各组织器官血液供应不足，特别是心、脑、肾等重要器官可因缺血缺氧造成严重后果；反之，动脉血压过高一方面会加重心室后负荷，导致心室肥厚甚至心力衰竭，另一方面会损伤血管壁，促进动脉硬化和血栓形成，严重则导致脑血管破裂出血。

（二）动脉血压形成的机制

1.循环血量　心血管系统内有足够的血液充盈是血压形成的前提条件。血液的充盈程度用循环系统平均充盈压表示，约7.0mmHg，其大小取决于循环血量和血管容积之间的相对关系。如循环血量增多或血管容积减小，则循环系统平均充盈压增高；反之，循环血量减少或血管容积增大，则循环系统平均充盈压降低。

2.心脏射血　形成血压的能量来源是心室肌的收缩和射血。心室肌收缩所释放的能量分为两部分：一部分表现为血液的动能，用于推动血液向前流动；另一部分表现为血液对血管壁的侧压力，使动脉血管扩张，贮存血液，形成势能，在心室舒张时大动脉回缩，势能转换成动能，继续推动血液向前流动。若心脏停止射血，血压就会立即下降。因此，心脏射血是产生动脉血压的动力，是形成血压的一个基本因素。

3.外周阻力　在动脉系统中，血压形成的另一基本因素是外周阻力。如果没有外周阻力，心脏射入动脉的血液将全部流至外周。即心室肌收缩所释放的能量将全部表现为血液的动能，而不对动脉血管壁产生侧压力，也就不能形成动脉血压。

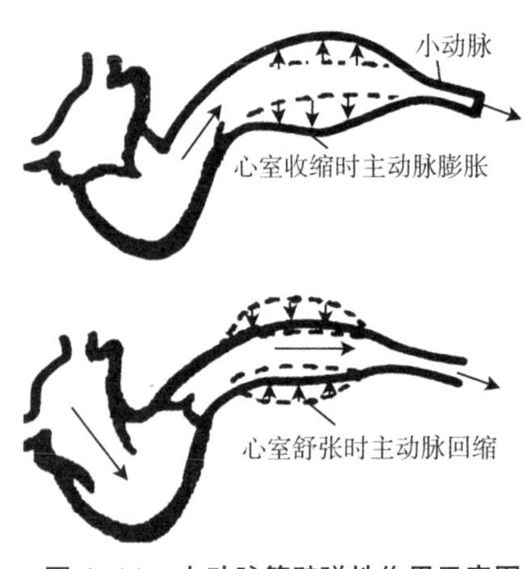

图 4-11　大动脉管壁弹性作用示意图

4.大动脉的弹性缓冲　正常时左心室收缩射出大约70ml的血液，但由于外周阻力和大动脉的可扩张性，在心缩期只有小部分（约1/3）血液流至外周，大部分（约2/3）暂时贮存在大动脉内。心室收缩射血时，动脉血压升高，但由于大动脉管壁的被动扩张，使收缩压不致过高（图4-11）。心室舒张时射血停止，由于大动脉管壁的弹性回缩，推动血液继续向外周流动，因此，舒张期血压缓慢下降；但大动脉内仍保持一定量的血液充盈，因此，舒张压下降不致过低。

（三）影响动脉血压的因素

凡是影响动脉血压形成的因素都可以影响动脉血压。

1.搏出量　搏出量增大时，射入动脉内的血量增多，收缩压明显升高。由于主动脉压升高，血流速度加快，到舒张末期主动脉内剩余血量增加不多，故舒张压轻度升高，脉压增大。一般情况下，收缩压的高低主要反映搏出量的多少。

2.心率　心率加快时，心动周期缩短，心舒末期存留在主动脉内的血量增多，舒张压明显升高。因收缩压升高不明显，故脉压减小。如心率过快，心输出量减少，则动脉血压下降。

3.外周阻力　外周阻力增大时，心舒期血流速度减慢，主动脉内剩余血量增多，故舒张压明显升高。由于收缩压升高不明显，故脉压减小。一般情况下，舒张压的高低主要反映外周阻力的大小。临床上常见的原发性高血压多是由于小动脉和微动脉的硬化使外周阻力增大，舒张压明显升高。

4.主动脉和大动脉的弹性　大动脉的弹性对动脉血压起缓冲作用。当大动脉弹性减退时，导致收缩压升高，舒张压降低，脉压增大。如果老年人在大动脉硬化弹性减退时，还伴有小动脉和微动脉的硬化，则外周阻力增大，收缩压升高的同时舒张压也升高，但总的舒张压升高的幅度小于收缩压升高的幅度，脉压增大。临床上可应用软化血管的药物缓解老年人的动脉管壁硬化。

5.循环血量与血管容积的比例　循环血量与血管容积相适应，保持一定的循环系统平均充盈压，是形成动脉血压的前提。如循环血量减少或血管容积增大，都会使动脉血压降低。如血管容积不变，大失血使循环血量减少，动脉血压则下降；过敏或中毒性休克等可使全身小血管扩张，血管容积增大，由于循环血量不变，则动脉血压也下降。

上述各种分析都是假设其他因素不变的情况下，某单一因素改变对动脉血压的影响，实际情况可能是多个因素同时改变，并相互作用、相互影响。因此，要综合分析多因素作用。

（四）动脉脉搏

在每一心动周期中，动脉内压力发生周期性变化，导致动脉管壁发生周期性搏动，称为动脉脉搏。用脉搏记录仪记录出的动脉脉搏波形，称为脉搏图（图4-12）。典型的脉搏图包括以下几部分。

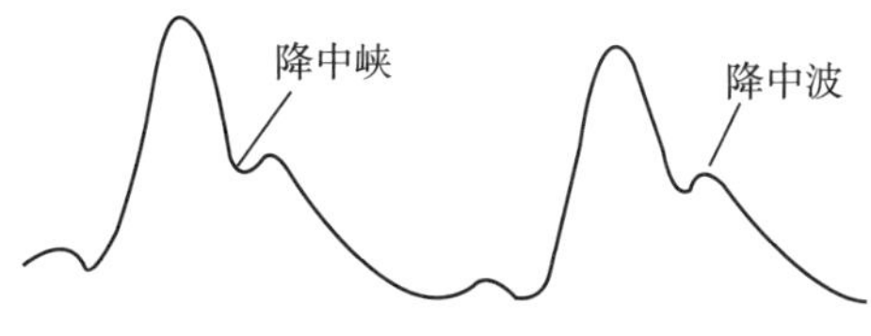

图4-12　脉搏图

1.上升支　由于心室快速射血，主动脉血压迅速升高管壁扩张所致。上升支的上升速度和幅度受射血速度、心输出量、射血阻力和大动脉的可扩张性等因素的影响。

2.下降支　心室减慢射血期，射血速度减慢，动脉内的血液流向外周，动脉血压逐渐下降，形成脉搏图降支的前段。心室开始舒张，室内压下降，主动脉内的血液向心室方向反流。反流的血液使主动脉根部容积增大，并被已关闭的主动脉瓣阻挡、弹回。主动脉压再次稍有上升，形成降中波。降中波之前的小切迹，称为降中峡。随后心室继续舒张，室内压继续下降，形成下降支的其余部分。下降支的形状可反映外周阻力的大小，如外周阻力大，则下降支的下降速度慢，切迹的位置较高。

脉搏实际上是心动周期中，动脉壁随心室收缩与舒张产生的周期性扩张与回缩而形成，并且动脉脉搏可沿动脉管壁向外周小动脉传播。它的传播速度远远超过血流速度。动脉脉搏的传播速度与动脉管壁的顺应性成反比。主动脉的顺应性最大，传播速度最慢为3～5m/s，小动脉为15～35m/s。每分钟脉搏波动的次数就称为脉率，正常人脉率与心率一致。因此，临床上习惯以脉率来反映心率的快慢，脉搏的强弱反映心肌收缩力强弱，脉搏搏动的节律反映心律是否规则，脉搏的弹性可以反映动脉血管的弹性，甚至硬化情况。

四、静脉血压

（一）静脉血压的概念

右心房和胸腔内大静脉的血压，称为中心静脉压。各器官静脉的血压，称为外周静脉压。中心静脉压的正常值为4～12cmH_2O（0.4～1.2kPa）。中心静脉压的高低取决于心脏射血能力和静脉回心血量的相互关系。如心脏射血能力强，能将静脉回心的血液及时射出，中心静脉压就低；反之，心脏射血能力弱，中心静脉压就高。测定中心静脉压可反映心血管的功能状态，以及回心血量的多少。因此，临床上可作为控制输液速度和输液量的指标。

临床链接

中心静脉压的测定及临床意义

1.直接法　在X线透视下，将消毒的静脉导管从颈外静脉或锁骨下静脉或股静脉插入上、下腔静脉与右心房交界处。

2.间接法　取半卧位，观察颈外静脉充盈情况。通常颈外静脉充盈不会超过胸骨柄水平。如果在胸骨柄水平以上显示颈外静脉怒张，则表示中心静脉压过高。

3.临床意义　临床上在输液时可作为补液速度和补液量的指标。对心功能不全的患者输液时，常须通过观察中心静脉压的变化来控制输液速度和量。如中心静脉压偏低或有下降趋势，常提示输液量不足；如中心静脉压高于正常并有进行性升高的趋势，则提示输液量过大、速度过快或心脏射血功能不全。当中心静脉压＞16cmH_2O时，输液应慎重或暂停。

（二）影响静脉回心血量的因素

单位时间内由静脉回流入心的血量，称为静脉回心血量。促进静脉血回流的基本动力是外周静脉压与中心静脉压之间的压力差，凡能改变两者之间压力差的因素，都能影响静脉回心血量。

1.循环系统平均充盈压　循环系统平均充盈压是反映血管系统充盈程度的重要指标，它取决于循环血量和血管容积之间的相对关系。当循环血量增加，或容量血管收缩时，循环系统平均充盈压升高，静脉回心血量即增多；反之，当循环血量减少或血管容积增大时，循环系统平均充盈压降低，静脉回心血量则减少。

2.心肌收缩力　心肌收缩力愈强，搏出量愈多，心舒期心室内压愈低，对心房和大静脉血液的抽吸力量也愈大，静脉回心血量愈多；反之，当右心衰竭时，右心收缩力减弱，搏出量减少，血液淤积于右心房和腔静脉内，使静脉回心血量减少，此时，静脉系统淤血，患者可出现颈静脉怒张、肝脾肿大、下肢水肿等症状。同理当左心衰竭，则可造成肺淤血和肺水肿。

3.重力和体位　由于静脉管壁薄、易扩张，且静脉内压力较低，因此，静脉血流受体位的影响明显。当人体由平卧位转为立位时，因重力作用，心脏以下静脉血管扩张，容量增大，可多容纳500ml血液，引起静脉回心血量减少，心输出量也随之减少。长期卧床或体弱多病者，静脉管壁的紧张性较低，可扩张性较高，腹壁和下肢肌肉的收缩力量减弱，对静脉的挤压作用减小。由卧位突然站立起来时，可因大量血液淤积在下肢，回心血量过少，继而心输出量减少，引起血压下降，导致脑供血不足而出现眩晕、眼前发黑，甚至晕厥等症状。

4.骨骼肌的挤压作用　骨骼肌收缩时，挤压静脉血管，促进静脉血液回流；由于外周静脉内壁有瓣膜，因而静脉内血液只能向心脏方向回流，不能倒流。骨骼肌舒张

时，静脉不受挤压使静脉血压降低，又促使毛细血管血液流入静脉。因此，骨骼肌的节律性舒缩活动，对克服重力影响，降低下肢静脉压，促进肢体静脉血液回心具有重要“肌肉泵”作用。如长期直立，下肢静脉压和毛细血管压升高，易引起下肢静脉淤血，组织液生成增多而回流减少，可致下肢水肿，严重可发展形成下肢静脉曲张。

5.呼吸运动　胸膜腔内压低于大气压，其形成原理将在呼吸一章讨论。吸气时胸廓扩大，胸膜腔内压增加，回心血量增加。呼气时胸膜腔内压减小，由腔静脉回流入右心房的血量也相应减少。因此，呼吸运动对静脉回心血量也起着“泵”的作用。

五、微循环

微动脉和微静脉之间的血液循环称为微循环。微循环的基本功能是实现血液和组织液之间的物质交换。

（一）微循环的组成及血流通路

1.组成　典型的微循环是由微动脉、后微动脉、毛细血管前括约肌、真毛细血管、通血毛细血管、动-静脉吻合支和微静脉七个部分组成（图4-13）。

2.通路　从微动脉到微静脉有以下三条通路。

（1）直捷通路　血液由微动脉、后微动脉、通血毛细血管到微静脉。由于通血毛细血管管腔较大，血流速度较快，故其主要功能不是进行物质交换，而是使一部分血液能较快通过微循环经静脉回流到心脏。这条通路经常处于开放状态，在骨骼肌内这类微循环通路较多。

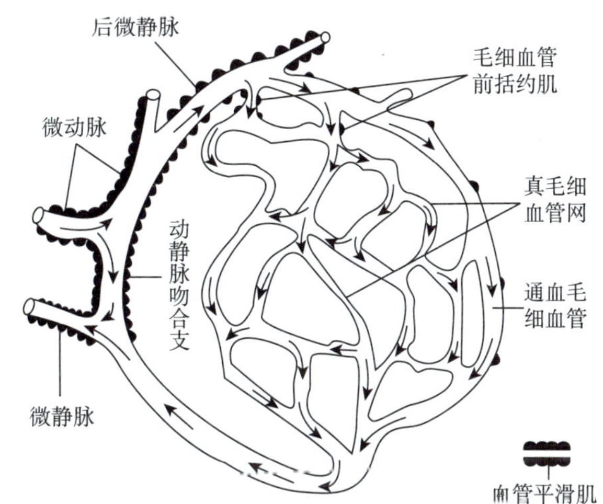

图4-13　微循环的模式图

（2）迂回通路　血液经微动脉、后微动脉、毛细血管前括约肌、真毛细血管到微静脉。由于真毛细血管管壁薄、通透性大、分支多、血流缓慢，故该通路的主要功能是进行物质交换，故又称“营养通路”。同一器官、组织中的不同部位的真毛细血管是轮流开放的，同一毛细血管也是开放、关闭交替进行。

（3）动-静脉短路　血液由微动脉经动-静脉吻合支到微静脉。该通路经常处于关闭状态。皮肤的微循环中此通路较多，其主要功能是参与体温调节。当环境温度升高时，动-静脉短路开放，皮肤的血流量增大，皮肤温度升高，皮肤与环境的温差增大，散热加强；反之，当环境温度下降时，动-静脉短路关闭，散热减少。

（二）微循环血流量的调节

微动脉平滑肌的舒缩控制微循环的血流量，称为微循环的“总闸门”。后微动脉和毛细血管前括约肌的舒缩控制部分真毛细血管网的血流量，称为微循环的“分闸门”。微动脉、后微动脉和毛细血管前括约肌三者是微循环的前阻力血管。微静脉的舒缩控制微循环血液的流出，微静脉是微循环的后阻力血管，称为微循环的“后闸门”。

微循环的血流量主要受局部代谢产物的影响，神经、体液因素的调节作用相对较小。在安静状态下，真毛细血管是轮流开放和关闭的。当组织代谢水平低时，组织中代谢产物积聚较少，后微动脉和毛细血管前括约肌收缩，使真毛细血管网关闭；一段时间后，代谢产物积聚，氧分压降低，导致局部的后微动脉和毛细血管前括约肌舒张及真毛细血管开放，于是积聚的代谢产物被血流清除，后微动脉和毛细血管前括约肌又收缩，使真毛细血管网再次关闭。如此周而复始。后微动脉和毛细血管前括约肌每分钟交替性收缩和舒张5～10次，并保持约20%的真毛细血管处于开放状态。当组织代谢活动加强时，代谢产物积聚，导致更多的微动脉和毛细血管前括约肌舒张，更多的真毛细血管网开放，以适应代谢活动水平的增高（图4–14）。

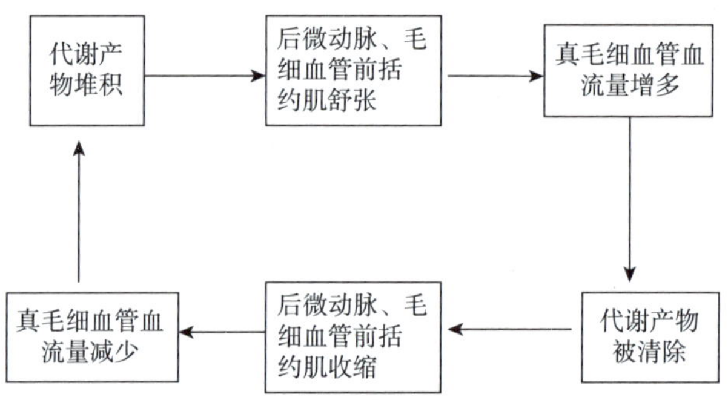

图4–14 微循环血流量的调节示意图

六、组织液、淋巴液的生成和回流

存在于组织间隙的液体称为组织液。绝大部分组织液呈凝胶状，不能流动，故不致因重力作用而流至身体的低垂部位，也难从组织间隙中抽吸出来。除蛋白质含量低外，其成分基本与血浆相同。血液与组织细胞之间的物质交换必须通过组织液，组织液不断生成，又不断地回流入血液，组织液得以不断更新，才能保证细胞新陈代谢的正常进行。

（一）组织液生成与回流的机制

组织液是血浆从毛细血管滤出而形成的。毛细血管壁的通透性是组织液生成的结构基础，血浆中除大分子蛋白质外，其余成分都可通过毛细血管壁滤出。组织液生成和回流的动力取决于有效滤过压，有效滤过压取决于毛细血管血压、组织液静水压、血浆胶体渗透压和组织液胶体渗透压四种力量的对比。毛细血管血压和组织液胶体渗

透压是促进组织液生成的力量；血浆胶体渗透压和组织液静水压是促进组织液回流的力量。滤过力量与回流力量的差值称为有效滤过压。可用下式表示：

有效滤过压=（毛细血管血压+组织液胶体渗透压）-（血浆胶体渗透压+组织液静水压）

毛细血管动脉端的血压平均为30mmHg（4.0kPa），组织液胶体渗透压约为15mmHg（2.0kPa），血浆胶体渗透压约为25mmHg（3.33kPa），组织液静水压约为10mmHg（1.34kPa）。按上式可算出，在毛细血管动脉端的有效滤过压为正值，约为10mmHg（1.34kPa），促使血浆中的一部分液体滤出毛细血管壁而生成组织液。当血液由毛细血管的动脉端流到静脉端时，其中血压下降到12mmHg（1.60kPa）左右，而其他三个因素变化不大，故静脉端有效滤过压为负值，约为-8mmHg（-1.06kPa）。这就促使大部分组织液又回流入血管，另一小部分组织液进入组织间隙中的毛细淋巴管，形成淋巴液（图4-15）。

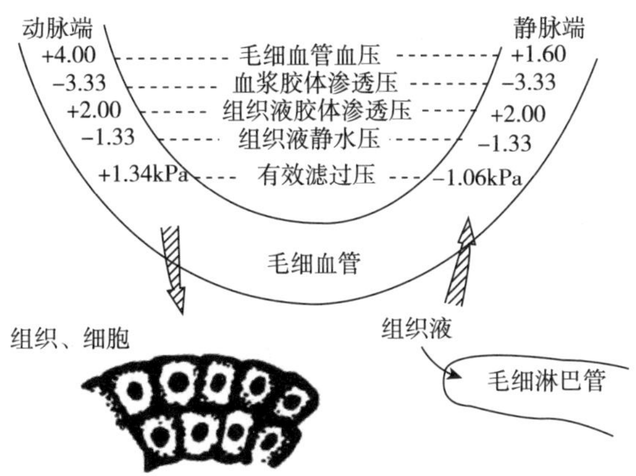

图4-15　组织液生成与回流示意图

（二）影响组织液生成与回流的因素

在正常情况下，组织液的生成量和回流量经常保持着动态平衡。任何使毛细血管血压升高、血浆胶体渗透压降低、淋巴回流障碍、毛细血管通透性增高等因素，都可导致组织液生成增多或回流减少，使组织液在组织间隙潴留，形成水肿。

1.毛细血管血压　毛细血管血压是促进组织液生成，阻止组织液回流的主要因素。毛细血管血压的高低取决于动脉压与静脉压和毛细血管前、后阻力比值等因素。当微动脉舒张或静脉回流受阻时，均使毛细血管血压增高，有效滤过压增大，组织液生成增多，引起水肿。例如，右心衰竭时，中心静脉压升高，静脉回流障碍，全身毛细血管后阻力增大，而使毛细血管血压增高，可引起全身水肿。炎症时，炎症部位小动脉扩张，毛细血管前阻力减小，进入毛细血管的血量增加而使毛细血管血压增高，引起局部水肿。

2.血浆胶体渗透压　血浆胶体渗透压是促进组织液回流的因素，它主要由血浆蛋白形成。临床上营养不良，机体摄入蛋白质不足；肝功能障碍，蛋白质合成减少；或某些肾脏疾病导致蛋白质随尿丢失过多，均可使血浆胶体渗透压降低，组织液回流减少而引起水肿。

3.淋巴液回流　从毛细血管滤出的组织液约有10%经淋巴系统回流入血液。当淋巴回流受阻时，受阻部位远心端的组织液积聚出现局部水肿。丝虫病或肿瘤引起的局部水肿。

4.毛细血管壁通透性　在过敏、烧伤等病理情况下，局部释放大量组胺、缓激肽等使毛细血管壁通透性增大，部分血浆蛋白渗出毛细血管，使病变部位组织液胶体渗透压升高，有效滤过压增大而发生局部水肿。

（三）淋巴液的生成与回流

组织液进入淋巴管则称为淋巴液，淋巴液中除淋巴细胞外，其他成分与组织液相似。淋巴液由毛细淋巴管汇入淋巴管，最后经右淋巴导管和胸导管汇入血液。因此，淋巴循环是血液循环的重要辅助部分。人体每天生成2～4L的淋巴液，相当于全身的血浆总量。淋巴循环具有以下重要生理意义。

1.回收蛋白质　这是淋巴回流最重要的生理作用。组织液中的蛋白质不能进入毛细血管，但可以通过淋巴液回流入血液中。每天由淋巴循环运送到血液的蛋白质大约有75～200g，这对于维持血浆蛋白的正常浓度具有重要意义。

2.运输脂肪及其他营养物质　食物中的脂肪80%～90%经小肠绒毛中的毛细淋巴管吸收入血。少量胆固醇和磷脂也经淋巴管吸收入血。

3.调节体液平衡　淋巴系统是组织液向血液回流的一个重要辅助系统，在调节血浆与组织液间的液体平衡起着重要作用。

4.防御和免疫功能　淋巴液在回流途中要经过多个淋巴结，淋巴结内的吞噬细胞能清除进入淋巴液中的红细胞、细菌或其他微粒。此外，淋巴结还能产生具有免疫功能的淋巴细胞，参与机体的免疫防御功能。

第三节　心血管活动的调节

微课

心血管活动主要依靠神经、体液调节，使心输出量、动脉血压和各组织器官的血流量发生适应性的变化，既要维持内环境的稳态，又要使心血管活动满足不同情况下机体代谢的需要。

一、神经调节

心脏和血管主要接受自主神经的支配。心血管系统的神经调节是通过各种心血管反射活动实现的。

（一）心脏的神经支配

1.心交感神经及其作用　心交感神经节前纤维起自脊髓胸段第1～5节灰质侧角神

经元。在星状神经节或颈交感神经节换元，节后神经纤维组成心上、心中、心下神经，进入心脏后支配窦房结、房室交界、房室束、心房肌和心室肌。支配窦房结的交感神经纤维主要来自右侧心交感神经，支配房室交界的交感神经纤维主要来自左侧心交感神经。

心交感神经兴奋时节后纤维末梢释放去甲肾上腺素，与心肌细胞膜上β_1肾上腺素受体结合，使细胞膜对Ca^{2+}的通透性增加和对K^+的通透性降低。使自律性细胞4期自动去极化速度加快，导致自律性增高，使心率加快（正性变时作用）；房室交界处的慢反应细胞Ca^{2+}内流加速，则动作电位的幅度和速度均增加，因而传导的速度加快（正性变传导作用）；Ca^{2+}内流加速，使细胞内的Ca^{2+}浓度增高，心肌收缩力加强（正性变力作用）。总的结果是对心脏的活动起兴奋作用。β受体阻断剂，如普萘洛尔（心得安）等，可阻断心交感神经对心脏的兴奋作用。

2. 心迷走神经及其作用 心迷走神经的节前纤维起自延髓迷走神经背核和疑核，进入心脏后在心内神经节换元，节后纤维支配窦房结、心房肌、房室交界区、房室束及其分支。心室肌也有少量迷走神经纤维支配。两侧迷走神经对心脏的支配有一定差异，右侧迷走神经对窦房结的影响占优势，主要影响心率；左侧迷走神经对房室交界区的作用较为明显。

心迷走神经兴奋时节后纤维末梢释放乙酰胆碱，与心肌细胞膜上M型胆碱能受体结合，使细胞膜对K^+的通透性增大，促进K^+外流，还能直接抑制Ca^{2+}通道，减少Ca^{2+}内流。窦房结P细胞K^+外流加快Ca^{2+}内流减少，一方面最大复极电位增大，与阈电位之间的差距加大导致兴奋性下降；另一方面4期自动去极化速度减慢，结果使其自律性降低，心率减慢（负性变时作用）。房室交界处的慢反应细胞Ca^{2+}通道抑制，Ca^{2+}内流减少则动作电位的幅度降低，因而传导的速度减慢（负性变传导作用）。Ca^{2+}内流减少心肌细胞兴奋–收缩耦联过程受抑制，使心肌收缩力减弱（负性变力作用）。总的结果是对心脏的活动起抑制作用。阿托品是M型胆碱能受体阻断剂，能阻断心迷走神经对心脏的抑制作用。

（二）血管的神经支配

除真毛细血管外，血管壁内有平滑肌分布。绝大部分血管平滑肌受交感缩血管神经支配，仅有少部分器官的血管还受交感或副交感舒血管神经支配。

1. 交感缩血管神经及其作用 交感缩血管神经起自胸腰段（$T_1 \sim L_{2\sim3}$）脊髓灰质侧角，在椎旁或椎前神经节换神经元。节后神经纤维末梢释放去甲肾上腺素，主要与血管平滑肌细胞膜的α受体结合，引起缩血管效应。体内绝大多数血管只接受交感缩血管神经纤维的支配。正常安静状态下，交感缩血管神经持续发放低频的神经冲动，称为交感缩血管紧张。这种紧张性活动使血管平滑肌经常维持一定程度的收缩状态。当交感缩血管神经紧张性增强时，血管平滑肌的收缩增强，血管口径变小，血流阻力增大，血压升高；反之，血管的口径变大，血流阻力减小。

交感缩血管神经在不同器官、不同血管的分布密度不同：在皮肤血管的分布最多，内脏和骨骼肌血管次之，冠脉血管和脑血管分布最少，所以交感缩血管神经的紧张性变化对心、脑的供血影响较小。在同一器官，交感缩血管神经在动脉的分布密度比静脉大，动脉又以小动脉、微动脉分布密度最大。

2.舒血管神经及其作用

（1）交感舒血管神经　这类神经纤维主要分布于骨骼肌血管，其节后神经纤维末梢释放乙酰胆碱，与血管平滑肌的M型胆碱能受体结合，使血管舒张。这类神经在平时无紧张性活动，当人体情绪激动或剧烈运动等情况下兴奋性增高，骨骼肌血管平滑肌舒张，血流量增加，以适应肌肉活动的需要。

（2）副交感舒血管神经　这类神经纤维主要分布于脑、唾液腺、胃肠道外分泌腺和外生殖器等处的血管平滑肌。其节后纤维末梢释放乙酰胆碱，与血管平滑肌的M型胆碱能受体结合，使血管舒张。其活动只对组织、器官的局部血流起调节作用，对循环系统总外周阻力的影响甚小。

（三）心血管中枢

在中枢神经系统中，与调节心血管活动有关的神经元相对集中的部位称为心血管中枢。这些神经元广泛地分布在从脊髓至大脑皮层的各级中枢神经系统内。各级中枢对心血管活动调节具有不同的作用，它们互相联系，协调配合，使心血管系统的活动与整个机体的活动相适应。

1.延髓心血管中枢　心血管活动的基本中枢位于延髓。在延髓腹外侧部存在心交感中枢和交感缩血管中枢，分别发出神经纤维控制脊髓内心交感和交感缩血管神经的节前神经元。心迷走中枢位于延髓的迷走神经背核和疑核，发出心迷走神经的节前纤维。这些中枢在平时都有紧张性活动，分别称为心交感紧张、交感缩血管紧张和心迷走紧张。在整体情况下，各种心血管反射并不是由延髓心血管中枢独立完成，而是在延髓以上各有关中枢的共同参与下完成的。

2.延髓以上心血管中枢　在延髓以上的脑干、下丘脑、小脑和大脑中都存在与心血管活动有关的神经元。它们对心血管活动的调节作用主要表现为协调心血管与其他生理功能活动之间的整合功能。中枢部位越高，整合功能越强。所谓整合，是指把许多不同的生理反应统一起来，构成一个完整的互相配合、互相协调的生理过程。例如，通过神经系统的整合作用，可以使心血管活动和情绪变化相适应，与机体的体温调节和防御反应相协调，与人体的随意运动相配合等。可见，心血管活动的中枢调节是通过上下联系、相互作用、协调统一来完成的。

（四）心血管反射

1.颈动脉窦和主动脉弓压力感受性反射　在颈动脉窦和主动脉弓血管壁外膜下有丰富的感觉神经末梢，分别称为颈动脉窦压力感受器和主动脉弓压力感受器。它们的适宜刺激是血液对动脉壁的机械牵张（图4-16）。颈动脉窦压力感受器的传入神经为窦神经，它并入舌咽神经进入延髓；主动脉弓压力感受器的传入神经是主动脉神经，分别加入迷走神经和舌咽神经，进入延髓的心血管中枢。压力感受器反射的传出神经为心迷走神经、心交感神经和交感缩血管神经，效应器为心脏和几乎所有的血管。

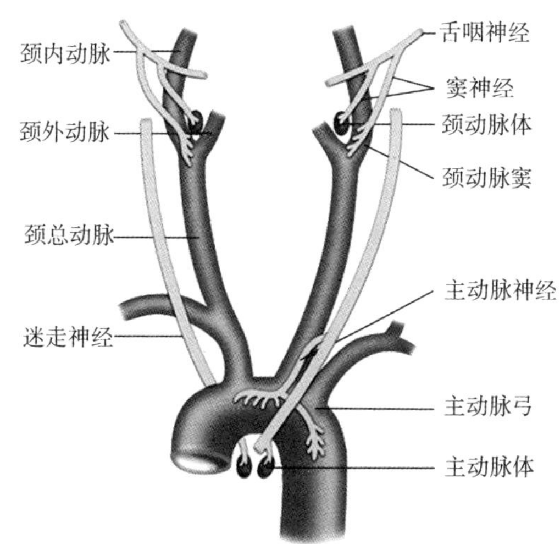

图 4-16 颈动脉窦与主动脉弓压力感受器与化学感受器

当动脉血压突然升高时，压力感受器兴奋性增强，窦神经和主动脉神经传入延髓心血管中枢的冲动增多，经中枢整合作用，使心迷走中枢的紧张性活动增强，心交感中枢和缩血管中枢的紧张性活动减弱。再分别通过心迷走神经、心交感神经和交感缩血管神经传出到达心脏和血管，使心率减慢、心肌收缩力减弱，心输出量减少；血管舒张，外周阻力下降；静脉血管舒张，回心血量减少，最后导致动脉血压下降。因此，颈动脉窦和主动脉弓压力感受性反射又称为降压反射（图4-17）。反之，当动脉血压突然降低时，通过该反射使血压又回升。

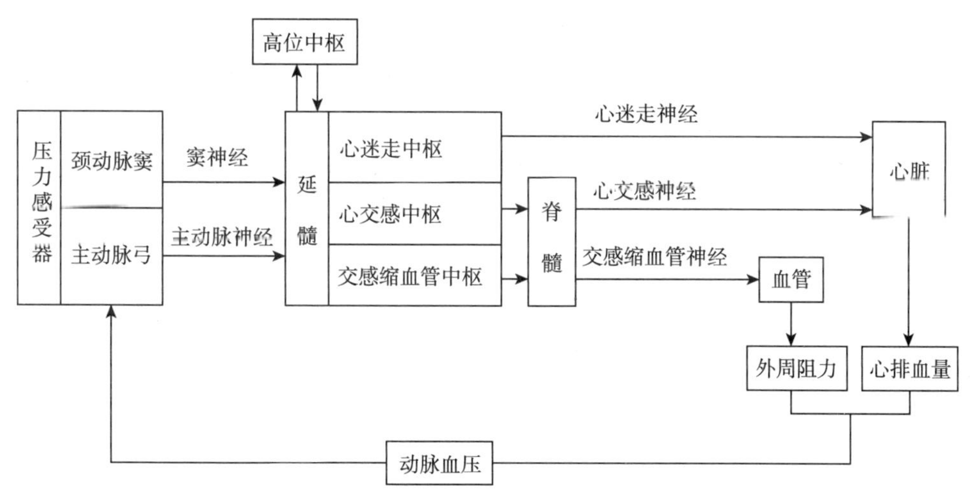

图 4-17 降压反射示意图

降压反射对突然发生的动脉血压变化进行快速、准确的调节，属于负反馈调节，其生理意义在于使动脉血压维持相对稳定，不至于发生过大的波动。原发性高血压患者的压力感受器产生适应现象，对牵张刺激的敏感性降低，压力感受器反射在一个高于正常水平的范围内工作。所以，不会通过压力感受器反射使血压下降到正常水平。

临床链接与应用

颈动脉窦综合征

颈动脉窦综合征是一组自发的、突发性的头晕、乏力、耳鸣，甚至晕厥的临床综合征，又称为Weiss-Baker综合征。该病临床表现比较多，可因压迫刺激颈动脉窦引起血压下降；具有颈动脉粥样硬化、冠心病等的老年人，如压迫颈动脉窦可引起动脉血压急剧下降，甚至心脏骤停。颈动脉窦压力感受器敏感者，也可因穿紧身的高领衣服或领扣、领带扎得过紧压迫颈动脉窦引起血压明显下降，甚至产生昏厥，如不及时抢救可引起死亡。此外，临床根据颈动脉窦的生理反射特点，也可通过按压颈动脉窦迅速缓解阵发性室上性心动过速。

2.颈动脉体和主动脉体化学感受性反射 在颈总动脉分叉处和主动脉弓下方有颈动脉体和主动脉体（图4-16），它们能感受血液中PO_2、PCO_2和H^+浓度的变化。当动脉血PO_2下降、PCO_2升高和H^+浓度增加时，颈动脉体和主动脉体化学感受器传入冲动增多，经延髓呼吸中枢整合后使呼吸加深加快，对心血管活动不起明显的调节作用。但在机体缺氧、窒息、失血、动脉血压过低和酸中毒等紧急情况下，可兴奋交感缩血管中枢，引起皮肤、内脏和骨骼肌血管收缩，外周阻力增大，血压升高；而心脑血管无明显变化。该反射的生理意义在于使机体在应激状态下维持血压，使血液重新分配，首先保证心、脑等重要器官的血液供应。

3.心、肺感受器反射 在心房、心室和肺循环大血管存在许多感受器，称为心肺感受器，其传入纤维主要走行于迷走神经干内。生理条件下，心房壁的牵张主要是由血容量增多而引发，故心房壁的牵张感受器也叫容量感受器。当心房、心室或肺循环大血管内压力升高或血容量增大时，该感受器兴奋，其效应是交感神经紧张性降低，心迷走神经紧张性加强，导致心率减慢，外周阻力降低，血压下降。此外，心肺感受器兴奋时可抑制肾交感神经活动，使肾血流量增加，肾排水排钠量增多，使循环血量减少。

二、体液调节

心血管活动的体液调节是指血液和组织液中某些化学物质对心肌和血管平滑肌活动的调节作用。这些化学物质有些通过血液运输，广泛作用于心血管系统，有些则主要作用于局部血管，调节局部血流量。

（一）全身性体液调节

1.肾上腺素和去甲肾上腺素 肾上腺素和去甲肾上腺素同属儿茶酚胺类物质。血液中的肾上腺素和去甲肾上腺素主要来自肾上腺髓质，少量来自交感神经末梢。肾上腺髓质释放的儿茶酚胺中肾上腺素约占80%，去甲肾上腺素约占20%。

肾上腺素和去甲肾上腺素对心血管系统的作用相似，但不完全相同，主要是它们对受体的亲和力不同。能与肾上腺素和去甲肾上腺素结合的受体称为肾上腺素能受体，肾上腺素能受体分为α受体和β受体。β受体又分为$β_1$受体和$β_2$受体两种。肾上腺素对β受体的亲和力强，对α受体的亲和力较弱；去甲肾上腺素对α受体亲和力强，对$β_1$受体次之，对$β_2$受体的亲和力最弱。心肌细胞膜上主要是$β_1$受体；皮肤、肾脏、胃肠道等器官的血管平滑肌上主要是α受体；骨骼肌血管、肝血管、冠状血管上主要是$β_2$受体。

肾上腺素和去甲肾上腺素都能通过兴奋$β_1$受体，使心率加快，心肌收缩力加强，心输出量增多。但在整体情况下，应用去甲肾上腺素时使血压明显升高，引起降压反射，对心脏又产生抑制作用，心率减慢。肾上腺素通过兴奋α受体，可使皮肤、肾脏、胃肠道等的血管收缩；通过兴奋$β_2$受体，使骨骼肌血管、肝血管、冠状血管舒张；由此可见，肾上腺素对外周阻力总的影响不大，主要是强心作用。因此，临床常将肾上腺素作为强心剂。去甲肾上腺素与α受体的亲和力最强，可使全身大多数血管发生强烈收缩，总外周阻力增大，血压大幅度升高。因此，临床将去甲肾上腺素作为升压药使用。

2.肾素–血管紧张素–醛固酮系统 肾素–血管紧张素–醛固酮系统是人体内重要的体液调节系统。当肾血流量减少或血Na^+浓度降低时，肾球旁细胞合成释放肾素增多。肾素是一种酸性蛋白酶，进入血液后，使来自肝脏的血管紧张素原转变为血管紧张素Ⅰ（AngⅠ）。后者在血浆、组织液，特别是肺血管内皮表面的血管紧张素转换酶（ACE）的作用下水解，生成血管紧张素Ⅱ（AngⅡ）。血管紧张素Ⅱ在氨基肽酶作用下生成血管紧张素Ⅲ（AngⅢ）。其中，血管紧张素Ⅱ的作用最强，其主要作用有：①使全身微动脉收缩，外周阻力增大，血压升高。②静脉收缩，使回心血量增多，心输出量增加，血压升高。③作用于交感缩血管中枢，使其紧张性活动加强，外周阻力增大，血压升高。④促进交感神经节后纤维末梢释放去甲肾上腺素。⑤促进肾上腺皮质释放醛固酮，促进肾小管对Na^+、水的重吸收，尿量减少，循环血量增多。由于肾素、血管紧张素和醛固酮三者关系密切，故将其称为肾素–血管紧张素–醛固酮系统，该系统在维持动脉血压的长期稳定中具有重要的意义。

3.血管升压素 血管升压素又称抗利尿激素（ADH），是由下丘脑的视上核和室旁核的神经元内合成的九肽激素，合成后经下丘脑–垂体束进入神经垂体储存，在适宜刺激下释放入血。其主要作用有：①生理剂量时，促进肾远曲小管和集合管对水的重吸收，使尿量减少，具有抗利尿的作用。②超过生理剂量时，还可引起全身血管平滑肌强烈收缩，血压升高。

4.心房钠尿肽 心房钠尿肽（ANP）又称为心钠素或心房肽，是心房肌细胞合成和释放的多肽类激素。心房壁受牵拉可引起ANP释放，ANP主要作用于肾脏，抑制Na^+的重吸收，具有强大的利钠和利尿作用；ANP可使血管舒张，外周阻力降低，还可使心率减慢，心输出量减少。此外，ANP还能抑制肾素、血管紧张素、醛固酮、血管升压素的释放。这些作用都可导致体内细胞外液量减少，血压降低。

（二）局部性体液调节

1.激肽释放酶和激肽 激肽是一类具有生物学活性的多肽类物质。激肽原在激肽释放酶作用下水解生成激肽。激肽释放酶分为两类：一类存在于血浆中，称为血浆激肽释放酶，能使血浆中的激肽原生成缓激肽；另一类存在于肾、唾液腺、胰、汗腺等器官组织中，称为组织激肽释放酶，能使上述器官中的激肽原生成赖氨酰缓激肽，又称为血管舒张素。赖氨酰缓激肽可在氨基肽酶作用下脱去赖氨酸，成为缓激肽。缓激肽可在激肽酶的作用下水解失活。缓激肽能够促进血管平滑肌舒张和增大毛细血管的通透性。缓激肽和血管舒张素是目前已知最强的舒血管活性物质，能使局部血流量增加。循环血液中的激肽也参与动脉血压的调节，引起全身血管舒张，外周阻力减小，表现血压降低的效应。

2.前列腺素 前列腺素（PG）是一类脂肪酸类物质，活性强、种类多、功能复杂，几乎存在于全身各种组织中，不同类型的前列腺素对于血管平滑肌的作用不同。如前列腺素 E_2（PGE_2）、前列环素（PGI_2）有强烈的舒血管作用；前列腺素 $F_{2\alpha}$（$PGF_{2\alpha}$）使静脉收缩。

3.组胺 是由组氨酸脱羧所产生的，许多组织，特别是皮肤、肺和肠系膜的肥大细胞含有大量的组胺。组织损伤、炎症或过敏反应，都可促使组胺释放。组胺可使局部微血管平滑肌舒张，毛细血管壁和微静脉通透性增加，形成局部组织水肿，严重时造成血管容积增大，循环血量相对减少，致使血压下降，甚至引起休克。

4.血管内皮所生成的血管活性物质 实验证明，血管内皮细胞能生成和释放多种血管活性物质，引起血管平滑肌的舒张或收缩。

（1）内皮舒张因子 内皮舒张因子（EDRF）。在舒血管物质中比较重要。近年来认为内皮舒张因子是一氧化氮（NO），一氧化氮激活血管平滑肌细胞内的鸟苷酸环化酶，使cGMP浓度升高，游离 Ca^{2+} 浓度降低，故血管舒张。与此同时，它还可减弱收缩血管物质对血管平滑肌的收缩效应。

（2）内皮素 内皮素是在缩血管物质中研究比较深入的。它是由21个氨基酸组成的多肽，是目前已知血管活性物质中收缩血管作用最强的物质。其作用机制是内皮素与血管平滑肌上特异受体结合，促进肌质网释放 Ca^{2+}，从而使血管平滑肌收缩加强。

三、社会心理因素对心血管活动的调节

目前发现，许多心血管疾病的发生和发展与社会心理因素有着密切的关系。例如，长期巨大的生活、工作压力，极度紧张的工作氛围等，如果没有良好的生理和心理调节，会使原发性高血压病的发病率明显增加。此外，在有吸烟、酗酒等不良生活习惯的人群中，冠心病、高血压的发病率明显高于无此类不良习惯的人群。这说明，社会心理因素对心血管系统的生理活动，以及心血管疾病的发生、发展有着不可忽视的影响，需要引起高度的重视。

第四节　器官循环

人体内每一器官的血流量取决于灌注该器官的动、静脉之间的压力差和该器官的血流阻力。由于器官的结构及功能不同，其内部血液循环也各有特点。

一、冠脉循环

（一）冠脉循环的解剖特点

1.冠状动脉的主干　走行于心脏表面，其小分支常以垂直于心脏表面的方向穿入心肌，并在心内膜下层分支成网。这种分支方式使血管在心肌收缩时容易受到压迫。

2.冠状动脉的分支　分支最终形成毛细血管网分布于心肌纤维之间，并与之平行走行。心肌毛细血管网分布极为丰富，毛细血管数和心肌纤维数的比例为1∶1，使心肌和冠脉之间的物质交换能很快地进行。

3.冠状动脉的侧支　吻合细小，血流量少。因此，当冠状血管突然发生阻塞时，侧支循环往往需要经过相当长的时间才能建立，常可导致心肌梗死。如果阻塞是缓慢形成的，则侧支可逐渐扩张，形成有效的侧支循环起到代偿作用。

（二）冠脉循环的生理特点

1.途径短、流速快、压力高　冠脉直接开口于主动脉根部，血液从主动脉根部经冠脉血管到右心房，只需6～8秒。冠脉血流途径短，并可直接流入较小血管，故血压较高。

2.血流量大　在安静状态下冠脉血流量约225ml/min，占心输出量的4%～5%，平均每100g心肌组织每分钟血流量为60～80ml。当剧烈运动心肌活动增强时，每100g心肌每分钟血流量可增至300～400ml，为安静状态时的4～5倍。充足的冠脉血流量是心脏泵血功能的基本保证，一旦冠脉血流量不足，则导致心肌缺血出现严重的心功能障碍。

3.冠脉血流量受心肌收缩的影响　由于冠脉血管的大部分分支垂直于心脏表面深埋在心肌内，心肌的节律性收缩对冠脉血流量影响很大，尤其是左心室收缩对左冠状动脉的影响更为显著。在左心室等容收缩期开始时，由于心室肌的强烈压迫，致使冠状动脉血流量突然减少，甚至发生逆流。在心室射血期，主动脉压迅速升高，冠状动脉血压也随之升高，冠脉血流量增加；到减慢射血期时，冠脉血流量又减少。进入舒张期后，心肌对冠脉的挤压作用解除，冠脉血流阻力减小，血流量迅速增加，其中心室舒张早期冠脉血流量最大。如果主动脉舒张压升高，冠脉流量将显著增加。可见，心室舒张期的长短和主动脉舒张压的高低是影响冠脉血流量的最重要因素。

（三）冠脉血流量的调节

在冠脉循环调节的各种因素中，最重要的是心肌本身的代谢水平。交感和副交感神经也支配冠脉血管的平滑肌，但作用较弱。

1.心肌代谢水平的影响 冠状血管扩张主要是心肌代谢产物的作用，其中腺苷最为重要。当心肌代谢增强使局部氧含量降低时，心肌细胞中的ATP在5＇-核苷酸酶作用下，分解产生腺苷，它具有强烈的舒张小动脉的作用。心肌其他代谢产物，如H^+、CO_2、乳酸、缓激肽等，也有使冠状血管舒张的作用。

2.神经调节 冠状血管接受交感神经和迷走神经支配。交感神经对冠脉血管的作用是先收缩后舒张。交感神经兴奋时，作用在冠脉平滑肌α受体上，使血管收缩，同时作用在心肌β受体上使心肌活动增强，代谢产物增多，交感神经的收缩血管作用很快即被代谢产物的舒张血管作用所掩盖。迷走神经对冠脉血管的影响不明显，迷走神经的直接作用是舒张冠脉。但迷走神经兴奋时，直接舒张血管的作用会被心肌代谢水平降低所引起的继发性收缩血管作用所抵消。

3.体液调节 肾上腺素和去甲肾上腺素可通过增强心肌代谢水平，加大心肌耗氧量使冠脉血流量增加；也可直接作用于冠脉血管上的肾上腺素受体引起血管的收缩。甲状腺激素通过增强心肌代谢，使冠脉血管舒张，血流量增大。血管紧张素Ⅱ和大剂量的血管升压素则可使冠脉血管收缩，血流量减少。

二、脑循环

脑的血液供应来自颈内动脉和椎动脉，在脑的底部连成脑底动脉环，并由此分支供应脑的各部。静脉血主要通过颈内静脉返回腔静脉，也可通过颅骨上的吻合支，由颈外静脉返回体循环。

（一）脑循环的特点

1.脑血流量大，耗氧量多 脑的重量仅占体重的2%，但脑血流量约750ml/min，却占心输出量的15%。脑组织的代谢率高，耗氧量多，其耗氧量占全身耗氧量的20%。脑组织对缺氧的耐受力极差，因此，脑功能活动的维持主要依赖于循环血量。如脑血流中断10秒左右，通常出现意识丧失；血流中断超过5～6分钟，脑细胞将发生不可逆转的损伤。

2.脑血流量变化小 颅腔的容积是固定的。脑实质、脑血管和脑脊液充填其中，三者容积的总和较恒定。脑组织是不可压缩的，与之相适应的是脑血管的舒缩范围要小。由于神经因素对脑血管的影响很小，这可能是造成脑血流量的变动范围小的主要原因。如中枢强烈兴奋时脑血流量仅增加50%，深度抑制时脑血流量仅减少30%～40%。

（二）脑血流量的调节

调节脑血流量的主要因素是自身调节和体液因素。已知在各种心血管反射中，神经因素对脑血管的调节所起的作用很小。

1.自身调节 脑血流量与脑动、静脉之间的压力差成正比，与血管的阻力成反比。

正常状态下，颈内静脉压接近于零，较稳定，故脑血流量主要取决于颈动脉压。动脉血压降低，颅内占位性病变等引起的颅内压升高，都可引起脑血流量减少。当平均动脉压变动于60～140mmHg范围内时，通过脑血管的自身调节即可保持脑血流量的相对恒定。若平均动脉压超过上述范围，则对脑功能不利。如平均动脉压＜60mmHg，脑血流量将减少，脑功能将发生障碍；反之，平均动脉压＞140mmHg，脑血流量显著增加。若平均动脉压过高，使毛细血管血压过高，有效滤过压增大，易发生脑水肿，甚至脑血管破裂引起脑出血。

2.体液因素 血液PCO_2升高时，可引起脑血管舒张，脑血流量增加；反之，血液PCO_2降低则有相反作用。如人工呼吸含7% CO_2的空气，脑血流量可增加1倍；反之，过度通气则使血液PCO_2降低，脑血流量减少而引起头晕。已知CO_2对脑血管舒张效应是通过提高细胞外液H^+浓度而实现的。反之，动脉血PO_2过高则引起脑血管收缩。低氧也可以使脑血管舒张，通常动脉血PO_2＜50mmHg时，脑血流量才会增加。

此外，脑血流量与脑的代谢率密切相关。当脑的某一部分活动加强时，该部分的血流量就增加。如在握拳时，对侧大脑皮质运动区的血流量增加；读书时，大脑皮质枕叶、颞叶与语言功能有关的部分血流量明显增加。代谢活动增强引起脑血流量的增加也与局部代谢产物CO_2、H^+、K^+、腺苷增多，以及低氧引起脑血管舒张有关。

3.神经调节 脑血管接受交感收缩血管纤维和副交感舒张血管纤维的支配，但神经活动在脑血管调节中所起作用甚小。通常情况下在多种心血管反射中，脑血流量变化不大。刺激和切断支配脑血管的神经，脑血流量也没有明显改变。

三、肺循环

肺循环是指右心室射出的静脉血通过肺泡壁与肺泡气进行气体交换后，转变成动脉血后返回左心房的血液循环。

（一）肺循环的特点

1.途径短、外周阻力小 从肺动脉到肺静脉其循环途径比体循环短得多。肺动脉分支短、管径大、管壁薄，可扩张性大，血管的总横截面积大，且肺循环的血管都在低于大气压的胸膜腔内，所以，肺循环的阻力小。

2.血压低 因右心室的收缩能力弱，肺循环的血压较低，仅为体循环的1/6～1/5。肺动脉平均血压约13mmHg，而肺毛细血管血压只有7mmHg，低于血浆胶体渗透压（25mmHg），故肺组织间隙基本无组织液生成。这有利于肺泡膜与肺毛细血管壁紧密相贴，促进肺泡与血液之间的气体交换。当左心功能不全时，常引起肺淤血导致肺毛细血管压升高，肺组织液生成增多而形成肺水肿，导致呼吸功能障碍。

3.血容量变化大 通常肺循环血容量约450ml，占全身血量的9%左右。用力呼气时，肺部血容量可减少到约200ml，而用力吸气时可增加到1000ml左右。因此，肺循环血管起到贮血库的作用。当人体失血时，肺循环可将一部分血液转移到体循环，起代偿作用。肺循环血量随呼吸周期发生规律性变化，吸气时增多，呼气时减少。肺循环血量的周期性变化引起心输出量的变化，使体循环动脉血压随呼吸周期发生波动，称为动脉血压的呼吸波。

（二）肺循环血流量调节

1.肺泡气氧分压的调节 低氧能使肺部血管收缩，血流阻力增大。引起肺血管收缩的原因不是血管内血液的氧含量降低，而是肺泡内氧含量降低。当肺泡内氧含量降低时，肺泡周围的微动脉即收缩，血流阻力增大，使该局部的血流量减少。这一反应的生理意义在于能使较多的血液流经通气充足的肺泡，进行有效的气体交换。长期居住在高海拔地区的人，由于空气中氧气稀薄，肺泡内普遍低氧，可引起肺循环微动脉广泛收缩，血流阻力增大，常因此引发右心室肥厚。

2.神经调节 肺循环血管受交感神经和迷走神经的支配。交感神经兴奋对肺血管的直接作用是引起收缩和血流阻力增大。但在整体情况下，交感神经兴奋使体循环血管收缩，将一部分血液挤入肺循环，故使肺血容量增加。循环血液的儿茶酚胺也有同样效应。刺激迷走神经可使肺血管轻度舒张，肺血流阻力稍下降。

3.体液调节 肾上腺素、去甲肾上腺素、血管紧张素Ⅱ、组胺均能引起肺循环血管收缩。前列环素、乙酰胆碱使肺血管舒张。

思考题

课后习题

思维导图

拓展阅读

1.简述心室肌细胞动作电位形成的机制。
2.简述动脉血压形成的机制及其影响因素。
3.当人体从卧位突然转为立位时，为何会出现短暂的头晕和眼花？
4.试述影响心泵血功能的因素。

第五章 呼 吸

PPT

微课

学习目标

1. 掌握：呼吸的概念及过程；肺通气的概念及动力；胸膜腔内压的形成及生理意义；影响肺换气的因素；呼吸节律的基本中枢，化学感受性反射。

2. 熟悉：肺泡表面张力的形成及肺泡表面活性物质的作用；肺通气功能的评价；气体在血液中的运输形式；肺的牵张反射。

3. 了解：呼吸过程中肺内压、胸膜腔内压的变化；气体交换的原理。

4. 能运用知识；分析判断临床常见呼吸困难的原因及生理机制。

5. 培养学生敬佑生命，救死扶伤的责任感与使命感；具有爱岗敬业，甘于奉献的职业品格。

机体与外界环境之间的气体交换过程，称为呼吸。通过呼吸，机体从外界环境摄取新陈代谢所需要的O_2，排出代谢过程中产生的CO_2。呼吸的生理意义主要是维持机体内环境中O_2和CO_2的相对稳定，保证机体细胞新陈代谢的正常进行。人体呼吸需要通过呼吸器官，并通过血液运输来完成。因此，呼吸的全过程包括三个相互联系的环节（图5-1）：①外呼吸，包括肺通气和肺换气。②气体在血液中的运输。③内呼吸，又称为组织换气。

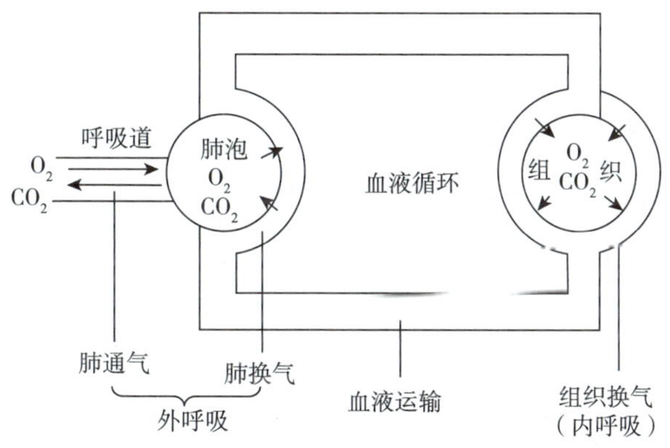

图 5-1 呼吸全过程示意图

第一节 肺通气

微课

肺通气是指肺与外界环境之间的气体交换过程。实现肺通气的结构，包括呼吸道、肺泡、胸廓、呼吸肌等。呼吸道是气体进出肺的通道，同时，还具有加温、加湿、过滤和清洁吸入气体，以及起防御反射等保护作用。肺泡是气体进行交换的场所，而胸廓通过节律性运动实现肺通气。气体能否进出肺取决于两种力的相互作用，即推动气体流动的动力必须克服阻止气体流动的阻力才能实现肺通气。

一、肺通气的原理

（一）肺通气的动力

肺处于密闭的胸廓中，肺泡经呼吸道与外界相通，气体进出肺泡是由于大气和肺泡气之间存在压力差。气体总是从压力高处流向压力低处。由于大气压是一个常数，因此，大气和肺泡气之间压力差的产生是肺内压的变化而形成。但是，肺不具有主动收缩和舒张的能力，完全依赖于胸廓的扩大和缩小带动其扩张和收缩，从而引起肺内压的变化，而胸廓的扩大和缩小又是通过呼吸肌节律性舒缩实现的。可见，肺内压与大气压之间的压力差是肺通气的直接动力，呼吸肌有节律的舒缩引起的呼吸运动是肺通气的原动力。

1.呼吸运动　由呼吸肌收缩和舒张所引起的胸廓节律性扩大和缩小称为呼吸运动，包括吸气运动和呼气运动。参与呼吸运动的肌肉称为呼吸肌，分为吸气肌和呼气肌。根据参与活动的呼吸肌的主次、多少和用力程度不同，将呼吸运动分成不同的类型。

（1）平静呼吸与用力呼吸　平静呼吸是指安静状态下的平稳而均匀的呼吸。正常成年人平静呼吸的频率为12～18次/分。参与平静呼吸的呼吸肌是膈肌和肋间外肌。吸气时，膈肌收缩，膈顶下降，胸廓上下径增大；肋间外肌收缩，肋骨和胸骨上提，且肋弓外展，胸腔前后、左右径增大（图5-2）。胸腔的上下、前后和左右径增大，引起胸廓容积扩大，带动肺被动扩张，肺容积增大，肺内压降低。当其低于大气压时，气体进入肺泡，产生吸气。呼气时，膈肌和肋间外肌舒张，膈肌、肋骨、胸骨均回位，胸廓和肺容积减小，肺内压升高。当高于大气压时，气体排出体外，产生呼气。由此可见，吸气过程是由膈肌和肋间外肌收缩引起，肌肉需要做功。因此，吸气是主动过程，而呼气过程则是吸气肌舒张、胸廓回位引起，肌肉不需要做功，是被动过程。

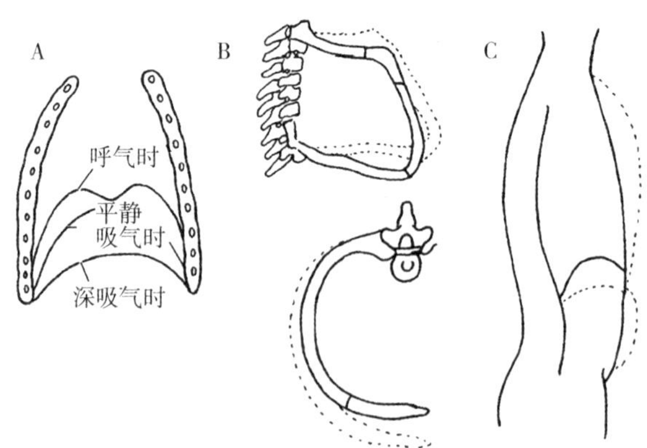

图5-2　呼吸时膈、肋骨及胸腹运动

A.膈运动；B.肋骨运动；C.胸腹运动

实线表示呼气时的位置；虚线表示深吸气时的位置

用力呼吸又称深呼吸，指机体活动加强时，呼吸用力而加深。用力吸气时，除膈肌、肋间外肌收缩加强外，斜角肌、胸锁乳突肌等辅助吸气肌也参与收缩，使胸廓和肺容积进一步增大，吸气量增加。用力呼气时，除吸气肌舒张外，还有呼气肌，如肋间内肌和腹肌的收缩。肋间内肌的走行方向与肋间外肌相反，收缩时使肋骨和胸骨下移，肋骨向内侧旋转，腹肌收缩可压迫腹腔器官，推动膈肌上移，使胸廓和肺容积进一步缩小，呼气量增加。由此可见，用力呼吸时，除吸气肌收缩做功外，呼气肌和辅助吸气肌都参与呼吸运动，因而吸气和呼气均为主动过程。在某些病理情况下（如缺氧或通气阻力增大时），呼吸运动可显著增强，即使用力呼吸仍不能满足机体需求。此时，患者会出现鼻翼扇动，主观感觉喘不过气等现象，临床上称为呼吸困难。

（2）腹式呼吸和胸式呼吸　根据引起呼吸运动做功的主要肌群的不同，又可将呼吸运动分为腹式呼吸和胸式呼吸。以膈肌舒缩、腹部起伏为主的呼吸运动称为腹式呼吸。以肋间外肌舒缩、胸部起伏为主的呼吸运动，称为胸式呼吸。正常成年人是胸式呼吸和腹式呼吸同时存在的一种混合式呼吸，只有在腹部或胸部活动受限时才表现出以某一种呼吸形式为主。例如，出现胸腔积液、胸膜炎等病变时，胸廓活动受限，常表现为腹式呼吸。当出现严重腹水、腹腔巨大肿块或妊娠后期时，膈肌活动受限，常呈现胸式呼吸。

2.呼吸时肺内压与胸膜腔内压的变化

（1）肺内压　指肺泡内的压力，其可随呼吸运动发生周期性变化。在呼吸暂停、声带开放、呼吸道通畅时，肺内压与大气压相等。平静呼吸过程中，吸气初，肺随着胸廓而被动扩张，容量增大，肺内压逐渐下降，低于大气压时，气体顺着压力差进入肺泡；随着肺内气体不断增加，肺内压又逐渐升高，至吸气末，肺内压与大气压相等，气流停止。呼气初，肺容量缩小，肺内压逐渐升高，高于大气压时，气体呼出；随着肺泡内气体的减少，肺内压又逐渐降低，呼气末，肺内压与大气压再一次相等，呼气停止（图5-3）。

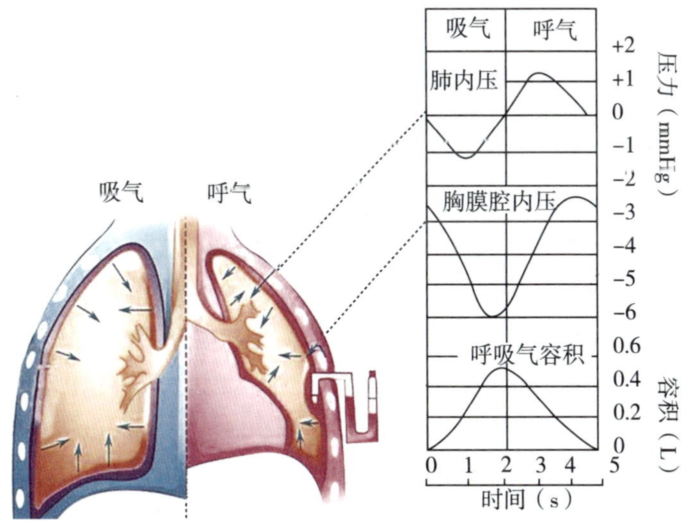

图5-3　呼吸时肺内压、胸膜腔内压及呼吸气量的变化

向外的箭头表示肺内压，向内的箭头表示肺回缩压在呼吸运动过程中，正是由于肺内压的周期性变化，引起肺内压和大气压之间的压力差，从而推动气体流动。根据这一原理，临床上患者呼吸一旦停止，可采用人工的方法建立肺内压和大气压之间的压力差，维持肺通气，恢复自主呼吸。

临床应用

人工呼吸

人工呼吸是指在人的自主呼吸停止时，采用人为的方法改变肺内压，建立肺内压和大气压之间的压力差以维持肺的通气。人工呼吸的方法很多，例如，用人工呼吸机进行正压通气、简便易行的口对口人工呼吸、节律性地举臂压背或挤压胸廓等。在施行人工呼吸时，首先要保持患者的呼吸道通畅，否则人工呼吸的操作对肺通气将是无效的。当溺水、触电和心脑血管等意外时，一旦发现心脏骤停、呼吸停止，首要的抢救措施就是迅速进行人工呼吸和胸外心脏按压，以保持有效肺通气和血液循环，保证重要脏器的O_2供应。

（2）胸膜腔内压　是指胸膜腔内的压力。胸膜腔是由脏层胸膜和壁层胸膜形成的一密闭、潜在的腔隙。肺之所以能随胸廓运动，正是由于胸膜腔的存在。正常胸膜腔内仅有少量浆液，没有气体。浆液有两种作用：一是润滑，减轻呼吸运动时两层胸膜间的摩擦；二是液体产生的内聚力，使两层胸膜紧紧相贴，不易分开，保证肺与胸廓的运动保持一致。

胸膜腔内压可用直接法与间接法两种方法测定。直接法是连接检压计的针头刺入胸膜腔内直接测得；间接法是通过测定食管内压来间接反映。测量表明，胸膜腔内压低于大气压，若设定大气压为零，则胸膜腔内压为负值，因此，习惯上称为胸膜腔负压。肺之所以能随胸廓的运动而运动就是由于胸膜腔内负压耦联作用而实现的。

壁层胸膜受胸壁的支持，外界大气压不能通过壁层胸膜作用于胸膜腔，脏层胸膜受到肺内压和肺泡弹性回缩力的双重作用，肺内压使脏层胸膜扩张，而肺泡回缩力使脏层胸膜缩小，故胸膜腔内压应是两种力的代数和，即：

$$\text{胸膜腔内压}=\text{肺内压}-\text{肺回缩力}$$

在吸气末或呼气末，肺内压等于大气压，若设定大气压为零，则：

$$\text{胸膜腔内压}=-\text{肺回缩力}$$

可见，胸膜腔负压实际上是由肺的回缩力造成的。吸气时，肺被扩张，使肺的回缩力增大，胸膜腔负压增大；呼气时，肺缩小，肺的回缩力也就减小，胸膜腔负压值也减小。而在平静呼气之末，胸膜腔内压仍然为负。因此，即使在呼气而胸廓缩小时，肺仍然处于扩张状态，只是扩张程度比吸气时减小。所以，在正常情况下肺总是表现出回缩倾向，平静吸气或呼气过程中，胸膜腔内压均为负值。

胸膜腔负压的生理学意义：①胸膜腔负压的牵拉作用使肺总是处于扩张状态而不至于萎陷，有利于肺泡内不间断地进行气体交换。②胸膜腔负压加大了胸膜腔内一些管壁薄、压力低的管道（如腔静脉、胸导管等）的内外压力差，从而有利于静脉血和淋巴液回流。③在胸廓容积和肺的容积改变之间起耦联作用，使肺能随胸廓的扩大而扩张。

由于胸膜腔的密闭性是胸膜腔负压形成的前提，因此，若胸膜受损（如胸壁贯通伤或肺损伤累及脏胸膜）时空气将顺着压力差进入胸膜腔而造成气胸。此时，大量的气体使得两层胸膜彼此分开，胸膜腔负压减小或消失，肺将因其本身的回缩力而塌陷，造成肺不张，这时尽管呼吸运动仍在进行，肺却不能随胸廓的运动而舒缩，从而引起肺通气障碍，严重时还导致血液循环功能受损，甚至危及生命。

综上所述，呼吸运动是肺通气的原动力，它引起胸廓的舒缩。肺与外界大气之间的压力差，是实现肺通气的直接动力。胸膜腔负压的存在，保证了肺的容积能随胸廓的变化而变化，是使原动力转化为直接动力的关键。

（二）肺通气的阻力

肺通气过程中所遇到的阻力，称为肺通气的阻力。肺通气的阻力包括弹性阻力和非弹性阻力。平静呼吸时，弹性阻力约占总阻力的70%，非弹性阻力约占30%。临床上肺通气阻力增大是引起肺通气功能障碍的最常见原因。

1.弹性阻力 是弹性物体受到外力作用时所产生的一种对抗变形的力。肺和胸廓都是弹性物体，因此，当呼吸运动改变其容积时都会产生弹性阻力。呼吸的总弹性阻力即由肺弹性阻力和胸廓弹性阻力组成。

（1）肺弹性阻力 肺弹性阻力来自两个方面：一是肺泡表面液体层所形成的表面张力，约占肺弹性阻力的2/3；二是肺弹性纤维引起的弹性回缩力，约占肺弹性阻力的1/3。肺弹性阻力对吸气起阻力作用，对呼气起动力作用。

肺泡内壁存在着一层极薄的液体，与肺泡气之间形成液-气界面，由于液体分子间的吸引力大于液体与气体分子之间的吸引力，所以产生了使液体表面积缩小的力，这种力称为肺泡表面张力。肺泡表面张力使肺泡趋于缩小，是肺泡扩张的阻力。肺泡表面的液体层来源于血浆，表面张力较大，它的存在会对呼吸带来以下负面影响：①阻碍肺泡的扩张，使吸气的阻力增大。②使相通的大小肺泡内压不稳定。根据Laplace定律，肺泡的回缩压（P）与表面张力（T）成正比，与肺泡半径（r）成反比，即$P=2T/r$。由此定律推导，小肺泡的回缩压大于大肺泡的回缩压，气体将从小肺泡不断流入大肺泡，其结果导致大肺泡膨胀，甚至破裂，小肺泡萎缩塌陷（图5-4，A、B）。③促进肺部组织液的生成，使肺泡内液体积聚。因为肺泡表面张力的合力指向肺泡腔内，可对肺泡间质产生“抽吸”作用，致使肺泡间质静水压降低，组织液的生成增多，因而可导致肺水肿的发生。然而，在生理状态下，由于肺泡表面存在活性物质，以上情况均不会发生。

肺泡表面活性物质是由肺泡Ⅱ型细胞合成并释放，主要成分是二棕榈酰卵磷脂。它以单分子层的形式排列在肺泡液层表面，从而减少液体分子之间的相互吸引，降低肺泡表面张力。其生理意义主要有：①减小吸气阻力，有利于肺扩张。②调节大小肺泡内压，稳定大小肺泡容积。这是因为表面活性物质的分子密度随肺泡的舒缩而改变，小肺泡的表面活性物质密度较大，分布密集，降低表面张力的作用较强；反之，大肺泡表面活性物质的分子密度较小，降低表面张力的作用较弱，这样就使大小肺泡内的压力趋于稳定（图5-4，C）。③减少肺部组织液的生成，防止肺泡内液体积聚而出现肺水肿，有利于气体在肺泡处的交换。

此外，肺组织含有弹性纤维，具有弹性回缩力。在一定范围内，肺被扩张的越大，肺弹性回缩力也越大，弹性阻力也越大，这也是构成肺弹性阻力的重要因素之一。肺气肿时，弹性纤维被破坏，弹性回缩力降低，弹性阻力减小，致使呼气末仍存留于肺内的气体量增加，导致肺通气效率降低，严重时可出现呼吸困难。

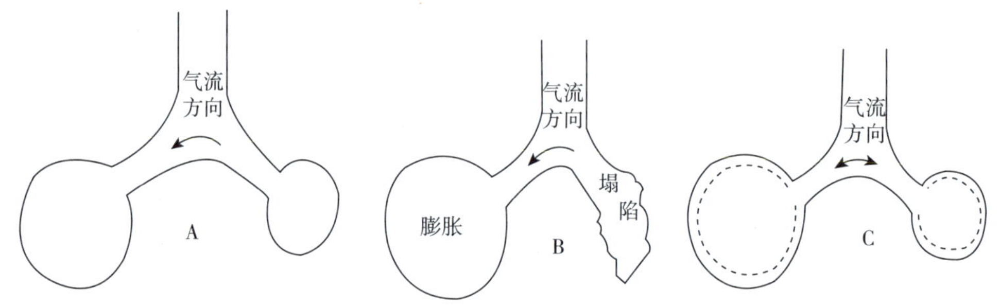

图 5-4　肺泡表面活性物质稳定肺泡容积示意图

临床链接

肺泡表面活性物质

肺泡表面活性物质是胎儿肺Ⅱ型细胞在妊娠6 ~ 7个月开始分泌的，分娩前到达高峰。因此，某些早产儿，因肺泡Ⅱ型细胞尚未发育成熟，肺泡内缺乏表面活性物质，肺泡表面张力过大，易发生肺不张和肺水肿，造成新生儿出生后不久就出现进行性呼吸困难、面色青紫、吸气时三凹征及呼吸衰竭等，称为新生儿呼吸窘迫综合征。现在可以通过检测羊水中肺泡表面活性物质的含量，预测新生儿发生呼吸窘迫综合征的可能性，从而采取预防措施。如发现该物质缺乏，可通过延长妊娠时间、用药物（如糖皮质激素）等方法促进其合成或出生后即刻给予外源性肺泡表面活性物质进行替代治疗。成人患肺炎、肺血管栓塞等疾病时，也可因为肺泡Ⅱ型细胞受损，导致肺泡表面活性物质减少而发生肺不张引起呼气困难。

（2）胸廓弹性阻力　胸廓的弹性阻力来自胸廓的弹性成分。当胸廓处于自然容积位置时，此时胸廓无变形，弹性阻力为零。当胸廓缩小，其弹性阻力向外，是吸气的动力，呼气的阻力；当胸廓扩大，其弹性阻力向内，成为吸气的阻力，呼气的动力。

（3）肺和胸廓的顺应性　由于肺和胸廓的弹性阻力不易测定，因此，通常用顺应性来表示肺和胸廓弹性阻力的大小。顺应性是指在外力作用下，弹性体扩张的难易程度。容易扩张则顺应性大，不易扩张则顺应性小。肺和胸廓弹性阻力大时，顺应性小，不易扩张；弹性阻力小时，则顺应性大，肺和胸廓容易扩张。可见，顺应性与弹性阻力成反比，即：

顺应性=1/弹性阻力

在某些病理情况下，如肺充血、肺水肿、肺纤维化等，弹性阻力增大，肺顺应性减小，肺不容易扩张，可导致吸气困难；而肺气肿时，因弹性组织被破坏，弹性阻力减小，肺顺应性增大，但肺回缩力减小，也可导致呼气困难。

2.非弹性阻力 非弹性阻力包括惯性阻力、黏滞阻力和呼吸道阻力。惯性阻力是指气流在发动、变速、换向时，因气流和组织的惯性所产生的阻止运动的力。平静呼吸时，呼吸频率低、气流流速慢，惯性阻力小，可忽略不计。黏滞阻力是指呼吸时胸廓、肺等组织相对移位发生摩擦所形成的阻力，占非弹性阻力的10%～20%。呼吸道阻力是指来自气体流经呼吸道时，气体分子间和气体分子与气道之间的摩擦，是非弹性阻力的主要成分，占非弹性阻力的80%～90%。一般情况下，呼吸道阻力虽然仅占呼吸总阻力的1/3左右，但是呼吸道阻力增加却是临床上通气障碍最常见的病因。

影响呼吸道阻力的因素，主要有呼吸道口径、气流速度和气流形式。呼吸道阻力与气道半径4次方成反比，因此，当呼吸道口径减小时，呼吸道阻力显著增大，可出现呼吸困难。呼吸道阻力与气体流速成正比，如其他条件不变，气流速度越快，阻力越大。气流形式有层流和涡流。层流阻力小，涡流阻力大。在气流太快或呼吸道管腔不规则时易发生涡流，导致气道阻力增大。如气管内有异物、黏液或渗出物时，可用排痰、清除异物或减轻黏膜肿胀等方法减少涡流，从而降低呼吸道阻力。

呼吸道管壁平滑肌接受交感神经和迷走神经支配。交感神经兴奋时，呼吸道平滑肌舒张，气道口径扩大，气道阻力降低；迷走神经兴奋时，呼吸道平滑肌收缩，气道口径缩小，气道阻力增大。此外，某些体液因素也影响气道平滑肌的舒缩，如儿茶酚胺可使平滑肌舒张，气道阻力降低；组胺、5-羟色胺、缓激肽等则可引起呼吸道平滑肌强烈收缩，气道阻力升高。

二、肺通气功能的评价

肺通气是呼吸过程的一个重要环节。评价人体肺通气功能，不仅可以明确是否存在肺通气功能受损及其损伤程度，还可以鉴别肺通气功能降低的类型，帮助诊断疾病。

（一）肺容积和肺容量

1.肺容积 是指肺内气体的容积。包括潮气量、补吸气量、补呼气量和余气量四种互不重叠的基本肺容积。

（1）潮气量 平静呼吸时，每次吸入或呼出的气量称为潮气量。正常成人平静呼吸时为0.4～0.6L，平均约为0.5L。用力呼吸时，潮气量增大。

（2）补吸气量 平静吸气末再尽力吸气，所能增加的吸入气量，称为补吸气量或吸气贮备量。正常成人为1.5～2.0L。补吸气量反映吸气贮备能力。

（3）补呼气量 平静呼气末再尽力呼气，所能增加的呼出气量，称补呼气量或呼气贮备量。正常成人为0.9～1.2L。补呼气量反映呼气贮备能力。

（4）余气量　最大呼气后，肺内仍残留有不能呼出的气量，称为余气量或残气量。只能用间接方法测定，正常成人为1.0～1.5L。余气量过大，表示肺通气功能不良。支气管哮喘和肺气肿患者，余气量增加。此外，老年人因肺弹性减弱和呼吸肌力量衰退，余气量也比青壮年大。

2.肺容量　是指基本肺容积中两项或两项以上的联合气量。包括深吸气量、功能余气量、肺活量和肺总量（图5-5）。

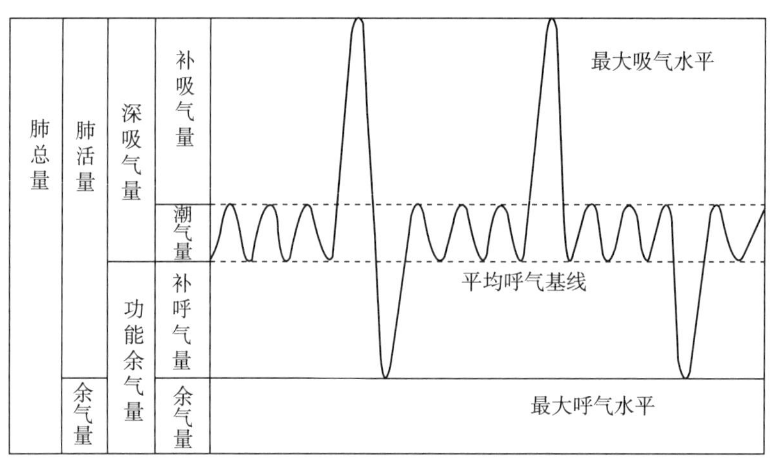

图5-5　肺容积与肺容量示意图

（1）深吸气量　从平静呼气末做最大吸气时所能吸入的气量为深吸气量，它是潮气量和补吸气量之和，是衡量最大通气潜力的重要指标。深吸气量大，表示吸气贮备能力大。胸廓、胸膜、肺组织及呼吸肌若发生病变，可使深吸气量减少而降低最大通气潜力。

（2）功能余气量　平静呼气末仍存留于肺内的气量，称为功能余气量，是补呼气量与余气量之和。正常成人约为2.5L。其意义在于缓冲呼吸过程中肺泡气氧分压（PO_2）和二氧化碳分压（PCO_2）的变化幅度，有利于肺换气。当肺弹性回缩力降低（如肺气肿）时，功能余气量增大；肺弹性阻力增大（如肺纤维化）时，功能余气量减小。

（3）肺活量　一次最深吸气后再尽力呼气，所能呼出的最大气量称为肺活量，它是潮气量、补吸气量和补呼气量三者之和。正常成年男性平均约为3.5L，女性约为2.5L。肺活量的大小反映一次呼吸时最大通气能力，是肺静态通气功能的一项重要指标，可在一定程度上用于评价肺通气功能。但是，由于肺活量的数值与身材大小、性别、年龄、呼吸肌强弱等有关，有较大的个体差异，故只宜作自身比较。

（4）用力呼气量　由于测定肺活量时，不限制呼气的时间，所以不能充分反映肺组织的弹性状态和气道的通畅程度，即通气功能的好坏。如某些患者肺组织弹性降低或呼吸道狭窄，通气功能已经受到损害，但是如果延长呼气时间，所测得的肺活量仍是正常的。因此，提出用力呼气量（FEV），也称时间肺活量，用来反映一定时间内所能呼出的气量。时间肺活量是在一次最深吸气后，用力尽快呼气，计算第1秒、第2秒、第3秒末呼出气量占其肺活量的百分数。正常成人第1秒、第2秒、第3秒末呼出的气量分别为其肺活量的83%、96%、99%，其中第1秒末的用力呼气量（FEV_1）最有意义。用力呼气量是一种动态指标，它不仅能反映肺活量的大小，还能反映呼吸阻力的变化，是评价肺通气功能的较理想指标。肺弹性降低或阻塞性呼吸系统疾病时，往往需要5～6秒或更长的时间才能呼出全部肺活量，故时间肺活量显著降低。

（5）肺总量　是指肺可容纳的最大气体量。其大小因性别、年龄、身材和锻炼情况而异。成年男子平均约为5.0L，女子约为3.5L。肺总量是由潮气量、补呼气量、补吸气量及余气量四部分组成。

临床链接

肺通气功能障碍

肺通气功能障碍可分为3种类型：限制性通气功能障碍、阻塞性通气功能障碍和混合性通气功能障碍。限制型通气功能障碍是由于某些致病因素导致肺的胀缩受到限制而引起的通气功能障碍，临床主要表现为肺活量、深吸气量降低，常见于肺纤维化、气胸和胸腔积液等疾病。阻塞型肺通气功能障碍是由于某些致病因素导致气道阻塞而引起的通气障碍，临床主要表现为最大通气量、用力呼气量降低，常见于慢性支气管炎、晚期支气管哮喘、肺气肿等疾病。混合型通气功能障碍是两种通气功能障碍同时存在。

（二）肺通气量

肺通气量是指单位时间内吸入或呼出肺的气体总量，包括每分通气量和肺泡通气量。

1.每分通气量　每分钟吸入或呼出肺的气体总量，称为每分通气量。即：

$$每分通气量=潮气量\times 呼吸频率$$

正常成人平静呼吸时，呼吸频率每分钟为12～18次，潮气量约为500ml，则每分通气量为6.0～9.0L。

每分通气量随性别、年龄、身材和活动量不同而有差异。剧烈运动和从事重体力劳动时，每分通气量增大，可达70.0L以上。为便于比较，最好在基础条件下测定，并以每平方米体表面积为单位来计算。通常把最大限度地做深而快的呼吸时，每分钟吸入或呼出的气量，称为最大随意通气量。最大随意通气量能反映单位时间内呼吸器官发挥最大潜力后，所能达到的最大量，它是评价一个人能进行多大运动量的一项重要指标，一般可达70～150L/min。

最大随意通气量与每分平静通气量之差值，占最大随意通气量的百分数，称为通气贮量百分比，它反映通气功能的贮备能力。正常人在93%以上，若＜70%，则表明通气贮备功能不良

$$通气储量百分比=\frac{最大随意通气量-每分平静通气量}{最大随意通气量}\times 100\%$$

2.肺泡通气量　也称为有效通气量，是指每分钟吸入肺泡，且能进行气体交换的新鲜空气量。每次吸入的气体，一部分停留在呼吸道内，不能进行气体交换，这称为解剖无效腔，其容量在正常成人约150ml；还有一部分进入肺泡内的气体，也可因重力原因使血流在肺内分布不均而未能进行气体交换，这部分称为肺泡无效腔。解剖无效腔与肺泡无效腔合称为生理无效腔。健康人平卧时，肺泡无效腔接近于零，则生理无效腔等于或接近于解剖无效腔。

因此，为了计算真正有效的气体交换量，应以肺泡通气量为准。即：

肺泡通气量=（潮气量–无效腔气量）× 呼吸频率

通常解剖无效腔容积固定，肺泡通气量主要受潮气量和呼吸频率的影响。由表5–1可知，在潮气量减半和呼吸频率加倍或潮气量加倍而呼吸频率减半时，肺通气量保持不变，但是肺泡通气量却发生明显变化。因此，在一定范围内，深而慢的呼吸比浅而快的呼吸气体交换效率高。

表5–1　不同呼吸形式时的肺泡通气量

呼吸形式	每分通气量（ml/min）	肺泡通气量（ml/min）
平静呼吸	500 × 12=6000	（500–150）× 12=4200
浅快呼吸	250 × 24=6000	（250–150）× 24=2400
深慢呼吸	1000 × 6=6000	（1000–150）× 6=5100

第二节　气体的交换

一、气体交换的原理

呼吸过程中，气体交换包括肺换气和组织换气。肺换气是指肺泡与肺泡毛细血管之间O_2和CO_2的交换，组织换气是指血液与组织细胞之间O_2和CO_2的交换。虽然两种换气部位不同，但换气原理基本相同，都是以物理扩散方式通过生物膜实现。

（一）气体的分压差

大气是由O_2、CO_2、N_2等多种气体组成的混合气体，其总压力在海平面约为760mmHg。在混合气体的总压力中，某种气体分子运动所产生的压力称为该气体的分压。其数值与该气体在混合气体中所占体积分数成正比。混合气体中各组成气体分子的扩散只与该气体的分压差有关，即从分压高处向分压低处扩散，而与总压力和其他气体的分压差无关。分压差大，扩散快，扩散速率大；反之，分压差小则扩散速率小。安静状态下肺泡气、血液、组织中的PO_2和PCO_2大小见表5–2。

表5-2　O_2和CO_2在各处的分压　　单位：mmHg（kPa）

	海平面大气	肺泡气	动脉血	静脉血	组织
O	159（21.2）	104（13.9）	100（13.3）	40（5.3）	30（4.0）
CO_2	0.3（0.04）	40（5.3）	40（5.3）	46（6.1）	50（6.7）

（二）气体的分子量和溶解度

根据物理学原理，无论气体是处于气体状态还是溶解于液体当中，气体分子总是由分压高处向分压低处移动，直至两处压力相等，这种过程称为扩散。单位时间内气体扩散的量称为气体扩散速率。气体扩散速率与分压差有关，还与气体分子量和溶解度有关，其计算公式如下。

$$\text{气体扩散速率（D）} \propto = \frac{\text{分压差} \times \text{溶解度}}{\sqrt{\text{分子量}}}$$

气体扩散速率除与该气体的分压差、溶解度成正比外，还与该气体分子量平方根成反比。在温度、扩散面积和扩散距离恒定的情况下，肺泡与静脉血之间O_2分压差是CO_2分压差的10倍；O_2和CO_2在血浆中的溶解度分别是2.14ml和51.5ml；CO_2溶解度是O_2的24倍。根据以上公式，综合计算，CO_2的扩散速率比O_2的扩散速率大约快2倍。因此，CO_2比O_2更容易扩散，临床上缺氧比CO_2潴留更常见，呼吸困难的患者往往先出现缺氧。

二、气体交换的过程

（一）肺换气

1.肺换气的过程　在呼吸膜两侧，由于肺泡气的PO_2（104mmHg）远高于静脉血的PO_2（40mmHg），而肺泡气的PCO_2（40mmHg）低于静脉血的PCO_2（46mmHg）。因此，当肺动脉的静脉血流经肺毛细血管时，在分压差的推动下，O_2由肺泡扩散入血液，CO_2由静脉血扩散入肺泡，完成肺换气。结果使静脉血变成含O_2较多、CO_2较少的动脉血。O_2和CO_2均为脂溶性物质，因此，肺泡处的扩散都极为迅速，肺换气仅需0.3秒即可完成。通常情况下，血液流经肺毛细血管的时间约0.7秒。所以，当血液流经肺毛细血管全长约1/3时，已基本上完成交换过程（图5-6），可见肺换气有很大的储备能力。

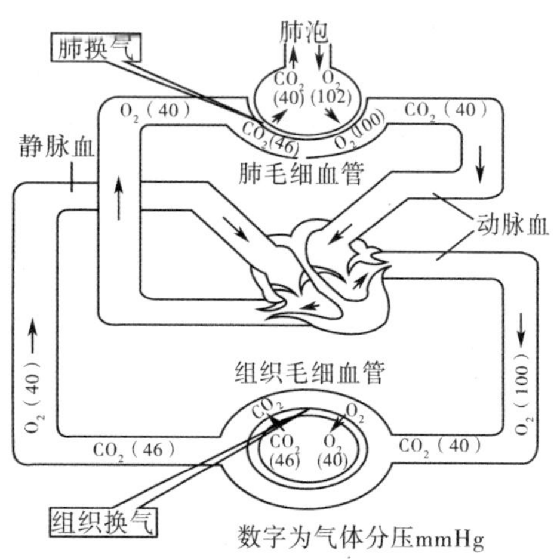

图5-6　气体交换示意图

2.影响肺换气的因素　凡影响气体扩散速率的因素都可影响肺换气。此外，肺换气还受呼吸膜的面积和厚度、肺通气/血流比值的影响。

（1）呼吸膜的面积和厚度　呼吸膜指的是肺泡腔与肺毛细血管腔之间的膜，它由六层结构组成，即含有表面活性物质的液体层、肺泡上皮细胞层、肺泡上皮基膜层、肺泡与毛细血管之间的间质、毛细血管基膜层、毛细血管内皮细胞层（图5-7）。正常呼吸膜非常薄，平均厚度不足1 μm，有的部位只有0.2 μm，气体分子很容易通过。在病理情况下，任何使呼吸膜增厚或扩散距离增大的疾病，都会降低扩散速率，减少扩散量，如肺纤维化、肺水肿等。特别是运动后，由于血流加速，缩短了气体在肺部的交换时间，这时呼吸膜的厚度或扩散距离的改变对肺换气的影响显得更加突出。

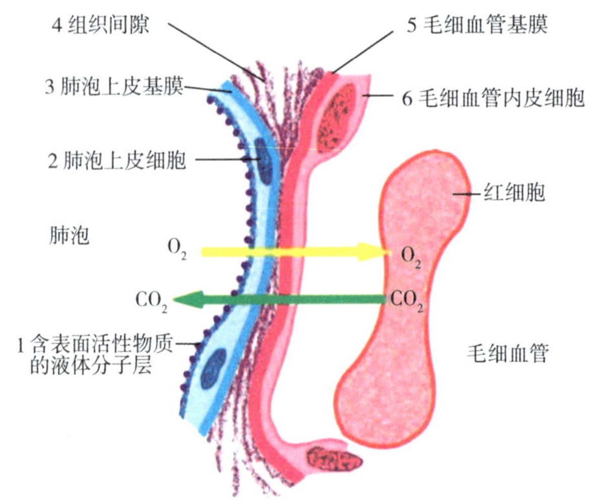

图 5-7　呼吸膜结构示意图

正常人的肺约有3亿个肺泡，呼吸膜的总扩散面积约为70m^2，平静呼吸时，可供气体交换的呼吸膜面积仅约40m^2，故有相当大的储备面积。运动时，因肺毛细血管开放数量和开放程度增加，扩散面积也增大，可达60～70m^2。肺不张、肺实变、肺气肿或肺毛细血管阻塞均可使呼吸面积减少，气体扩散量减少。

（2）肺通气/血流比值　是指每分肺泡通气量（V_A）与肺血流量（Q）之间的比值。正常成人安静时，每分肺泡通气量4.2L/min，肺血流量为5L/min，V_A/Q=4.2/5.0=0.84。此时，肺泡通气量与肺血流量配合适当，气体交换效率最高，静脉血流经肺毛细血管时，将全部变为动脉血（图5-8，A）。

如果V_A/Q比值增大，说明肺通气过度或肺血流量不足，多见于部分肺泡血流量减少。如部分肺血管栓塞（图5-8，B），使相对过多的肺泡气不能与足够的血液充分交换，导致肺泡无效腔增大，尽管此时肺通气正常，气体交换效率也会降低。如果V_A/Q比值减小，说明肺通气不足或肺血流量过多，多见于部分肺泡通气不良。如支气管痉挛（图5-8，C）时，使相对过多的血流量流经通气不良的肺泡，不能充分进行气体交换，形成了功能性动-静脉短路。此时，虽然肺血流量正常，但实际进行气体交换的血量减少，换气效率也降低。

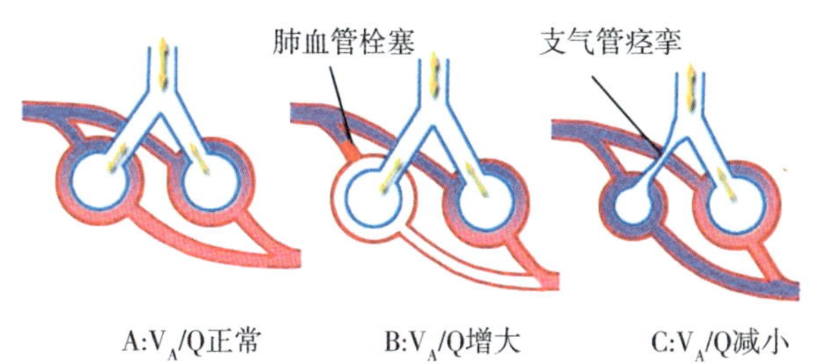

图 5-8 通气 / 血流比值变化示意图

（二）组织换气

在组织中，由于细胞有氧代谢不断地消耗O_2，产生CO_2，故组织中PO_2较低，而PCO_2较高。当动脉血液流经组织毛细血管时，在分压差的推动下，O_2由血液扩散入组织细胞，CO_2则从组织细胞扩散入血液，完成组织换气（图5-6）。结果使动脉血变成含O_2较少、CO_2较多的静脉血。

第三节 气体在血液中的运输

O_2和CO_2在血液中的运输方式有物理溶解和化学结合两种，物理溶解的气体量少，化学结合的气体量多。但是，气体必须先在血液中溶解后，才能发生化学结合，故物理溶解是实现化学结合运输所必需的环节。

一、氧的运输

（一）O_2与Hb的结合

氧气在血液中的溶解度较低，在动脉血的PO_2为100mmHg时，每100ml血液中仅溶解0.3ml的O_2，约占血液运输O_2总量的1.5%，大部分O_2进入红细胞与血红蛋白（Hb）结合来运输。正常成人每100ml动脉血Hb结合的O_2约为19.5ml，约占运输总量的98.5%。

Hb分子由一个珠蛋白和四个血红素构成。每个血红素含一个Fe^{2+}，Fe^{2+}能与O_2进行可逆性结合，形成氧合血红蛋白（HbO_2）而运输。O_2和Hb的结合能力很强，但它们结合时其中的铁离子并没有电子的转移，故不属于氧化，而是氧合反应。O_2和Hb是结合还是解离，取决于血液中PO_2的高低。当血液流经PO_2高的肺部时，Hb与O_2结合，形成HbO_2；当血液流经PO_2低的组织时，HbO_2迅速解离，释放O_2，成为去氧Hb。以上过程可用下式表示：

$$Hb + O_2 \underset{PO_2\text{低（组织）}}{\overset{PO_2\text{高（肺部）}}{\rightleftharpoons}} HbO_2$$

氧合血红蛋白呈鲜红色，去氧血红蛋白呈紫蓝色，当体表毛细血管床血液中去氧血红蛋白含量达50g/L以上时，皮肤、黏膜呈青紫色，称为发绀。人体缺氧时一般表现出发绀，但是也有例外，例如，某些严重贫血患者，因其血液中血红蛋白含量大幅减少，人体虽有缺氧，但由于去氧血红蛋白达不到50g/L血液，所以也不出现发绀。反之，某些红细胞增多的人（如高原型红细胞增多症），血液中血红蛋白含量大大增多，人体即使不缺氧，由于去氧血红蛋白超过50g/L血液，也可出现发绀。此外，由于CO与血红蛋白的亲和力是O_2的210倍，因此，当CO中毒时，大量形成一氧化碳血红蛋白（HbCO），使血红蛋白失去与O_2结合的能力，也可造成人体缺氧。但此时去氧血红蛋白并不增多，患者可不出现发绀，而是出现HBCO特有的樱桃红色。

1分子Hb可以结合4分子O_2。在足够的氧分压下（≥100mmHg），1g Hb可以结合约1.34ml的O_2。每100ml血液中血红蛋白所能结合的最大氧量，称为血氧容量也称氧容量。氧容量受Hb浓度的影响。每100ml血液的实际含氧量，称为氧含量。氧含量占氧容量的百分数，称为血氧饱和度（SaO_2），简称氧饱和度。通常用血氧饱和度表示血液含氧的多少，经过计算，得出动脉血氧饱和度约为98%，静脉血氧饱和度约为75%。

（二）氧解离曲线及其影响因素

1.氧解离曲线 以氧分压为横坐标，Hb氧饱和度为纵坐标，所得到的两者之间的关系曲线称为氧合血红蛋白解离曲线，简称氧解离曲线。该曲线既表示不同PO_2下O_2与Hb的分离情况，也反映出不同PO_2时O_2与Hb的结合情况。在一定范围内，血氧饱和度与氧分压呈正相关，但并非完全的线性关系，而是呈近似S形的曲线（图5-9）。

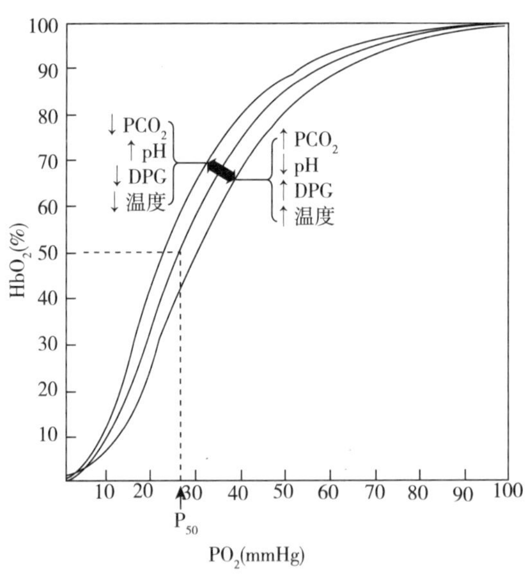

图5-9 氧解离曲线及其影响因素

氧解离曲线的特点及意义：①上段曲线较平坦，相当于PO_2在60～100mmHg之间的血氧饱和度，是反映Hb和O_2结合的部分。表明PO_2在这个范围变化时，血氧饱和度变化很小。如当PO_2为100mmHg时，血氧饱和度为98%；当PO_2为80mmHg时，血氧饱和度仍有96%。因此，在高原、高空或轻度呼吸功能不良时，只要PO_2≥60mmHg，血氧饱和度仍能保持在90%以上，血液仍可携带足够量的O_2，不致发生明显的低氧血症。②中段曲线较陡，相当于PO_2在40～60mmHg之间时的血氧饱和度，是反映Hb释放O_2的部分。表明血液流经组织后，PO_2由100mmHg下降到40mmHg，血氧饱和度由98%下降到75%，血氧含量由194ml/L血液降至144ml/L血液，意味着每升血液可释放50ml的O_2，其生理意义是血液流经组织时可释放适量的O_2，保证安静状态下组织代谢的需氧量。③下段坡度最陡，相当于PO_2 15～40mmHg之间时的血氧饱和度，该段反映Hb与O_2解离的部分。表明当PO_2稍有降低，HbO_2就可释放大量的O_2。在组织活动加强时，耗氧增加，可促使HbO_2进一步大量解离，PO_2进一步下降到15mmHg，血氧饱和度降至22%左右，血氧含量只有44ml/L血液，说明每升血液能供给组织约150ml的O_2，为安静时的3倍。可见该段曲线代表O_2的储备，能适应组织活动增强时机体对O_2的需求。

2.影响氧解离曲线的因素　通常用P_{50}表示Hb对O_2的亲和力。P_{50}是血氧饱和度为50%时的PO_2，约为3.5kPa（26.5mmHg）。P_{50}增大，氧解离曲线右移，表明Hb和O_2亲和力降低，有利于O_2的释放；P_{50}减小，氧解离曲线左移，表示Hb和O_2亲和力增强，不利于O_2的释放。氧解离曲线可因血液pH值、PCO_2、温度、2，3–二磷酸甘油酸含量的变化而发生偏移。

（1）pH和PCO_2　pH降低或PCO_2升高，Hb对O_2亲和力降低，P_{50}增大，曲线右移；反之，曲线左移。酸度对Hb氧亲和力的这种影响称为波尔效应。波尔效应的机制与pH改变时Hb的构型发生变化有关。波尔效应具有重要的生理意义，它既有利于肺泡毛细血管血液中Hb和O_2的结合，又有利于组织毛细血管血液中释放O_2。当血液流经肺时，CO_2从血液向肺泡扩散，血液PCO_2下降，H^+浓度降低，使Hb对O_2的亲和力增大，血液结合的O_2量增加；当血液流经组织时，CO_2从组织扩散进入血液，血液PCO_2和H^+浓度升高，Hb对O_2的亲和力降低，曲线右移，促进HbO_2解离，向组织释放O_2。

（2）温度　温度升高，曲线右移，Hb和O_2亲和力降低，因而机体运动或发热时，组织代谢增强，此时HbO_2可释放更多的O_2供组织利用；反之，温度下降（如低温麻醉）则曲线左移，Hb和O_2亲和力增高，不利于O_2的释放和利用。因此，临床上实施低温麻醉时，应避免温度过低造成组织缺氧。

（3）2，3–二磷酸甘油酸（2，3–DPG）　血液中2，3–DPG是红细胞糖酵解的产物。2，3–DPG浓度升高时，Hb和O_2亲和力降低，曲线右移；反之，Hb和O_2亲和力增强，曲线左移。

二、二氧化碳的运输

CO_2在血液中的运输形式也是物理溶解和化学结合两种形式。其中物理溶解的CO_2仅占血液中CO_2总量的5%，化学结合占95%。化学结合中以碳酸氢盐形式运输的占88%，以氨基甲酸血红蛋白形式运输的占7%。

（一）碳酸氢盐的形式

组织细胞生成的CO_2先扩散入血浆，然后迅速扩散入红细胞，在碳酸酐酶的作用下，CO_2与H_2O结合形成H_2CO_3，H_2CO_3又解离生成H^+和HCO_3^-。红细胞内生成的HCO_3^-小部分与红细胞内的K^+结合成$KHCO_3$，大部分扩散入血浆与Na^+结合生成$NaHCO_3$。与此同时，为了保持红细胞内外电荷的平衡，血浆中的Cl^-就向红细胞内扩散，这种现象称为氯转移。氯转移可避免HCO_3^-在细胞内堆积，有利于CO_2的运输。红细胞膜对正离子（如H^+）通透性极低，因此，H_2CO_3解离出的H^+不能伴随HCO_3^-外移，在红细胞内与HbO_2结合，形成HHb，同时释放出O_2。由此可见，进入血浆的CO_2最后主要以$NaHCO_3$形式在血浆中运输（图5-10）。

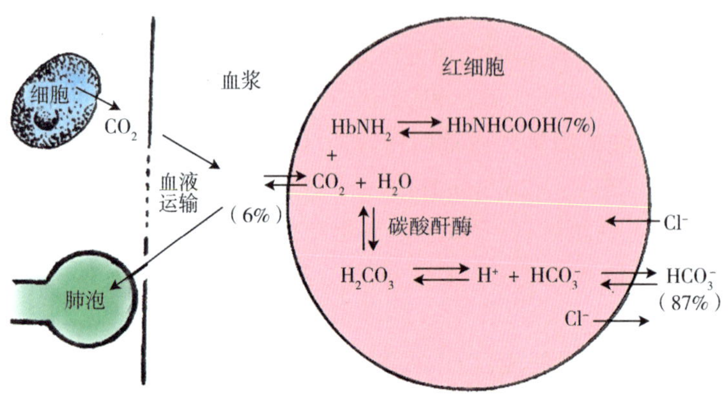

图5-10　CO_2在血液中的运输示意图

上述反应是可逆反应，反应的方向取决于PCO_2的高低。当静脉血流到肺泡时，肺泡内PCO_2较低，反应向相反方向进行，即HCO_3^-自血浆进入红细胞，在碳酸酐酶的作用下形成H_2CO_3，再解离出CO_2。CO_2扩散入血浆，然后扩散入肺泡，排出体外。

（二）氨基甲酸血红蛋白的形式

进入红细胞中的CO_2还能直接与Hb的氨基结合，形成氨基甲酸血红蛋白（HbNHCOOH），又称碳酸血红蛋白。这一反应不需要酶的催化，反应迅速，并且是一种可逆反应。该反应主要受氧合作用的影响。HbO_2与CO_2结合形成HbNHCOOH的能力比去氧Hb的小。当动脉血流经组织时，HbO_2解离释放出O_2，变成去氧Hb，与CO_2结合生成HbNHCOOH；在肺部，由于HbO_2形成，迫使已结合的CO_2解离，从血浆逸出，并扩散入肺泡。

$$HbNH_2O_2 + CO_2 \underset{（肺部）}{\overset{（组织）}{\rightleftharpoons}} HbNHCOOH + O_2$$

以氨基甲酸血红蛋白形式运输的CO_2，约占运输总量的7%，但在肺部排出的CO_2总量中，约有18%是由氨基甲酸血红蛋白所释放，这种形式的运输对CO_2的排出有重要意义。

可见，O_2和CO_2在血液中的运输是沟通肺换气和组织换气的重要中间环节，其主要形式是化学结合。O_2与Hb的可逆结合是O_2在血液中运输的主要形式，CO_2则主要以碳酸氢盐的形式在血浆中运输。由于碳酸氢盐是体内重要的碱贮备，因此，肺在完成呼吸功能的同时，还具有调节体内酸碱平衡的作用。

第四节 呼吸运动的调节

案例解析

案例5-1

李某，男，68岁，因反复咳嗽、咳痰16年，进行性呼吸困难半年余，加重伴嗜睡1天入院。患者有“慢阻肺”病史。护理体检：T 38℃，R 22次/分，BP 110/86mmHg，P110次/分。嗜睡，口唇发绀，桶状胸，肋间隙增宽，语颤减弱，叩诊呈过清音，双肺呼吸音粗，可闻及少许湿啰音。动脉血气分析：PaO_2 45mmHg、$PaCO_2$ 68mmHg。临床考虑：慢阻肺急性加重期；Ⅱ型呼吸衰竭；肺性脑病。

分析：

1.患者出现嗜睡的生理机制。

2.入院后护士给予低流量低浓度吸氧，患者症状稍缓解，试分析为什么不给患者吸纯氧？

呼吸运动是由呼吸肌舒缩活动完成的一种节律性运动。当机体内、外环境因素发生变化时，呼吸节律也会自动随之改变，从而使肺通气量与人体代谢水平相适应。呼吸节律的形成与人体代谢水平的适应，主要是通过神经系统的调节而实现的。

一、呼吸中枢与呼吸节律的形成

（一）呼吸中枢

呼吸中枢是指中枢神经系统内，与呼吸运动产生和调节有关的神经细胞群。这些细胞群广泛分布在大脑皮质、间脑、脑桥、延髓和脊髓等不同部位，形成各级呼吸中枢。脑的各级部位在呼吸节律的产生和调节中发挥着不同的作用，正常呼吸是在各级中枢的相互协调配合下进行的。

动物实验中观察到，在延髓和脊髓之间（图5-11，D平面）横断，动物的呼吸运动立即停止，并不再恢复；在中脑和脑桥之间（图5-11，A平面）横断，仅保留下位脑干（延髓与脑桥）与脊髓联系，呼吸节律无明显变化；在脑桥上、中部之间（图5-11，B平面）横断，动物的呼吸变深变慢，如再切断双侧迷走神经，吸气时间大大延长；在脑桥与延髓之间（图5-11，C平面）横断，动物出现喘息样呼吸。由此可说明，脊髓只是联系脑和呼吸肌的中继站和整合某些呼吸反射的初级中枢，延髓是产生原始呼吸节律的基本中枢，脑桥有调整延髓呼吸神经元活动的结构，主要作用是抑制吸气，使吸气向呼气转化，故称其为呼吸调整中枢。因此，正常呼吸节律是由延髓和脑桥呼吸中枢共同活动形成的。

呼吸还受脑桥以上高位中枢，如大脑皮质、边缘系统、下丘脑等的影响，尤其是大脑皮质对呼吸运动的控制作用十分强大。例如，大脑皮质可以随意控制呼吸，发动说、唱等动作，在一定限度内可以随意屏气或加强加快呼吸。因此，大脑皮质控制着随意呼吸，而不随意的、自发的节律性呼吸（自主呼吸）受下位脑干的控制。

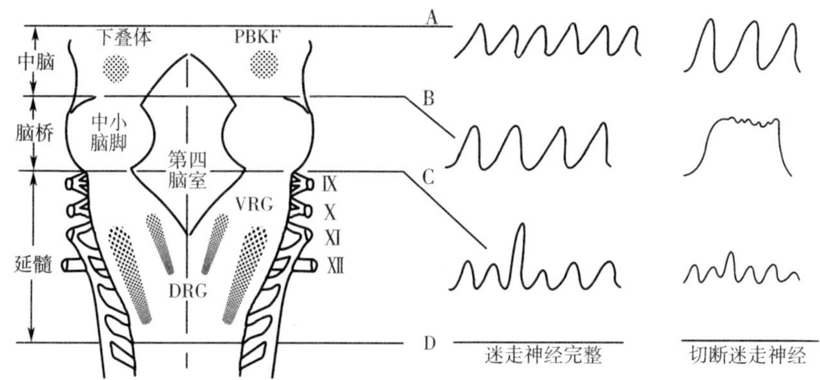

图 5-11 脑干内呼吸核团和在不同平面横断脑干后呼吸的变化（脑干背侧面）

DRG.背侧呼吸组；VRG.腹侧呼吸组；PBKF.臂旁内侧核
A、B、C、D表示不同平面横切后呼吸的变化

下丘脑、边缘系统是内脏活动的重要中枢，可引起呼吸等内脏功能的变化；另外，下丘脑、边缘系统还是心理活动的高级整合部位。因此，呼吸运动与心理活动之间也有密切的关系，心理因素可制约、调节呼吸运动。例如，人们在紧张、哭泣、叹息、发怒等心理变化过程中，呼吸频率和深度都会发生明显的变化。在临床上，人们还观察到，哮喘病患者越是恐惧、焦虑，发作就越严重，也反映出心理因素对呼吸功能的影响。

（二）呼吸节律的形成

关于呼吸节律形成的机制有多种假说。目前研究认为，正常呼吸节律的形成有两种假说：一是起步细胞学说，二是神经元网络学说。前者认为，节律性呼吸是由延髓内具有起搏样活动的神经元的节律性兴奋引起的。后者认为呼吸节律的产生依赖于延髓内呼吸神经元复杂的相互联系和相互作用。20世纪70年代提出了吸气活动发生器和吸气切断机制模型。该模型的核心是当中枢吸气活动发生器自发地兴奋时，其冲动沿轴突传出至脊髓吸气运动神经元，引起吸气动作。与此同时，发生器的兴奋通过三条途径使吸气切断机制兴奋：①加强脑桥呼吸调整中枢的活动。②增加肺牵张感受器传入冲动。③直接兴奋吸气切断机制。当吸气切断机制被激活后，以负反馈形式，切断中枢吸气活动发生器的活动，从而使吸气停止，转为呼气（图5-12）。关于呼气如何转入吸气，呼吸加强时呼气又如何成为主动的，还有待进一步研究。

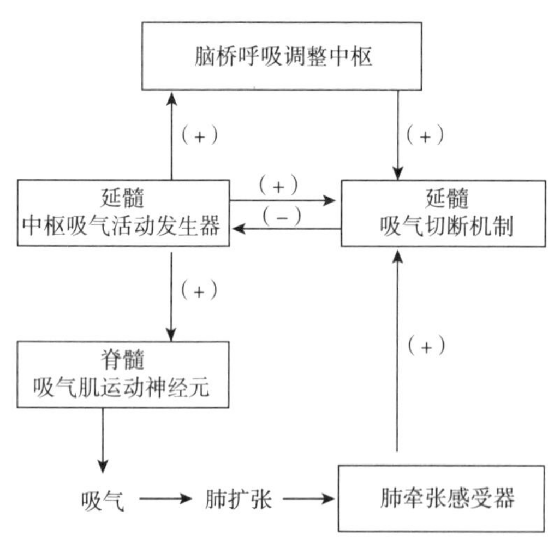

图 5-12 呼吸节律形成机制示意图

“+”表示兴奋；“-”表示抑制

二、呼吸的反射性调节

中枢神经系统接受各种感受器的传入冲动，实现对呼吸运动的反射性调节，使呼吸运动的频率、深度和形式等发生相应的改变。呼吸的反射性调节主要包括化学感受性反射、肺牵张反射和防御性反射。

（一）化学感受性反射

当动脉血、脑脊液或脑细胞外液中的PCO_2、PO_2和H^+浓度变化时，通过化学感受器反射性地改变呼吸运动，称为化学感受性反射。这一反射对维持血液中PCO_2、PO_2和H^+浓度有着十分重要的作用。

1.化学感受器 按其所在部位的不同分为外周化学感受器和中枢化学感受器。

（1）外周化学感受器 外周化学感受器指的是颈动脉体和主动脉体，它们能感受血液中PCO_2、PO_2和H^+浓度的变化。在动脉血PO_2降低、PCO_2或H^+浓度升高时受到刺激，冲动经窦神经（混入舌咽神经内）和主动脉神经（混入迷走神经内）传入延髓，兴奋呼吸中枢，反射性地引起呼吸加深加快。

（2）中枢化学感受器 位于延髓腹外侧的表浅部位，对脑脊液和局部组织液的H^+浓度变化极为敏感，但对缺氧不敏感。血液中的CO_2能迅速透过血-脑、血-脑脊液屏障进入脑脊液，与H_2O在碳酸酐酶的作用下生成H_2CO_3，H_2CO_3进一步解离出H^+，H^+刺激中枢化学感受器，兴奋延髓呼吸中枢反射性引起呼吸加深加快。而血液中的H^+不易通过血-脑屏障，故血液中H^+浓度的变化对中枢化学感受器的直接作用较小。

2. CO_2、低O_2、H^+对呼吸运动的影响

（1）CO_2对呼吸的调节 CO_2是呼吸的生理性刺激物，是调节呼吸最重要的体液因素。血液中一定浓度的CO_2是维持正常呼吸活动的重要条件。当人过度通气时，由于CO_2排除过多，血液中CO_2浓度降低可发生呼吸暂停。适当增加吸入气中CO_2浓度，PCO_2升高，使呼吸增强，表现为呼吸加深、加快，肺通气量增加。如当吸入气中CO_2含量由正常的0.04%增加到1%时，肺通气量开始增加；若吸入气中CO_2含量增加到4%时，肺通气量可增加1倍；这时通过肺通气的增人可以增加CO_2的清除，使肺泡气和动脉血PCO_2维持接近于正常水平。但若血液中PCO_2过高，＞7%时，肺通气量增大已不足以将CO_2完全清除，血液中的PCO_2将明显升高，可出现头昏、头痛等症状；当吸入气CO_2含量超过15%～20%时，呼吸被抑制，肺通气量显著下降，可出现惊厥、昏迷，甚至呼吸中枢麻痹导致呼吸停止。

CO_2刺激呼吸是通过两条途径实现的，即通过刺激中枢化学感受器和外周化学感受器反射性地引起呼吸中枢兴奋，使呼吸加深加快，肺通气量增加。CO_2刺激呼吸以刺激中枢化学感受器途径为主，约占总效应的80%。

（2）低O_2对呼吸的调节 动脉血中PO_2降低（低O_2）也可以使呼吸增强，肺通气量增多，但需血液中PO_2降至60mmHg以下时才有效应。在动物实验中观察到，若摘除动物的外周化学感受器，低O_2对呼吸的兴奋作用消失，呼吸反而抑制，说明低O_2对呼吸的兴奋作用是通过外周化学感受器而实现的。低O_2对呼吸中枢的直接作用是抑制，并随低O_2程度加重而加强，这可能是由于中枢神经系统对低O_2的耐受力低有关。在轻、中度低O_2情况下，来自外周化学感受器的传入冲动对呼吸中枢的兴奋作用，在一定程度上能抵消低O_2对呼吸中枢的抑制作用，使呼吸中枢兴奋，呼吸加强，肺通气量增加。但严重低O_2（动脉血PO_2降至40mmHg以下）时，来自外周化学感受器的兴奋作用不足以抵消低O_2对呼吸中枢的抑制作用，将导致呼吸抑制甚至停止。

因此，低O_2兴奋外周化学感受器是提高血PO_2的一个重要途径。在临床上，低O_2对呼吸的兴奋作用也有重要意义。例如，一些严重的慢性呼吸功能障碍的患者，既有低O_2，又有CO_2潴留。由于血中长期保持高浓度的CO_2，呼吸中枢对CO_2刺激的敏感性已降低，此时，低O_2刺激外周化学感受器是维持呼吸中枢兴奋性的重要因素。因此，对于此类患者不宜快速给氧，而应采取低浓度（30%～40%）持续给氧，以免突然解除低O_2的刺激作用，导致呼吸抑制。

（3）H^+对呼吸的调节　当血液中H^+浓度升高时，血浆pH值减小，呼吸加深加快，肺通气量增大；反之，当血液中H^+浓度降低时，则pH值增大，呼吸抑制，肺通气量减少。虽然中枢化学感受器对H^+的敏感性较高，约为外周化学感受器的25倍，但由于H^+不易通过血–脑屏障。因此，血液中H^+对呼吸的影响是通过外周化学感受器而实现的。

综上所述，当血液中PCO_2升高、PO_2降低和H^+浓度升高时，分别都有兴奋呼吸的作用，尤以PCO_2兴奋作用显著。整体情况下，三个因素同时存在，对呼吸的刺激作用既可因相互总和而增强，也可因相互抵消而减弱。因此，呼吸运动的改变常表现为几种因素综合作用的结果（图5–13）。例如，当血液PCO_2增高时，血液H^+浓度也会增多，两者共同作用使兴奋呼吸的作用大大增强；当血中H^+浓度增加时，呼吸增强，肺通气量增大，CO_2排出增多，血中PCO_2下降，从而抵消一部分H^+兴奋呼吸的作用；血液PO_2降低时，也可因肺通气量增加，使CO_2排出过多，结果血中PCO_2和H^+浓度均降低，使低O_2对呼吸的兴奋作用大为减弱。因此，在临床工作中，必须对各种化学因素引起的呼吸变化作全面分析，找出主要矛盾，给予恰当处理，才能获得良好的效果。

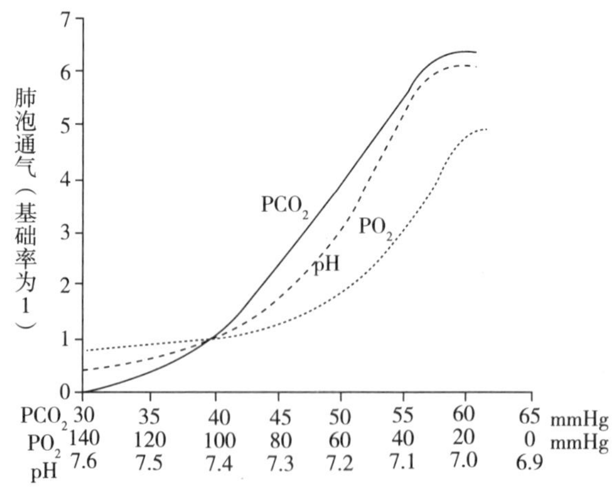

图5–13　血液中PO_2、PCO_2、pH对肺泡通气量的影响

（二）肺牵张反射

肺扩张或缩小而引起呼吸的反射性变化，称肺牵张反射，也称黑-伯反射。肺牵张感受器主要位于从气管到细支气管的平滑肌中，对牵拉刺激敏感。其反射过程是：吸气时，肺扩张，当肺内气体量达到一定容积时，牵拉支气管和细支气管的感受器，使牵张感受器兴奋，冲动经迷走神经传入延髓；在延髓内通过一定的神经联系使吸气切断机制兴奋，使吸气及时终止，转入呼气；呼气时，肺缩小，对牵张感受器的刺激减弱，迷走神经传入冲动减少，对延髓吸气神经元的抑制解除，吸气神经元兴奋，转为吸气。由此可见，肺牵张反射的生理意义是阻止吸气过深过长，促使吸气转为呼气，与脑桥呼吸调整中枢共同调节呼吸的频率与深度。

动物实验中若切断双侧迷走神经后，动物呼吸变得深而慢，这是由于失去了肺牵张反射这一负反馈调节机制所致。正常成年人只在潮气量增加至800ml以上时才会引起肺牵张反射，所以平静呼吸时，肺牵张反射并不参与呼吸调节活动。但在某些病理情况下，如肺炎、肺充血、肺水肿等，由于肺的顺应性降低，肺不易扩张，吸气时对牵张感受器的刺激作用增强，传入冲动增多，可以引起该反射，使呼吸变浅变快。

（三）防御性呼吸反射

呼吸道黏膜受到机械或化学刺激时，引起的一系列保护性呼吸反射，称为防御性呼吸反射，其中主要有咳嗽反射和喷嚏反射。

1.咳嗽反射 是常见的重要防御反射。其感受器位于喉、气管和支气管的黏膜。传入冲动经迷走神经传入延髓，触发一系列协调的反射效应。咳嗽时，先是短促的深吸气，接着声门紧闭，呼气肌强烈收缩，肺内压迅速上升；之后，突然打开声门，由于气压差极大，气体便以极高的速度从肺内冲出，将呼吸道内异物或分泌物排出。正常的咳嗽反射对呼吸道有清洁作用，但剧烈或频繁的咳嗽对人体不利。

2.喷嚏反射 与咳嗽反射类似，不同的是刺激作用于鼻黏膜感受器，传入神经是三叉神经，反射效应是悬雍垂下降，舌压向软腭，肺内气体从鼻腔急促喷出，将鼻腔中的异物清除。

思考题

课后习题

思维导图

拓展阅读

1.何谓呼吸？呼吸全过程由哪几个环节组成？
2.简述胸膜腔负压形成的生理意义。
3.分析临床上有慢性呼吸系统疾病的患者为什么给予低流量持续吸氧？

第六章 消化和吸收

PPT

学习目标

1. 掌握：消化和吸收的概念；胃液、胰液、胆汁的成分及作用；胃的运动及排空。

2. 熟悉：消化系统的神经调节作用；小肠的运动；小肠内主要营养物质的吸收。

3. 了解：胃肠激素；口腔内消化；大肠的功能。

4. 能运用知识分析理解临床胃炎、消化性溃疡、胰腺炎等发病的原因及临床药物的治疗原理。

5. 培养学生具有上医治未病的思维，养成健康的饮食习惯。

第一节 概 述

消化系统的主要生理功能是对食物进行消化和吸收，为机体新陈代谢提供必不可少的物质和能量来源。消化是食物在消化道内被分解为可吸收的小分子物质的过程。消化的方式有两种：一种是通过消化道肌肉的舒缩活动，将食物磨碎，与消化液充分混合，并将食物不断地向消化道远端推送，称为机械性消化；另一种是通过消化液中各种消化酶的作用，将蛋白质、脂肪和糖类等物质分解为小分子物质的过程，称为化学性消化。食物经消化后形成的小分子物质透过消化道黏膜，进入血液或淋巴的过程，称为吸收。消化和吸收是两个相辅相成、紧密联系的过程。不能被消化和吸收的食物残渣，最后以粪便的形式排出体外。

一、消化道平滑肌的特性

（一）消化道平滑肌的一般生理特性

在整个消化道中，除口腔、咽、食管上端和肛门外括约肌为骨骼肌外，其余部分均由平滑肌组成。消化道平滑肌具有肌组织的共同特性，如兴奋性、传导性和收缩性，但又有其自身的特点。

1. 兴奋性较低，收缩速度慢 消化道平滑肌的兴奋性较骨骼肌低。收缩的潜伏期、收缩期和舒张期所占的时间比骨骼肌长。

2. 自律性 消化道平滑肌在体外适宜的环境中，仍能进行良好的节律性收缩，但其收缩缓慢，节律性远不如心肌收缩规则。

3.紧张性　消化道平滑肌经常保持一种微弱的持续收缩状态，称为紧张性。紧张性使消化道各部分，如胃、肠等保持一定的形状和位置，紧张性还使消化道的管腔内保持一定的压力；消化道平滑肌的各种收缩活动都是在紧张性基础上发生的。

4.伸展性　消化道平滑肌有较大的伸展性，能使中空的消化器官容纳好几倍于自己原初体积的食物，这一特性具有重要的生理意义。

5.对不同刺激的敏感性不同　消化道平滑肌对电刺激不敏感，但对牵张、温度和化学刺激则特别敏感，轻微的刺激常可引起强烈的收缩。如乙酰胆碱就可使消化道平滑肌发生收缩，肾上腺素则使平滑肌发生舒张。

（二）消化道平滑肌细胞的生物电现象

消化道平滑肌细胞的生物电主要有3种类型，即静息电位、动作电位和慢波电位。

1.静息电位　消化道平滑肌细胞的静息电位不稳定，在–50～–60mV之间有一定的波动。其产生主要由K^+外流和生电性钠泵活动形成。此外，还有少量Na^+、Ca^{2+}的内流和Cl^-的外流参与。

2.慢波电位　消化道平滑肌在静息电位的基础上，自动产生的节律性去极化和复极化电位波动称为慢波。慢波频率对消化道平滑肌的收缩节律起决定性作用，故又称为基本电节律，其波幅为10～15mV，频率为3～12次/分。慢波电位起源于纵行肌和环行肌之间的间质卡哈尔细胞（ICC），它是一种间质细胞，通过缝隙彼此相连，也与平滑肌细胞相连。因此，ICC产生的电活动可以以电紧张形式传给邻近的平滑肌细胞。平滑肌细胞存在机械阈和电阈两个临界膜电位值。当慢波去极化达到或超过机械阈时，细胞内Ca^{2+}浓度增加，激活肌细胞收缩；当去极化达到或超过电阈时，则可引发动作电位使Ca^{2+}内流更多，使收缩能力进一步增强。

3.动作电位　消化道平滑肌在慢波的基础上产生动作电位。动作电位的去极化主要是Ca^{2+}的内流引起，复极化由K^+外流引起。动作电位常叠加在慢波的峰顶上，可以是单个或多个。通常慢波电位幅度越高，动作电位的频率也越高。

总之，慢波、动作电位和平滑肌收缩三者之间的关系是：在慢波的基础上产生动作电位，继而引起平滑肌收缩。慢波上出现的动作电位数目越多，肌细胞收缩就越强（图6–1）。慢波是平滑肌收缩的起步电位，是收缩节律的控制波，它决定了消化道运动的方向、节律和速度。

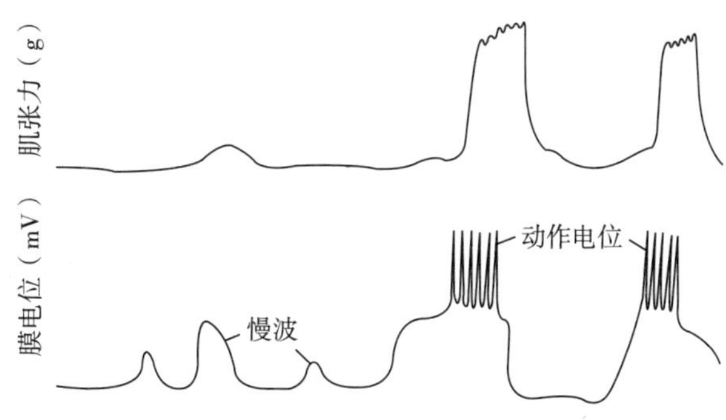

图6–1　消化道平滑肌的慢波电位、动作电位与其收缩的关系示意图

二、消化系统的神经调节

（一）自主神经系统及其作用

除口腔、咽、食管上段及肛门外括约肌受躯体神经支配外，消化道其他部位都受交感神经和副交感神经的双重支配。

1.交感神经 当交感神经兴奋时，节后纤维释放去甲肾上腺素，引起胃肠道的运动减弱，消化腺分泌减少，但使胃肠道括约肌收缩，肛门括约肌收缩。

2.副交感神经 副交感神经来自迷走神经和盆神经。支配胃肠道的副交感神经在兴奋时，节后纤维释放乙酰胆碱，引起胃肠道运动增强，消化腺分泌的消化液增多，胃肠括约肌舒张。胆碱受体拮抗剂阿托品可阻断乙酰胆碱与受体的结合，使痉挛的平滑肌松弛，从而解除胃肠道痉挛引起的绞痛。

（二）内在神经系统及其作用

消化道的内在神经系统是由存在于消化道管壁内的两种神经丛组成。一种是位于胃肠壁黏膜下神经丛；另一种是位于环行肌与纵行肌层之间的肌间神经丛。内在神经丛的多数副交感纤维是兴奋性胆碱能纤维，少数是抑制性纤维。内在神经丛的神经纤维（包括进入消化管壁的交感和副交感纤维）则把胃肠壁的各种感受器及效应细胞与神经元互相连接，起着传递感觉信息、调节运动神经元活动的作用。

总之，神经系统对胃肠功能的调节较为复杂，它是通过自主神经系统和内在神经系统相互协调统一而完成的（图6-2）。

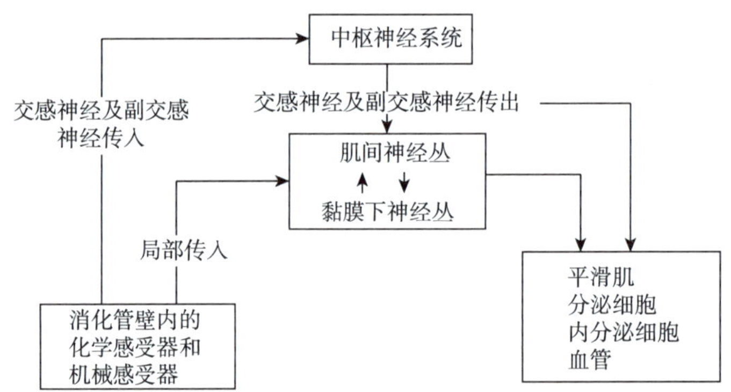

图6-2 消化系统的神经调节

三、消化系统的内分泌功能

消化系统具有重要的内分泌功能，由胃肠道黏膜的内分泌细胞合成并分泌的具有生物活性的肽类物质，统称为胃肠激素。目前发现的胃肠激素有40多种，其中对消化器官功能影响较大的胃肠激素有促胃液素、促胰液素、缩胆囊素和抑胃肽，其主要生理作用见表6-1。

表6-1　常见胃肠激素的来源、释放因素与主要生理作用

激素	来源	引起释放的主要因素	主要生理作用
促胃液素	胃窦、十二指肠G细胞	迷走神经兴奋、蛋白质的分解产物	促进胃液分泌和胃的运动、促进胰液和胆汁的分泌
促胰液素	小肠黏膜上皮S细胞	盐酸、蛋白质的分解产物	促进胰液和胆汁的分泌、抑制胃液的分泌和胃的运动
缩胆囊素	小肠黏膜上皮I细胞	盐酸、脂肪、小肠上部蛋白质分解产物	促进胆囊收缩和胆汁排放、加强促胰液素的作用
抑胃肽	小肠黏膜上皮K细胞	氨基酸、葡萄糖、脂肪酸	抑制胃液分泌和胃的运动，促进胰岛素的释放

胃肠激素的生理作用非常广泛，主要有：①调节消化腺的分泌和消化道的运动，如促胃液素促进胃酸、胰液和胆汁的分泌，促进胃和小肠的运动；促胰液素促进胰液和胆汁的分泌，抑制胃和小肠的运动。②调节其他激素的释放，如抑胃肽对胰岛素的分泌有很强的刺激作用。进食后，食物对消化道黏膜的刺激引起抑胃肽分泌，后者使胰岛素的分泌在血糖浓度尚未升高时就开始增加，这种调节对于防止餐后血糖过高具有重要意义。③营养作用，胃肠激素具有刺激消化道组织的代谢和促进生长的作用，称为营养作用。如促胃液素能刺激胃泌酸部黏膜和十二指肠黏膜的蛋白质的合成，从而促进其生长。

研究发现，许多胃肠激素不仅存在于消化道黏膜内，也存在于中枢神经系统，如生长抑素、缩胆囊素、促胃液素等。这些双重分布的肽类物质统称为脑-肠肽。

第二节　消　化

微课

案例解析

案例6-1

患者，男性，50岁。因反复发作上腹部疼痛4年，加重2天伴呕吐、黑便入院。4年前患者曾诊断为“胃溃疡”，给予奥美拉唑抗酸药物治疗后症状缓解。2天前饮酒后（白酒半斤），上述症状再发，伴恶心、呕吐，呕吐物为胃内容物，排黑便2次，约500g。自觉头晕、心慌，乏力，皮肤湿冷，遂急诊入院。查体：T 37.8℃，R 20次/分，BP 100/90mmHg，P 104次/分。表情紧张，腹软，上腹部轻度压痛，余无特殊。

分析：运用胃液的生理知识，分析该患者本次发病的机制及抗酸治疗的原理。

一、口腔内消化

（一）唾液

人口腔内有三对大的唾液腺，即腮腺、颌下腺和舌下腺。此外，还有散在的小唾

腺。唾液就是由大小唾液腺分泌的混合液。

1.唾液的性质和成分　唾液为无色、无味近中性（pH 6.6～7.1）的低渗液体。唾液中水分约占99%，主要成分有唾液淀粉酶、溶菌酶、免疫球蛋白等。此外，还有K^+、Na^+、Ca^{2+}、Cl^-、HCO_3^-等。

2.唾液的作用　①湿润口腔与溶解食物，引起味觉并易于吞咽。②清洁和保护口腔，唾液中的溶菌酶与免疫球蛋白能杀灭细菌、病毒。因此，对唾液分泌过少的患者（如临床高热的患者）要注意口腔护理。③消化作用，唾液中的唾液淀粉酶可使淀粉分解成麦芽糖。④排泄，进入人体内的某些物质可部分随着唾液排出，如铅、汞、狂犬病毒等。

3.唾液分泌的调节　唾液分泌的调节是神经反射性调节，包括非条件反射和条件反射两种。引起非条件反射性唾液分泌的刺激是食物对口腔机械的、化学的和温度的刺激。在这些刺激的影响下，口腔黏膜和舌的神经末梢（感受器）兴奋，发放神经冲动沿传入神经纤维到达中枢，再由传出神经到唾液腺，引起唾液分泌。唾液分泌的初级中枢在延髓，传出神经包括副交感神经和交感神经，以前者为主。副交感神经兴奋其末梢释放乙酰胆碱，作用于M受体促使唾液腺分泌大量稀薄的唾液。因此，用M受体阻断剂阿托品，能抑制唾液分泌，而用乙酰胆碱或其类似药物可引起唾液分泌。

人在进食时，食物的形状、颜色、气味，以及进食的环境、语言与文字引起的感官刺激等都能形成条件反射，引起唾液分泌，如“望梅止渴”。成年人的唾液分泌，通常都包括条件反射和非条件反射。

（二）咀嚼与吞咽

1.咀嚼　通过咀嚼运动对食物进行机械性消化。咀嚼是由各咀嚼肌有顺序地收缩所组成复杂的反射性动作。咀嚼肌是骨骼肌，受意识支配。咀嚼还使食物与唾液充分混合，以形成食团，便于吞咽。

2.吞咽　吞咽是一种复杂的反射性动作，它使食团从口腔进入胃。根据食团在吞咽时所经过的部位，可将吞咽动作分为下列3期。①口腔期：食团由口腔到咽的过程，这是在大脑皮层控制下的随意运动，通过舌肌、下颌舌骨肌的收缩，把食团推向咽部。②咽期：食团由咽到食管上端的过程，这是通过一系列急速的反射活动而实现。由于食团刺激了软腭部的感受器，反射性引起一系列肌肉的收缩，结果使软腭上升，咽后壁前压，封闭了鼻咽通路。声带内收，喉头升高并向前紧贴会厌，封闭了咽与气管的通路。呼吸暂时停止。由于喉头前移，食管上口张开，食团就从咽被推入食管。③食管期：食团沿食管下行至胃，这是由食管肌肉的蠕动而实现，表现为食团的上端食管环行肌收缩，食团下端食管环行肌舒张，这样食团就很自然地被推送前进（图6-3）。蠕动是消化道平滑肌按顺序收缩和舒张，并向前推进的波形运动，是消化道平滑肌共有的一种运动形式。

在食管和胃之间，虽然在解剖上并不存在括约肌，但用测压法可观察到，在食管与胃贲门连接处，有一段长为4～6cm的高压区，其内压力比胃内压高5～10mmHg。因

此，在正常情况下，可阻止胃内容物逆流入食管，起到生理性括约肌作用，通常将这一段食管称为食管下括约肌。如食管下括约肌张力减弱，可造成胃液反流入食管，损伤食管黏膜；反之，可造成吞咽困难。

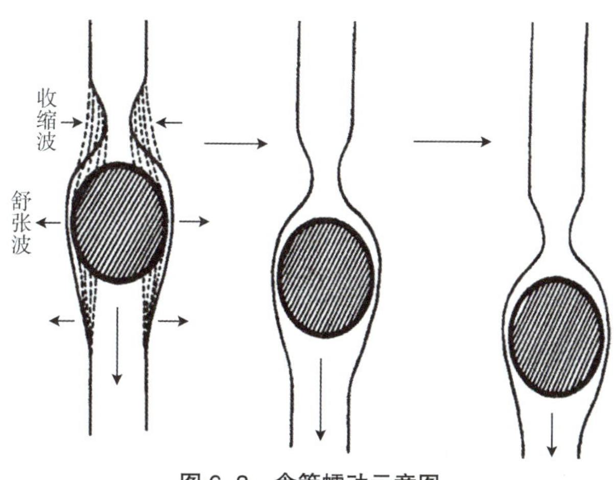

图 6-3 食管蠕动示意图

二、胃内消化

胃是消化道中最膨大的部分，具有暂时储存食物和消化食物的功能。成人胃的容量一般为1～2L，通过胃液的化学性消化和胃的运动，促使胃内食团形成食糜，并进入十二指肠。

（一）胃液及其作用

1.胃液的性质和成分 纯净的胃液是一种无色酸性的液体，pH为0.9～1.5。正常人每日分泌的胃液量为1.5～2.5L。胃液的成分除水分外，主要有盐酸、胃蛋白酶原、黏液、HCO_3^-和内因子。

（1）盐酸 胃液中的盐酸也称胃酸，由胃黏膜壁细胞分泌，其存在形式有游离酸和结合酸两种。正常人空腹时盐酸排出量，称为基础酸排出量，为0～5mmol/h。在食物或药物（胃泌素或组胺）的刺激下，盐酸排出量可进一步增加。正常人的盐酸最大排出量可达20～25mmol/h，男性分泌的盐酸多于女性；盐酸的排出量能反映胃的分泌能力，主要取决于壁细胞的数量，也与壁细胞的功能状态有关。

胃液中H^+的最大浓度可达150mmol/L，比血液中H^+的浓度高三、四百万倍，因此，壁细胞分泌H^+是逆浓度梯度进行的，是一种主动分泌过程（图6-4）。H^+借助存在于壁细胞上分泌小管膜上的H^+-K^+-ATP酶（又叫质子泵）的作用，被主动地转运入小管腔内。壁细胞代谢产生的CO_2和由血浆中摄取的CO_2可迅速地形成H_2CO_3，H_2CO_3随即又解离为H^+和HCO_3^-，H^+与OH^-中和生成水，壁细胞不至于因为OH^-蓄积而导致pH升高。随着H^+的分泌，壁细胞胞质中的HCO_3^-有升高的趋势，而HCO_3^-在壁细胞的基底膜侧与Cl^-交换进入血液，与Na^+形成$NaHCO_3$，从而提高血浆和尿液的pH。与HCO_3^-交换而进入壁细胞内的Cl^-则通过分泌小管膜上特异性的Cl^-通道进入小管腔，与H^+形成HCl。

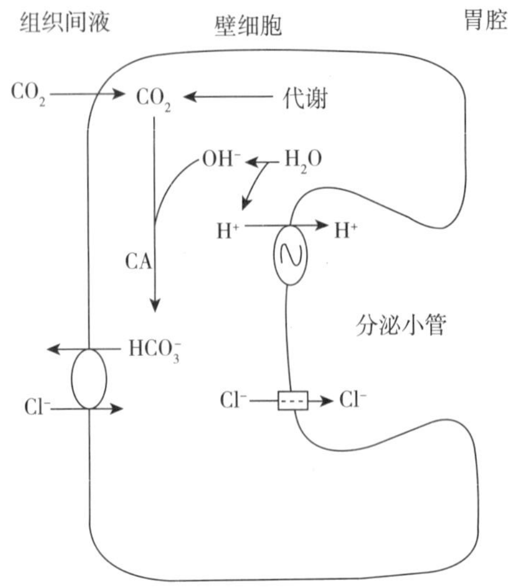

图 6-4　壁细胞分泌盐酸的基本过程（CA：碳酸酐酶）

盐酸的作用有：①可杀死随食物进入胃内的细菌。②盐酸还能激活胃蛋白酶原，使之转变为有活性的胃蛋白酶，并为胃蛋白酶提供适宜的酸性环境。③盐酸进入小肠后，可引起促胰液素的释放，从而促进胰液、胆汁和小肠液的分泌。④盐酸所造成的酸性环境，有助于小肠对铁和钙的吸收。

（2）胃蛋白酶原　胃蛋白酶原是由主细胞合成的，分泌入胃腔内的胃蛋白酶原在胃酸的作用下，转变为具有活性的胃蛋白酶，已激活的胃蛋白酶对胃蛋白酶原也有激活作用。胃蛋白酶的功能是分解食物中的蛋白质为际和胨，以及少量的多肽和氨基酸。胃蛋白酶只有在酸性较强的环境中才能发挥作用，其最适pH为2.0～3.5，当pH＞5时便失活。

（3）黏液和碳酸氢盐　胃的黏液是由表面上皮细胞、泌酸腺的黏液颈细胞，贲门腺和幽门腺共同分泌的，其主要成分为糖蛋白。黏液具有较高的黏滞性和形成凝胶的特性，覆盖在正常胃黏膜表面，形成一个厚约500 μm的凝胶层，具有润滑作用，可减少粗糙食物对胃黏膜机械性损伤。

胃内HCO_3^-主要是由胃黏膜的非泌酸细胞分泌的，仅有少量的HCO_3^-是从组织间液渗入胃内的。研究表明，在胃腔内的H^+向黏液深层弥散时，与胃黏膜上皮细胞分泌的HCO_3^-相遇而发生中和。因此，由黏液和碳酸氢盐共同构筑的黏液–碳酸氢盐屏障（图6–5），能有效阻挡H^+的逆向弥散，保护胃黏液免受H^+的侵蚀。黏液深层的中性pH环境还使胃蛋白酶丧失了分解蛋白质的作用。

（4）内因子　泌酸腺的壁细胞除分泌盐酸外，还分泌一种分子量在50 000～60 000之间的糖蛋白，称为内因子。内因子与进入胃内的维生素B_{12}结合，可保护维生素B_{12}不被小肠内水解酶破坏。因此，内因子缺乏时，将引起维生素B_{12}的吸收障碍，影响红细胞的生成，出现巨幼红细胞性贫血。

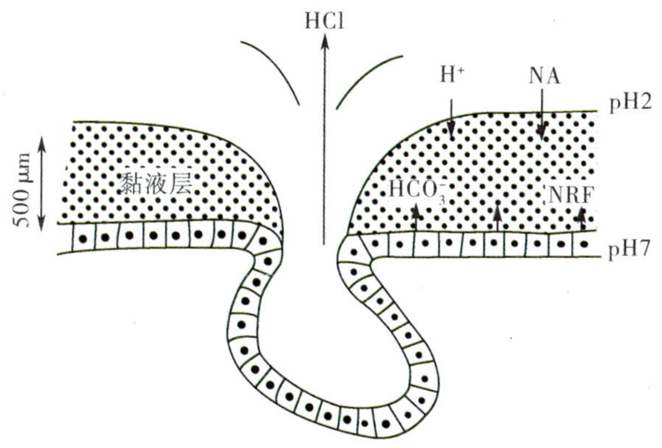

图 6-5　胃黏液、碳酸氢盐屏障示意图

拓展阅读

幽门螺杆菌

拓展阅读

2005年诺贝尔生理学或医学奖授予了澳大利亚科学家巴里·马歇尔（Barry.J.Marshall）和罗宾·沃伦（J.Robin Warven）。他们发现了导致人类罹患胃炎、胃溃疡和十二指肠溃疡的罪魁祸首——幽门螺杆菌，革命性地改变了世人对这些疾病的认识。幽门螺杆菌是引起口臭的最直接病菌之一，幽门螺杆菌感染的患者多会出现餐后嗳气、恶心、腹胀、腹部不适的胃肠疾病症状，而且这些症状随时都会出现，随着病情的严重，会逐渐破坏胃肠道壁，并可引发癌变的发生。感染幽门螺杆菌患者一般都患有胃病，大量研究表明，超过90%的十二指肠溃疡和80%左右的胃溃疡，都是由幽门螺杆菌感染所导致的。目前，消化科医生已经可以通过内窥镜检查和呼气试验等诊断幽门螺杆菌感染。抗生素的治疗方法已被证明能够根治胃溃疡等疾病。幽门螺杆菌及其作用的发现，打破了当时已经流行多年的人们对胃炎和消化性溃疡发病机制的错误认识，被誉为是消化病学研究领域的里程碑式的革命（详见数字资源）。

（二）胃液分泌的调节

胃液分泌受许多因素的影响，进食是胃液分泌的生理性刺激，它通过神经和体液因素调节胃液的分泌。

1. 消化期的胃液分泌　进食后胃液分泌的机制，一般按受食物刺激的部位，分成头期、胃期和肠期3个时期。这3个时期几乎是同时开始的、相互重叠的。

（1）头期胃液分泌　头期的胃液分泌是由进食动作引起的，因其传入冲动均来自头部感受器（眼、耳、口腔、咽、食管等），所以称为头期。头期胃液分泌的特点是量足，酸度高，胃蛋白酶的含量高，消化能力强。头期胃液分泌的多少与食欲有很大的关系，受情绪影响，其分泌量约占整个消化期分泌量的30%。

（2）胃期胃液分泌　食物入胃后，对胃产生机械性和化学性刺激，继续引起胃液分泌，其主要途径为：①扩张刺激胃底、胃体部的感受器，通过迷走-迷走反射和壁内神经丛的反射，引起胃腺分泌。②扩张刺激胃幽门部，通过壁内神经丛，作用于G细胞，引起促胃液素的释放。③食物的化学成分直接作用于G细胞，引起促胃液素的释放。胃期胃液分泌特点是胃液酸度很高，但胃蛋白酶含量比头期分泌的少，故消化能力弱于头期。

（3）肠期胃液分泌　食糜进入十二指肠后，也可引起胃液分泌，在切断支配胃的外来神经后，食物对小肠的作用仍可引起胃液分泌，提示肠期胃液分泌的机制中，神经反射的作用不大，主要通过体液因素的调节。当食物与小肠黏膜接触时，有一种或几种激素从小肠黏膜释放出来，如促胃液素、缩胆囊素等，通过血液循环作用于胃，引起胃液分泌。肠期胃液分泌的特点是量不大，蛋白酶的含量较少，大约占进食后胃液分泌总量的1/10。这可能与食物在小肠内，同时还产生许多对胃液起抑制性作用的调节有关。

2.促进胃液分泌的内源性物质

（1）乙酰胆碱　大部分支配胃的副交感神经节后纤维末梢释放乙酰胆碱。乙酰胆碱直接作用于壁细胞膜上的胆碱能受体，引起盐酸分泌增加。

（2）促胃液素　促胃液素主要由胃窦黏膜内的G细胞分泌，十二指肠和空肠上段黏膜内也有少量G细胞。胃泌素释放后主要通过血液循环作用于壁细胞，刺激其分泌盐酸。

（3）组胺　胃黏膜内含有大量的组胺。胃泌酸区黏膜内有产生组胺的肠嗜铬样细胞，能分泌组胺，组胺有很强的刺激胃酸分泌的作用。壁细胞上的组胺受体为Ⅱ型受体（H_2受体），用甲氰咪呱（西咪替丁）及其相类似的药物可以阻断组胺与壁细胞的结合，从而减少胃酸分泌。

3.胃液分泌的抑制性调节　正常消化期的胃液分泌还受到各种抑制性因素的调节，实际表现的胃液分泌正是兴奋和抑制性因素共同作用的结果。在消化期间，抑制胃液分泌的因素除精神、情绪外，主要有盐酸、脂肪和高张溶液3种。

（1）盐酸　由胃腺分泌，当胃窦的pH降到1.2～1.5时，便可能对胃液分泌的产生抑制作用。盐酸抑制胃液分泌的途径：①盐酸直接抑制了胃窦黏膜中的G细胞，减少促胃液素的释放。②盐酸刺激胃黏膜分泌生长抑素，转而抑制胃泌素和胃液的分泌。

（2）脂肪　脂肪及其消化产物可抑制胃液分泌。

（3）高张溶液　十二指肠内高张溶液对胃分泌的抑制作用可能通过两种途径来实现：①激活小肠内渗透压感受器，通过肠胃反射来抑制胃液分泌。②刺激小肠黏膜释放一种或几种抑制性激素而抑制胃液分泌。

（三）胃的运动

1.胃的运动形式

（1）容受性舒张　当咀嚼和吞咽时，食物对口腔、咽、食管等处感受器的刺激，可通过迷走神经反射性地引起胃底和胃体平滑肌的舒张，称为胃的容受性舒张。容受性

舒张使胃腔容量由空腹时的50ml，增加到进食后的1.5L，其生理意义是使胃更好地完成容受和储存食物的功能。

（2）蠕动　食物进入胃后约5分钟，蠕动即开始。蠕动是从胃的中部开始，有节律地向幽门方向推进。频率约3次/分，每个蠕动波需1分钟左右到达幽门，通常是一波未平，一波又起。蠕动波在初起时比较弱，在向幽门传播过程中，波的深度和速度都逐步增加，当接近幽门时，明显加强，可将一部分食糜（1～2ml）排入十二指肠，常把这种作用称为幽门泵。并不是每一个蠕动波都到达幽门，有些蠕动波到胃窦后即消失。一旦收缩波超越胃内容物，并到达胃窦终末，由于胃窦终末部的有力收缩，胃内容物部分将被反向地推回到近侧胃窦和胃体部（图6-6）。食糜的这种往返运动，非常有利于食物和消化液的混合，机械地磨碎块状固体食物。蠕动主要的生理意义：一是使食物与胃液充分混合，以利于胃液发挥消化作用；二是可搅拌和粉碎食物，并推进胃内容物进入十二指肠。

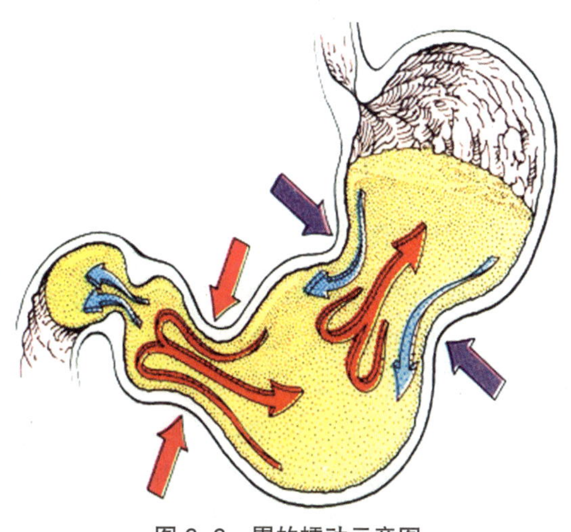

图6-6　胃的蠕动示意图

（3）紧张性收缩　胃的平滑肌经常处于持续微弱的收缩状态，称为紧张性收缩。在消化过程中，这种作用逐渐增强。紧张性收缩的意义是使胃保持一定的形状和位置。

2.胃的排空及其控制

（1）胃排空　食物由胃排入十二指肠的过程，称为胃的排空。一般在食物入胃后5分钟即有部分食糜被排入十二指肠。不同食物的排空速度不同，这和食物的物理性状和化学组成有关。稀的、流体食物比稠的或固体食物排空快，切碎的、颗粒小的食物比大块的食物排空快。在三大类营养物质中，糖类的排空最快，蛋白质次之，脂肪类排空最慢。混合性食物，由胃完全排空一般需要4～6小时。

（2）胃排空的控制　胃的排空由胃和十二指肠两方面的因素控制。

1）胃内促进排空的因素　胃内食物量可影响排空，胃内容物增多时，胃内压升高，胃受到食物的机械刺激，通过壁内神经反射或迷走-迷走神经反射，引起胃运动的加强。此外，食物的某些成分，主要是蛋白质消化产物，可引起胃窦黏膜释放促胃液素，促胃液素使胃的运动加强，促进排空。

2）十二指肠内抑制排空的因素　食糜进入十二指肠后，刺激十二指肠壁上的感受器，反射性地抑制胃运动，延缓胃排空，这个反射称为肠-胃反射。另外，十二指肠产生的激素对胃排空具有抑制作用，当过量的食糜，特别是酸或脂肪由胃进入十二指肠后，可引起小肠黏膜释放肠抑胃素抑制胃的运动，延缓胃的排空。

3.呕吐　呕吐是将胃及肠内容物从口腔强力驱出的动作。机械的和化学的刺激作用于舌根、咽部、胃、大小肠、胆总管、泌尿生殖器官等处的感受器，都可以引起呕吐。视觉和内耳的位置感觉发生改变时，也可引起呕吐。呕吐的中枢位于延髓，当脑水肿、脑出血等引起颅内压增高时，可直接刺激该中枢引起呕吐。呕吐是一种具有保护意义的反射活动。临床上食物中毒或服毒的患者，借助呕吐可把胃内的有毒物质排出体外。但剧烈频繁的呕吐将会影响进食和正常的消化活动，使大量消化液丢失，导致体内水盐代谢紊乱和酸碱平衡失调。

三、小肠内消化

小肠内消化是整个消化过程中最重要的阶段。在这里，食糜受到胰液、胆汁和小肠液的化学性消化，以及小肠运动的机械性消化。许多营养物质也都在这一部位被吸收入机体。因此，食物通过小肠，消化过程基本完成。

（一）胰液

1.胰液的成分和作用 胰液是无色透明的碱性液体，pH 7.8～8.4。由胰腺的腺泡细胞和小导管的管壁细胞所分泌，正常成人每日分泌胰液量为1～2L。主要成分有水、碳酸氢盐和消化三大营养物质的消化酶。

（1）碳酸氢盐 碳酸氢盐是由胰腺内的小导管细胞分泌的。HCO_3^-的主要作用是中和进入十二指肠的胃酸，使肠黏膜免受强酸的侵蚀；同时也提供了小肠内多种消化酶活动的最适宜的pH环境（pH 7～8）。

（2）胰淀粉酶 胰淀粉酶对生的或熟的淀粉的水解效率都很高，消化产物为糊精、麦芽糖。胰淀粉酶作用的最适pH为6.7～7.0。

（3）胰脂肪酶 胰脂肪酶可分解甘油三酯为脂肪酸、甘油一酯和甘油。它的最适pH为7.5～8.5。胰液中还含有一定量的胆固醇酯酶和磷脂酶，能分别水解胆固醇和卵磷脂。

（4）胰蛋白酶原和糜蛋白酶原 这两种酶是以不具有活性的酶原形式存在于胰液中的。肠液中的肠致活酶可以激活胰蛋白酶原，使之变为具有活性的胰蛋白酶。糜蛋白酶原是在胰蛋白酶作用下转化为有活性的糜蛋白酶。胰蛋白酶和糜蛋白酶的作用极为相似，都能分解蛋白质，当两者共同作用于蛋白质时，则可消化蛋白质为小分子的多肽和氨基酸。

由于胰液中含有消化三种主要营养物质的消化酶，因而胰液是消化液中消化食物最全面、消化能力最强的一种消化液。当胰液分泌缺乏时，将会影响三大营养物质的消化和吸收。

临床链接

胰液与急性胰腺炎

当患有胆道疾病、暴饮暴食或大量饮酒时，可引起大量胰液分泌，胰管内压力升高，致使胰小管和胰腺腺泡破裂，胰蛋白酶原溢入胰腺间质后被激活，当超过了胰蛋白酶抑制物的作用后，便对自身组织进行消化，产生化学性炎症从而导致急性胰腺炎。此外，测定急性胰腺炎患者血清或尿中胰淀粉酶的含量也常超过正常。

2.胰液分泌的调节 食物是兴奋胰腺分泌的自然因素，当进食时，可引起胰液大量分泌。胰液的分泌受神经和体液的双重控制，但以体液调节为主。

（1）神经调节 食物的形状、气味，食物对口腔、食管、胃和小肠的刺激，都可通过神经反射（包括条件反射和非条件反射）引起胰液分泌。

（2）体液调节 调节胰液分泌的体液因素主要有促胰液素和缩胆囊素两种。

1）促胰液素：当酸性食糜进入小肠后，可刺激小肠黏膜释放促胰液素。产生促胰液素的细胞为S细胞。盐酸是最强刺激因素，其次为蛋白质分解产物和脂肪酸，糖类几乎没有作用。促胰液素主要作用于胰腺小导管的上皮细胞，使其分泌大量的水分和碳酸氢盐，因而使胰液的分泌量大大增加，但酶的含量却很低。

2）缩胆囊素 由小肠黏膜中Ⅰ细胞释放的一种肽类激素，引起该物质释放的因素（由强至弱）为：蛋白质分解产物、脂酸钠、盐酸、脂肪。缩胆囊素的主要作用是直接促进胰腺腺泡细胞分泌胰酶，也可通过迷走-迷走反射刺激胰酶分泌。

（二）胆汁

胆汁是由肝细胞分泌的。在消化期间，胆汁可直接由肝脏及胆囊排入十二指肠；在非消化期，肝胆汁大部分流入胆囊贮存。

1.胆汁的性质和成分 胆汁是一种较浓的、具有苦味的有色液体，肝胆汁呈金黄色或橘棕色；而胆囊胆汁因浓缩而颜色变深。肝胆汁呈弱碱性（pH7.4），胆囊胆汁则因碳酸氢盐在胆囊中被吸收而呈弱酸性（pH6.8）。胆汁的成分很复杂，除水分和钠、钾、钙、碳酸氢盐等无机成分外，其有机成分有胆盐、胆色素、脂肪酸、胆固醇、卵磷脂和黏蛋白等。胆盐是肝细胞分泌的胆汁酸与甘氨酸或牛磺酸结合形成的钠盐或钾盐，它是胆汁参与脂肪消化的主要成分。

正常情况下，胆汁中的胆盐（或胆汁酸）、胆固醇和卵磷脂的适当比例是维持胆固醇呈溶解状态的必要条件。当胆固醇分泌过多，或胆盐、卵磷脂合成减少时，胆固醇就容易沉积下来，这是形成胆石的原因之一。

2.胆汁的作用 主要由胆盐来承担，其主要作用如下。

（1）乳化脂肪 降低脂肪表面张力，增加脂肪与脂肪酶的接触面积，促进脂肪的消化分解。

（2）胆盐可与脂肪分解产物形成水溶性复合物，从而促进脂肪分解产物的吸收。

（3）促进脂溶性维生素（维生素A、维生素D、维生素E、维生素K）的吸收。

（4）利胆作用 胆盐通过肠-肝循环被吸收后，可直接刺激肝细胞合成和分泌胆汁。

3.胆汁分泌的调节 肝细胞是不断分泌胆汁的，但在非消化期间，肝胆汁都流入胆囊内贮存。胆囊可以吸收胆汁中的水分、无机盐，使肝胆汁浓缩4～10倍，从而增加了贮存的效能。在消化期，胆汁可直接由肝、胆囊大量排入十二指肠。因此，食物在消化道内是引起胆汁分泌和排出的自然刺激物。高蛋白食物（蛋黄、肉、肝）引起胆汁排出最多，高脂肪或混合食物的作用次之，而糖类食物的作用最小。

（1）神经调节 进食动作或食物对胃、小肠的刺激可通过神经反射引起肝胆汁分泌的少量增加，胆囊收缩也轻度加强。迷走神经除了直接作用于肝细胞和胆囊外，它还可通过引起促胃液素释放而间接引起肝胆汁的分泌和胆囊收缩。

（2）体液调节　有多种体液因素参与胆汁的分泌。

1）促胃液素　它可通过血液循环作用于肝细胞和胆囊；也可先引起胃酸分泌，胃酸再作用于十二指肠黏膜，引起促胰液素释放而促进肝胆汁分泌。

2）促胰液素　主要作用于胆管系统而非作用于肝细胞，它引起的胆汁分泌主要是水和HCO_3^-含量的增加，胆盐的分泌并不增加。

3）缩胆囊素　可引起胆囊强烈收缩，促进胆汁的大量排放。胆囊收缩素也能刺激胆管上皮细胞，使胆汁流量和HCO_3^-的分泌增加，但其作用较弱。

4）胆盐　胆汁中的胆盐或胆汁酸当排至小肠后，绝大部分仍可由小肠黏膜吸收入血，通过门静脉回到肝，再组成胆汁而又分泌入肠，这一过程称为胆盐的肠－肝循环。每次进餐后可进行2～3次肠－肝循环。返回到肝的胆盐有刺激胆汁分泌的作用。

（三）小肠液

小肠液是由十二指肠腺和小肠腺分泌的一种碱性黏稠液体，pH约7.6。成人每日分泌量为1～3L。小肠液中除水和无机盐外，还有肠激酶（或肠致活酶）、黏蛋白和IgA等。其主要作用有：①稀释消化产物，降低肠腔内容物的渗透压，有利于水和营养物质的吸收。②碱性黏稠液体可保护十二指肠黏膜免受胃酸的侵蚀。③肠致活酶可激活胰蛋白酶原，从而促进蛋白质的消化。此外，小肠上皮细胞内存在多种消化酶，如分解多肽的肽酶、分解双糖的蔗糖酶和麦芽糖酶等。因此，营养物质吸收入小肠上皮细胞后，可继续进行消化。

（四）小肠的运动

小肠的运动功能是靠肠壁的两层平滑肌完成的。肠壁的外层是纵行肌，内层是环行肌。小肠的运动形式包括紧张性收缩、分节运动和蠕动三种。

1. 紧张性收缩　小肠的紧张性收缩是小肠腔内可以维持一定的基础压力，使小肠保持一定的位置和形态。当小肠紧张性降低时，肠腔易于扩张，肠内容物的混合和转运减慢；反之，当小肠紧张性升高时，食糜在小肠内的混合和运转过程就加快。

2. 分节运动　是小肠特有的运动形式，是一种以环行肌为主的节律性收缩和舒张运动。在食糜所在的一段肠管上，环行肌在许多点同时收缩，把食糜分割成许多节段。随后，原来收缩处舒张，而原来舒张处收缩，使原来的节段分为两半，而相邻的两半则合拢形成一个新的节段；如此反复进行，食糜得以不断地分开，又不断地混合（图6－7）。分节运动的推进作用很小，它的作用在于使食糜与消化液充分混合，便于进行化学性消化，它还使食糜与肠壁紧密接触，为吸收创造了良好的条件。分节运动还能挤压肠壁，有助于血液和淋巴的回流。

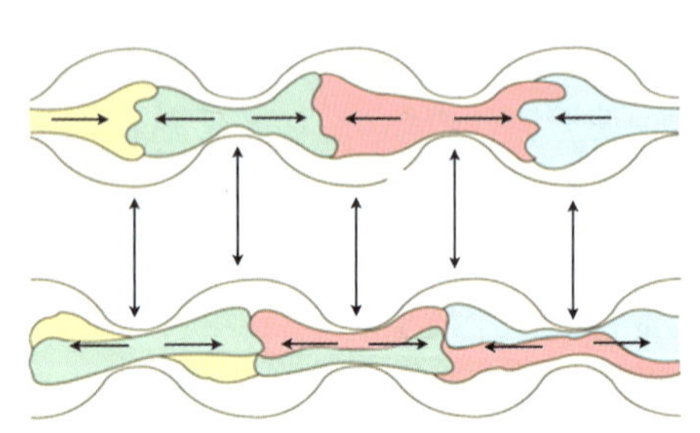

图6－7　小肠分节运动示意图

分节运动在空腹时几乎不存在，进食后才逐渐变强起来。小肠各段分节运动的频率不同，小肠上部频率较高，下部较低。十二指肠分节运动的频率约11次/分，回肠末端约8次/分。

3.蠕动　小肠的蠕动可发生在小肠的任何部位，其速率为0.5~2.0cm/s，近端小肠的蠕动速度大于远端。小肠蠕动波很弱，通常只进行一段短距离（约数厘米）后即消失。蠕动的意义在于使经过分节运动作用的食糜向前推进一步，到达一个新肠段，再开始分节运动。在小肠还常可见到一种进行速度很快（2~25cm/s）、传播较远的蠕动，称为蠕动冲。蠕动冲可把食糜从小肠始端一直推送到大肠。蠕动冲可能是由于进食时吞咽动作或食糜进入十二指肠而引起的，有些药物（如泻药）可引起蠕动冲。

小肠蠕动时，肠腔内容物被推动而产生的声音称为肠鸣音。肠鸣音的强弱可反映肠的蠕动情况，可以作为外科手术后肠道运动功能恢复的一个客观指标。肠蠕动增强时，肠鸣音亢进，如腹泻；肠蠕动减弱时，肠鸣音减弱或消失，如肠梗阻。

四、大肠的功能

人类大肠已没有重要的消化作用，其主要功能在于吸收水分、无机盐、维生素，形成粪便，并排出体外。

（一）大肠液及其作用

大肠液是由在肠黏膜表面的柱状上皮细胞及杯状细胞分泌的，pH为8.3~8.4。大肠液中可能含有少量二肽酶和淀粉酶，使它们对物质的分解作用不大。大肠液的主要作用在于其中的黏液蛋白和碳酸氢盐，能保护肠黏膜和润滑粪便。

（二）大肠内细菌的活动

大肠内有许多细菌。细菌主要来自食物和空气，大肠内的酸碱度和温度对一般细菌的繁殖极为适宜，细菌便在这里大量繁殖。细菌中含有能分解食物残渣的酶。糖及脂肪的分解称为发酵，其产物有乳酸、醋酸、二氧化碳、沼气、脂肪酸、甘油、胆碱等。分解蛋白质的过程称为腐败，其产物有胨、氨基酸、氨、硫化氢、组胺、吲哚等，其中有的成分由肠壁吸收后进入肝脏解毒。大肠内的细菌能利用肠内物质合成B族维生素和维生素K。如临床长期使用抗菌药物，可抑制肠内细菌，造成肠道菌群失调，从而引起B族维生素和维生素K缺乏。

（三）大肠的运动

大肠的运动少而慢，对刺激的反应也较迟缓，这些特点有利于吸收水分和储存粪便。

1.袋状往返运动　这是在空腹时最多见的一种运动形式，是大肠的特征性运动形式。由环行肌无规律地收缩引起，它使结肠袋中的内容物向两个方向作短距离的位移，但并不向前推进。

2.分节或多袋推进运动　这是一个结肠袋或一段结肠收缩，其内容物被推移到下一段的运动。分节推进指环行肌有规律地收缩，将一个结肠袋的内容物推到邻近肠段。如果一段结肠同时发生多个结肠袋收缩，把内容物推到更远的肠段，称为多袋推进运动。进食后或结肠受到拟副交感类药物刺激时，这种运动增强。

3.蠕动 大肠的蠕动是由一些稳定向前的收缩波所组成，与小肠的蠕动相似。在大肠还有一种进行很快，且行进很远的蠕动，称为集团蠕动。它通常开始于横结肠，可将一部分大肠内容物推送至降结肠或乙状结肠甚至直肠。集团蠕动常见于进食后，多发生在早餐后1小时内，可能是胃内食物进入十二指肠，由十二指肠-结肠反射所引起。

（四）排便

食物残渣在大肠内停留的时间较长，一般在10小时以上，在这一过程中，食物残渣中的一部分水分被大肠黏膜吸收。同时，经过大肠同细菌的发酵和腐败作用，形成了粪便。粪便中除食物残渣外，还包括脱落的肠上皮细胞和大量的细菌。此外，机体代谢后的废物，包括由肝排出的胆色素衍生物，以及由血液通过肠壁排至肠腔中的某些金属，如钙、镁、汞等的盐类，也随粪便排至体外。

排便是一种反射性动作。肠蠕动将粪便推入直肠时，刺激直肠壁内的感受器，冲动沿盆神经和腹下神经传入初级排便中枢即脊髓腰骶段，并同时上传到大脑皮质引起便意。当环境条件允许时，传出冲动沿盆神经下传，使降结肠、乙状结肠和直肠收缩，肛门内括约肌舒张；同时阴部神经冲动减少，使肛门外括约肌舒张，于是粪便排出体外，发生排便反射。在排便时，腹肌和膈肌收缩，使腹内压增加，促进粪便的排出。

排便反射受大脑皮质的意识控制，昏迷或脊髓高位损伤时，初级排便中枢失去了大脑皮质的意识控制，可发生排便失禁。粪便在大肠内滞留过久，水分吸收过多而干硬，可引起排便困难和排便次数减少，称为便秘。此外，直肠黏膜由于炎症而敏感性提高，即使肠内只有少量粪便和黏液，也可引起便意及排便反射，并在便后有排便未尽的感觉，称为“里急后重”，常见于肠炎或痢疾。

拓展阅读

“百病源于肠道。欲得长生，肠中常清；粪毒入血，百病蜂起。”这句话源自中国古代的智慧结晶，最早可见于汉代学者王充的《论衡》一书。这句话不仅深刻揭示了肠道健康与人体整体健康之间的紧密联系，还体现了中国古人对于疾病预防与养生的独到见解。它告诉我们，保持肠道的清洁与通畅是维持身体健康、预防疾病的关键。若肠道中的有害物质未能及时排出，一旦进入血液，就可能引发各种疾病，正如古人所言“粪毒入血，百病蜂起”。这不仅是对中国古代医学智慧的传承，更是对中国优秀传统文化的自信展现。在当今社会，我们更应珍视这份宝贵的文化遗产，将其融入现代生活，通过科学的饮食与健康的生活方式，维护肠道健康，促进身心健康，共同传承与发扬中国优秀传统文化的精髓。

第三节 吸 收

一、吸收部位

消化道不同部位的吸收能力、吸收速度是不同的，这主要取决于各部分消化道的组织结构，以及食物在各部位被消化的程度和停留的时间。

在口腔和食管内，食物实际上是不被吸收的。在胃内，食物的吸收也很少，胃可吸收乙醇和少量水分。小肠是吸收的主要部位。糖类、蛋白质和脂肪的消化产物大部分是在十二指肠和空肠吸收的，回肠有其独特的功能，即主动吸收胆盐和维生素 B_{12}（图6-8）。对于大部分营养成分，当它到达回肠时，通常已吸收完毕。大肠主要吸收食物残渣中剩余的水分和盐类。

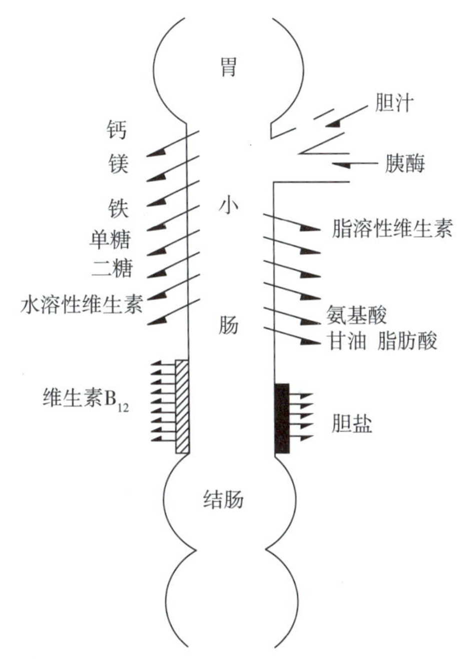

图 6-8 各种主要物质在小肠的吸收部位

小肠是吸收的主要部位，主要因为：①吸收面积大，人的小肠长5～7m，它的黏膜具有环形皱褶，皱褶上有大量的绒毛，肠绒毛上还有微绒毛，最终使小肠的吸收面积达到200m^{2}左右。②食物在小肠内停留的时间较长，一般为3～8小时。③食物在小肠内已被消化成可吸收的小分子物质。④小肠绒毛内有丰富的毛细血管和淋巴管，为吸收提供了良好的吸收途径。

二、主要营养物质的吸收

（一）糖类的吸收

糖类只有在分解为单糖时才能被小肠上皮细胞所吸收。各种单糖的吸收速率有很大差别，其中以半乳糖和葡萄糖的吸收为最快，果糖次之，甘露糖最慢。单糖的吸收是逆浓度差进行的主动转运，其能量来自钠泵的活动，属继发性主动转运。在肠黏膜上皮细胞的纹状缘上存在着一种同向转运体，它能同时把2个Na^+和1分子葡萄糖转运入细胞内，然后葡萄糖再扩散入血。

（二）蛋白质的吸收

蛋白质经消化分解为氨基酸和寡肽后被小肠黏膜吸收入血。其吸收形式与单糖相似，也是通过与Na^+耦联的继发性主动转运。在某些情况下，少量的食物蛋白可完整地进入血液，由于吸收量很少，从营养的角度来看是无意义的；反之，它们可作为抗原刺激机体引起过敏反应或中毒反应，如有些人对鱼虾过敏。

（三）脂肪的吸收

脂肪被消化为甘油、甘油一酯和脂肪酸后，很快与胆汁中的胆盐形成混合微胶粒。胆盐能携带脂肪消化产物，通过覆盖在小肠绒毛表面的非流动水层到达微绒毛上。甘油一酯、脂肪酸和胆固醇等又逐渐从混合胶粒中释出，它们透过微绒毛的脂蛋白膜而进入黏膜细胞。长链脂肪酸及甘油一酯被吸收后，在肠上皮细胞的内质网中大部分重新合成为甘油三酯，并与细胞中生成的载脂蛋白合成乳糜微粒。乳糜微粒进入细胞间隙，再扩散入淋巴。中、短链甘油三酯水解产生的脂肪酸和甘油一酯，是水溶性的，可以直接进入血液。由于膳食中动、植物油含有15个以上碳原子的长链脂肪酸居多，所以脂肪的吸收途径以淋巴为主。

（四）水、无机盐的吸收

1.水的吸收　小肠吸收水的能力是巨大的。成年人每日摄入1～2L水，每日分泌的消化液为6～8L。因此，胃肠道每日吸收的水约为8L，每日随粪便排出的水仅有0.1～0.2L。水的吸收主要通过渗透作用而被动吸收，特别是NaCl的主动吸收而产生的渗透压梯度是水吸收的动力。

2.无机盐的吸收　成人每日摄入的无机盐只有在溶解状态才能被吸收。其中97%～99%的钠在小肠被吸收回血液。结肠也可吸收钠。Na^+的吸收是通过钠泵主动转运的，其为葡萄糖和氨基酸、水和HCO_3^-等的吸收提供动力；反之，葡萄糖和氨基酸的存在也能促进Na^+的吸收。铁和钙主要在小肠上段吸收，属主动过程，二者在酸性环境中溶解度大、吸收快。食物中的铁绝大部分为三价铁（Fe^{3+}），不易被吸收，须还原为亚铁（Fe^{2+}）才能被吸收，维生素C能将Fe^{3+}还原为Fe^{2+}，从而促进铁的吸收。维生素D可促进小肠对钙的吸收。

（五）维生素的吸收

维生素分为水溶性和脂溶性两大类。水溶性维生素以扩散为主要方式在小肠上端被吸收，但维生素B_{12}必须先与内因子结合才能被吸收。脂溶性维生素的吸收机制与脂肪的吸收类似，先与胆盐结合形成水溶性复合物，通过小肠黏膜进入细胞，而后与胆盐分离，经细胞膜进入血液或淋巴液。

思考题

课后习题

思维导图

拓展阅读

1.在唾液、胃液、胰液、胆汁和小肠液中，分别总结与消化三大营养物质有关的消化液有哪些？

2.简述胰液的主要成分及其生理作用。

3.为什么说小肠是营养物质吸收的主要部位？

第七章　能量代谢和体温

PPT

学习目标

1.掌握：能量代谢、基础代谢率的概念及其影响因素；机体的散热方式及体温调节。

2.熟悉：体温的正常值及生理波动；机体的产热方式。

3.了解：机体能量的来源。

4.能用体温计进行人体体温的测量；能分析发热患者临床症状产生的机制，并总结对高热患者物理降温的方法。

5.培养学生具有良好的健康运动习惯，提高身体素质。

第一节　能量代谢

人体需要不断与环境之间进行物质交换，以完成新陈代谢。在物质的合成、分解代谢中，常伴有能量的储存与释放。机体在获取各种物质构建和更新自身的同时，也需要能量来驱动各项生命活动。把物质代谢过程中所伴随的能量释放、转移、贮存和利用的过程，称为能量代谢。

一、机体能量的来源和转化

（一）能量的来源

机体生命活动中所需的能量，主要来源于食物中三大营养物质的氧化分解供能。

1.糖　一般情况下，人体所需能量的70%来源于糖类物质。细胞内葡萄糖分解供能的途径因供氧情况的不同而产生差异。在供氧充分时，通过有氧氧化供能；在供氧不足时，则通过无氧酵解供能。脑组织所消耗的能量均来自糖的有氧氧化，因此，脑组织对缺氧非常敏感。脑组织中糖原贮存能量极少，代谢消耗的糖主要依靠摄取血糖来补给，所以，脑的功能对血糖水平有较大的依赖性。血糖水平过低或低氧可引起昏迷，甚至抽搐。

2.脂肪　脂肪既是人体内重要的供能物质，又是能源物质储存的主要形式。当机体需要时，脂肪可迅速分解成甘油和脂肪酸，经血液循环运送到各组织供其利用。脂肪分解时释放大量能量，约为同等量糖或蛋白质分解释放能量的两倍。正常情况下，机体所消耗的能量中有30%来自脂肪的氧化分解，但在短期饥饿时，脂肪则成为主要的供能物质。

3.蛋白质 体内蛋白质主要是用来构成机体组织的成分和实现自我更新的，也可用来合成酶、激素等生物活性物质。在满足机体物质代谢后，多余的蛋白质只有在长期不能进食或消耗量极大的时候，才会作为能源物质被氧化供能，以维持机体基本的生命活动。

（二）能量的转化

体内的各种能源物质在生物氧化过程中释放的能量，约有50%以上直接转化为热能，用以维持体温；其余部分主要以化学能的形式储存于ATP的高能磷酸键中。当机体的组织细胞进行各种功能活动需要消耗能量时，ATP去磷酸化生成ADP，同时释放能量。由此可见，ATP既是体内重要的贮能物质，又是直接的供能物质。当机体生物氧化释放的能量过剩时，ATP能将释放的能量转移给磷酸肌酸（CP）。CP在肌肉组织和细胞中的含量很丰富，其功能之一是在ATP消耗过多、过快时，能够将其贮存的能量再重新转给ADP，迅速生成ATP，以补充ATP的消耗。因此，CP不是机体直接供能的物质，而是能量的贮存库。

除骨骼肌收缩对外界物体做一定量的机械功外，其他用于进行各种功能活动所做的功，最终都会转化成热能。热能主要用于维持体温，而不能转化为其他形式的能量。用于维持体温的这部分热能，最终由体表散发到外界环境中去。此外，还有小部分维持体温的热能通过呼出气、排泄物等被排出体外（图7–1）。

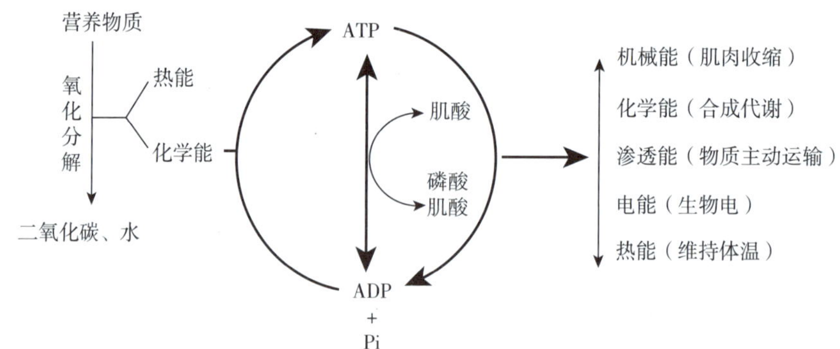

图7–1 能量的释放、转移、贮存和利用

二、影响能量代谢的因素

影响能量代谢的主要因素有肌肉活动、食物的特殊动力效应、环境温度和精神活动等。

（一）肌肉活动的影响

肌肉活动是影响能量代谢的最重要因素之一，机体任何轻微的运动都可提高代谢率。运动时，肌肉活动消耗的能量增加，需要通过营养物质的氧化来补充，因而可引起机体的耗氧量显著增加。实验表明，机体耗氧量的增加与肌肉活动的强度成正比，机体持续运动或劳动时的耗氧量可达安静时的10～20倍。肌肉活动的强度通常用单位时间内机体的产热量来表示，因此，能量代谢率可作为评价肌肉活动强度的指标（表7-1）。

表7-1 劳动或运动时的能量代谢率

肌肉活动形式	平均产热量［KJ/（m^2.min）］
静卧休息	2.73
开会	3.40
擦窗户	8.30
洗衣服	9.89
扫地	11.37
打排球	17.50
踢足球	24.98

（二）食物的特殊动力效应的影响

人在进食之后，即使处于安静状态，也会出现能量代谢率增加的现象，一般从进食后1小时左右开始，延续7～8小时。进食后引起机体额外产生热量的现象，称为食物的特殊动力效应。实验证明，进食蛋白质产生的特殊动力效应最显著，进食蛋白质的特殊动力效应约为30%；进食糖和脂肪的特殊动力效应分别约为6%和4%；进食混合性食物约为10%。因此，在计算所需能量的摄入量时，应注意到额外消耗的这部分能量，从而给予相应的补充。关于食物的特殊动力效应产生的原因，目前尚不清楚，可能与食物的消化、吸收，以及在体内的代谢活动有关。

（三）环境温度的影响

当人处于安静状态下，环境温度在20℃～30℃时，能量代谢水平较低，也最为稳定。此时代谢率较为稳定的原因，主要是由于肌肉比较松弛而引起的。当环境温度较低时，代谢率增加，这主要是由于寒冷刺激反射性地引起寒战，以及肌肉紧张度增强的结果。当环境温度＞30℃时，代谢率将逐渐增加，这与体内化学反应速度加快，发汗功能旺盛，以及呼吸和循环功能增强等因素有关。

（四）精神活动的影响

脑组织的血流量大，代谢水平高，在安静状态下，单位重量脑组织的耗氧量约为肌组织耗氧量的20倍左右。精神和情绪活动对能量代谢有较大影响，当人处于精神紧张状态，如情绪激动、烦恼、恐惧或焦虑时，能量代谢率往往显著增高。这种现象的出现，是由于随之出现的无意识的肌紧张，交感神经兴奋，以及甲状腺激素、肾上腺素等刺激代谢的激素释放增多，使能量代谢增强所致。

三、基础代谢

（一）基础代谢与基础代谢率

机体在基础状态下的能量代谢，称为基础代谢。基础状态是指机体处在清醒、安静，不受肌肉活动、精神紧张、食物及环境温度等因素影响时的状态。因此，测定基础代谢需要在清醒、静卧，未做肌肉活动，空腹12～14小时、室温20℃～25℃，无精神紧张等条件下进行。在这种状态下，体内能量的消耗主要用以维持血液循环、呼吸等基本的生命活动，代谢比较稳定。

基础代谢率（BMR）是指单位时间内机体在基础状态下的能量代谢。因此，基础代谢率通常作为评价机体能量代谢水平的指标。基础代谢率比一般安静时的代谢率要低，是人体在清醒时的最低能量代谢水平。在熟睡、长期饥饿或禁食时，机体的各项生理功能减弱至更低水平，此时的能量代谢率最低，但熟睡做梦时可增高。

（二）基础代谢率测定及其临床意义

基础代谢率与人体的体表面积成正比，通常以每小时每平方米体表面积的产热量为单位，以kJ/（m^2·h）表示。在我国，人的体表面积可应用下列公式推算。

体表面积（m^2）=0.0061×身高（cm）+0.0128×体重（kg）-0.1529

临床上测定BMR时常采用更简化的计算方法。测定时只需测出体表面积和基础状态下一定时间（通常为6分钟）内的耗氧量，即可算出BMR。基础状态下的非蛋白呼吸商定为0.82，其对应的氧热价为20.20kJ/L，根据公式：产热量=20.20（kJ/L）×耗氧量（L/h）÷体表面积（m^2），求得每小时每平方米体表面积的产热量，即基础代谢率。我国正常人基础代谢率平均值见表7-2。

表7-2　我国正常人基础代谢率正常均值（kJ/（m^2·h））

年龄（岁）	11～15	16～17	18～19	20～30	31～40	41～50	＞51
男性	195.53	193.44	166.22	157.85	158.69	154.08	149.06
女性	172.50	181.72	154.08	146.55	146.96	142.36	138.59

临床上在评价基础代谢率时，常将实测值和表7-2中的正常均值进行比较，即采用相对值来表示，具体公式如下。

基础代谢率=（实测值-正常平均值）÷正常平均值×100%

一般来说，基础代谢率的实际数值与上述正常的平均值比较，相差±10%～±15%，无论较高或较低，都不属病态。当相差之数超过±20%时，才有可能是病理变化。在各种疾病中，甲状腺功能的改变总是伴有基础代谢率异常变化。甲状腺功能低下时，基础代谢率将比正常值低20%～40%；甲状腺功能亢进时，基础代谢率将比正常值高25%～80%。因此，基础代谢率的测量是临床诊断甲状腺疾病的重要辅助方法。此外，如肾上腺皮质和垂体的功能低下时，基础代谢率也会降低。

 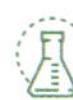

微课

第二节　体温

人体的温度分为体表温度和深部温度。体表温度是指人皮肤表面的温度。由于皮肤散热速度快，受环境变化影响明显，因而很不稳定，并且身体各部分的体表温度也有差异，肢体远端体表温度偏低。人体的深部温度相对比较恒定，通常我们把机体深部的温度称为体温。人和大多数哺乳动物的体温，正常情况下不会产生大范围变动。体温过低会使酶的活性降低，人体代谢受抑制。体温过高会导致酶和蛋白质变性，一旦体温＞42℃，会造成永久性脑损伤，进而危及生命。因此，体温的恒定对维持内环境的稳态，保证机体的正常代谢和生理功能具有重要的意义。

一、正常体温及生理变动

（一）正常体温

人体内部各器官由于能量代谢率的差异，温度也有所不同。血液循环可以起到均衡热量的作用，使机体内各部分的温度趋向一致。因此，血液的温度可看作是人体深部的平均温度。由于血液温度无法直接测量，因此，可以测量血流比较集中且不易散热的黏膜和皮肤的温度。临床上通常通过测量口腔、腋窝或者直肠的温度来代表体温。直肠温度最接近机体深部温度，通常为36.9℃～37.9℃；口腔温度较直肠温度低，为36.6℃～37.6℃；腋窝温度比口腔温度低0.4℃左右，为36.1℃～37.4℃。测量口腔温度时需将温度计水银端含在舌下；测腋温时应保持腋窝干燥，测量时间在10分钟以上。测量腋温不易造成交叉感染，是日常测量体温最常用的方法。

（二）体温的生理变动

人体体温可受昼夜、年龄、性别、肌肉活动和精神状态等因素的影响而产生波动。在生理状态下，体温的变化一般不超过1℃。

1.昼夜波动　人体体温在一昼夜中呈现周期性的波动状态。清晨2～6时体温最低，下午1～6时体温最高。体温的昼夜周期性波动称为日节律。日节律受生物钟调节，会被日常机体生理活动的周期性活动增强或减弱所影响。长时间从事夜间作业的人，日节律可发生颠倒，即夜间体温较高，白昼体温较低。

2.性别　女性的平均体温比男性高0.3℃，而且成年女性基础体温随月经周期呈现规律性波动（图7-2）。在月经期和卵泡期内体温较低，排卵日最低，排卵后的黄体期内体温回升，直至下次月经期到来，体温都维持在较高的水平。因此，测定成年女性的基础体温可以较为准确地确定排卵日期。研究表明，女性体温的周期性变化与性激素的周期性分泌有关，其中孕激素及其代谢产物可能是引起体温波动的主要因素。

3.年龄　新生儿体温比正常成人稍高，且昼夜变化不明显。由于新生儿体温调节系统发育不成熟，因此体温易受环境温度影响。老年人代谢率低，体温较低，代偿能力较差。护理新生儿和老年人时应多注意环境温度的变化。

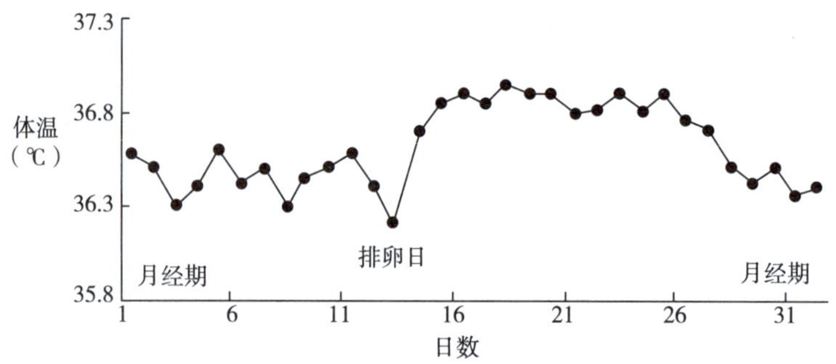

图 7-2　女子月经周期中基础体温曲线

4. 肌肉活动　肌肉活动特别是骨骼肌运动可大幅度提高代谢率，使产热增多，体温升高。在剧烈运动时，体温可升高1～3℃。在临床上给患者测量体温时，应在患者安静一定时间后测量。测婴幼儿体温时，应尽量避免其哭闹。

5. 其他因素　环境温度起伏、情绪激动、精神亢奋及进食等都可引起体温的改变，由于食物的特殊动力效应，进食后产热增多，体温有所升高。深睡、麻醉情况下，肌肉松弛，血管紧张度降低，代谢减弱，使产热减少，可造成体温降低。

二、机体的产热和散热

（一）产热

1. 产热器官　人体的主要产热器官是肝脏和骨骼肌。安静时，人体热量的56%由内脏产生，其中肝脏是代谢最为旺盛的器官，产热量最大。运动状态下，骨骼肌产热可占人体总热量的90%，是主要的产热器官。轻度运动就可产生大量的热，在剧烈活动时，人体产热量可达到安静状态下的40倍（表7-3）。

表 7-3　几种组织器官在不同状态下的产热量

组织器官	重量（占体重的%）	产热量（占机体总产热量的%）	
		安静状态	运动或劳动
脑	2.5	16	1
内脏	3.4	56	8
骨骼肌	56.0	18	90
其他	7.5	10	1

2. 产热形式　机体有多种产热形式，如基础代谢产热、骨骼肌运动产热、食物的特殊动力效应产热、战栗和非战栗产热等。安静时，机体的产热量大部分来自各器官的基础代谢，其中内脏器官和脑的产热量占基础代谢产热量的70%。在寒冷环境中，机体主要靠战栗和非战栗产热来增加产热量以维持体温。

（1）战栗产热　战栗是指在寒冷环境中骨骼肌发生不随意的节律性收缩。其特点是发生战栗时，屈肌和伸肌同时收缩。此时，肌肉收缩不做外功，所产生的能量全部转化为热能，可使机体的代谢率提高4～5倍。

（2）非战栗产热　机体在寒冷中，还可通过非战栗产热的形式增加产热，此形式又称代谢产热，主要以褐色脂肪组织的代谢实现，约占非寒战产热总量的70%。褐色脂肪主要分布在人体的腹股沟、腋窝、肩胛下区及颈部大血管周围等处。褐色脂肪细胞内的线粒体丰富，表明它具有很高的代谢潜力。由于新生儿不能发生战栗，因而非战栗产热对新生儿来说尤为重要。

3.产热活动的调节

（1）神经调节　寒冷刺激可使位于下丘脑后部的战栗中枢兴奋，经传出神经纤维到达脊髓前角运动神经元而引起战栗；还可使交感神经兴奋，进而引起肾上腺髓质活动增强，导致儿茶酚胺激素释放增多，使代谢产热增加。

（2）体液调节　甲状腺激素是调节产热活动最重要的体液因素。在寒冷环境中，甲状腺激素分泌量增加，可使代谢率提高20%～30%。这种调节代谢的特点是作用缓慢，但持续时间长。此外，肾上腺素、去甲肾上腺素和生长激素等也可刺激产热，其特点是起效快，但维持时间短。

（二）散热

1.散热部位　皮肤是机体的主要散热部位。当环境温度低于人体表层温度时，大部分体热可通过辐射、传导和对流等方式散发到外界，当环境温度高于表层温度时，则通过蒸发方式来散发体热。此外，呼吸、排尿和排便也可散发小部分热量。

2.散热方式

（1）辐射散热　辐射散热是指机体以热射线的形式，将体热传给外界较冷物质的一种散热方式。例如，在不着衣的情况下，当人体处于21℃的环境中时，约有60%的热量是通过辐射方式发散的。机体辐射散热量的多少，主要取决于皮肤与周围环境之间的温度差，以及有效散热面积。当皮肤温度高于环境温度时，两者的温度差越大，辐射散热量越多；反之，当环境温度高于皮肤温度时，则机体不仅不能散热，反而要吸收周围环境中的热量。此外，辐射散热还取决于机体的有效散热面积，两者呈正相关。由于四肢的表面积较大，因而在辐射散热中起着重要的作用。

（2）传导散热　传导散热是指机体将热量直接传给与之接触的较冷物体的一种散热方式。发散热量的多少，主要取决于皮肤温度与接触物体之间的温度差、接触面积，以及与皮肤接触的物体的导热性能等。空气的导热性较小，在空气中可通过直接传导，故散热量极小；棉、毛织物等也是热的不良导体，故穿衣可以保暖；机体脂肪的导热效能也较小，因而肥胖的人，机体深部的热量不易传向表层，在炎热的天气里易出汗；水的比热大，导热性能好，故在临床治疗中，常利用水的热传导作用进行局部加温处理，或利用冰帽、冰袋等物理疗法给高热患者降温。

（3）对流散热　对流散热是指通过气体流动使机体热量散失的一种散热方式。对流散失热量的多少，主要取决于皮肤与周围环境之间的温度差、机体的有效散热面积和风速等。风速越大，对流散热量越多；反之，风速越小，对流散热量越少。增添衣物可通过减少对流而实现保温。

（4）蒸发散热　蒸发散热是指机体通过蒸发体表水分使热量散失的一种散热方式。当环境温度等于或高于皮肤温度时，蒸发散热成为唯一有效的散热方式。蒸发散热可分不感蒸发和可感蒸发两种：①不感蒸发：是指体内水分直接透出皮肤和黏膜（主要是呼吸道黏膜），并未聚成水滴就向外界蒸发，也称不显汗。人体每日不显汗的水量约有1000ml，其中通过皮肤蒸发的有600～800ml，通过呼吸道蒸发的有200～400ml。②可感蒸发：是指人体通过汗腺分泌汗液向外界蒸发散热，也称发汗。发汗量受活动状态、环境温度和空气湿度的影响。安静状态下，环境温度在30℃时，人体开始发汗。当衣着较多，湿度较大时，气温25℃就开始发汗。在运动和劳动时，气温达到20℃即可发汗。环境温度越高，发汗速度越快。当空气湿度较大时，汗液不易蒸发，体热不容易散失，会反射性引起发汗量增多。因此，同样高的气温，空气湿度大时，会觉得闷热，易中暑。临床上对高热患者进行乙醇周身擦浴，就是利用乙醇蒸发增加散热。

知识拓展

发汗与脱水

汗液中水分占99%，固体成分不到1%。在固体成分中，大部分为NaCl，也有少量KCl和尿素等。在汗腺分泌时，分泌管腔内的压力可高达37.3kPa以上。这表明汗液不是简单的血浆渗出物，而是由汗腺细胞主动分泌的。刚从汗腺分泌出来的汗液与血浆是等渗的，但在流经汗腺管腔时，在醛固酮的作用下，由于Na^+和Cl^-的重吸收，最后排出的汗液是低渗的。正因为如此，当机体因大量发汗而造成脱水时，给予补充水而未补充盐，则常引起低渗性脱水。如大量出汗后，常表现为高渗性脱水。

3.散热的调节　人体主要通过皮肤血流量的调节和发汗等方面来调节散热。当皮肤温度高于环境温度时，机体主要通过辐射、传导、对流的方式散热，散热量的多少主要取决于皮肤与外界环境之间的温度差；当环境温度高于皮肤温度时，主要依靠发汗散热来调节体温。

（1）皮肤血流量的调节　当流向皮肤的血流量增大时，体表温度升高；反之，体表温度下降。环境温度升高时，交感神经紧张性下降，皮肤血管扩张，动-静脉吻合支开放，皮肤血流量增大，散热增多；环境温度降低时，交感神经紧张度升高，皮肤血管收缩，血流量减少，散热减少。

（2）发汗的调节　发汗分温热性发汗和精神性发汗。温热性发汗的发汗部位广泛，其功能主要为调节体温。精神性发汗常在精神紧张时发生，发汗部位局限于手掌、足、前额等，不参与体温调节。汗腺分为小汗腺和大汗腺两种。小汗腺分布于全身皮肤，接受温热刺激，与温热性发汗有关。发汗是一种反射性活动，在下丘脑有基本的发汗中枢。交感胆碱能纤维支配引起温热性发汗的小汗腺，受体为M型，使用M受体阻断

剂阿托品，可阻断汗腺分泌。精神性发汗的小汗腺则由交感肾上腺素能纤维支配。

三、体温调节

人体体温能保持相对恒定是在体温调节机制的影响下，使产热和散热维持动态平衡的结果。体温调节的基本方式为自主性体温调节。自主性体温调节是在中枢神经系统的调控下，通过激活寒战、发汗、改变皮肤血流量等生理反应，从而维持体温恒定的一种调节方式。除此之外，在日常生活中，人们还可以在气温变化时，有意识地通过诸如增加衣物、使用风扇、空调、暖气等行为方式来维持体温。通常我们把这种调节方式称为行为性体温调节。行为性体温调节以自主性调节为基础，起到补充作用。

自主性调节由体温自身调节系统完成（图7-3），其中枢位于下丘脑。体温调节中枢发出控制信息，调控全身产热器官和散热器官的活动，以维持产热和散热之间的平衡，从而保证体温的相对稳定。当机体内外环境变化（气温升降、运动、精神亢奋等）造成体温升降时，可刺激皮肤和机体深部的温度感受器，将信息反馈给体温调节中枢，经中枢整合后，反向激活产热或散热机制，使体温保持稳定。自主性体温调节系统是一种负反馈控制系统。

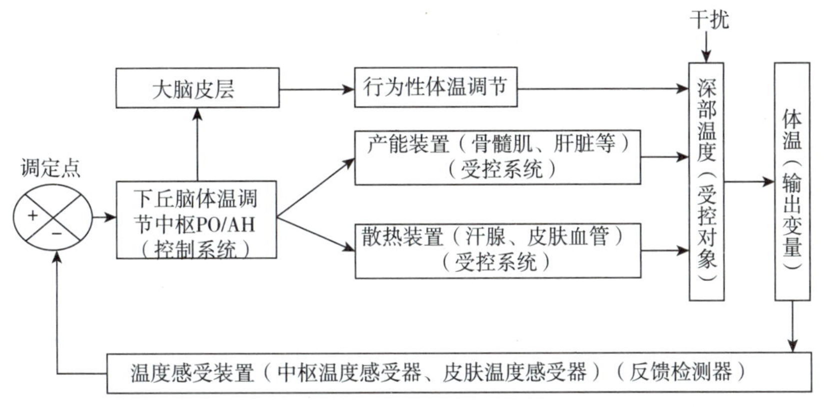

图7-3　体温调节示意图

（一）温度感受器

温度感受器是指感受机体各个部位温度变化的特殊结构。依据温度感受器的部位不同，可将其分为外周温度感受器和中枢温度感受器；根据温度感受器感受温度的性质不同，又可将其分为冷感受器和热感受器。

1.外周温度感受器　外周温度感受器分布于皮肤、黏膜和腹腔内脏等处，可感受外环境冷热的变化。外周感受器分为冷感受器和热感受器，这两种感受器分别对一定范围内的温度变化敏感，感受机体局部冷热的改变。其传入冲动既能到达大脑皮层引起温度觉，也可到达下丘脑的调定点调节体温。人体皮肤上冷感受器数量较多，皮肤对冷刺激较为敏感。

2.中枢温度感受器　中枢温度感受器是指分布在中枢神经系统内的、对温度敏感的神经元。下丘脑、脑干网状结构和脊髓等处都含有两种性质不同的温度敏感神经元，即冷敏神经元和热敏神经元，它们能够感受机体深部组织的温度变化，从而参与体温调节。热敏神经元是在局部组织温度升高时，发放冲动的频率增加；而冷敏神经元则是在局部组织温度降低时，发放冲动的频率增加。其中，在下丘脑的视前区－下丘脑前部（PO/AH），热敏神经元的数量明显多于冷敏神经元，这提示下丘脑的温度感受器主要感受温度升高的刺激；而在脑干网状结构和下丘脑的弓状核，则以冷敏神经元较多为主。当局部脑组织的温度变动0.1℃时，这两种神经元的放电频率都会发生一定的变化，且不出现适应现象。

（二）体温调节中枢

从脊髓到大脑皮层的整个中枢神经系统中都存在参与调节体温的神经元。对多种恒温动物进行脑分段横断切除的实验证明，切除大脑皮层及部分皮层下结构，只要保留下丘脑及其以下的神经结构完整，动物就能保持体温的相对稳定。动物虽然在行为等方面可能出现障碍，但仍具有维持体温相对恒定的能力。若进一步破坏下丘脑，则动物体温不能维持相对稳定。这说明体温调节的基本中枢主要位于下丘脑。PO/AH中的某些温度敏感神经元不仅能感受局部脑温的变化，还能对下丘脑以外的部位，如中脑、延髓、脊髓、皮肤和内脏等处的温度变化发生反应；如果破坏PO/AH区后，与体温调节有关的产热和反散热应都将明显减弱或消失。由此认为，PO/AH是体温调节中枢实现整合作用的中心部位。

（三）体温调定点学说

体温自主性调节的机制大致可用调定点学说解释。影响机体产热和散热的体核温度有一个精确的阈值，这就是在PO/AH设定的一个调定点，如37℃。当体温＞37℃时，热敏神经元兴奋性增强，冷敏神经元兴奋性减弱，使机体散热增加，产热减少，体温降低；反之，体温＜37℃时，热敏神经元兴奋性减弱，冷敏神经元兴奋性增强，使机体产热增加，散热减少，体温升高，其结果均使体温返回到此调定点温度。这样两个负反馈调节的结果就使体温稳定于此调定点。

在临床上由细菌毒素等致热原所导致的发热，可以用调定点学说来解释。致热原可造成热敏神经元兴奋性降低，PO/AH对温度的感受阈值升高，使调定点上移。如由原来的37℃上调至38℃，此时实际体温仍保持37℃，而调定点变为38℃。实际体温低于调定点阈值，热敏神经元活动增强，冷敏神经元活动减弱，产热增加，散热减少，患者出现恶寒、战栗、无汗等症状。当体温升高到38℃，与调定点持平时，产热与散热平衡，体温维持在38℃，即为发热。阿司匹林等退热药可阻断致热原，使调定点恢复正常。

思考题

1.简述影响能量代谢的因素。

2.简述人体体温相对恒定的原理。

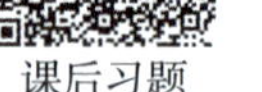

课后习题

思维导图

第八章 肾的排泄功能

PPT

学习目标

1. 掌握：肾小球滤过率、肾糖阈、渗透性利尿的概念；尿液的生成过程；影响肾小球滤过的因素；小管液溶质浓度、抗利尿激素及醛固酮对尿生成的调节。

2. 熟悉：肾脏在排泄及维持内环境稳态中的作用；肾血流量的自身调节；尿量及排尿。

3. 了解：尿液的浓缩和稀释过程及机制。

4. 能正确分析尿液的常规检查结果；能分析理解肾小球肾炎、肾功能衰竭临床症状产生的生理机制。

5. 培养学生尊重生命，爱护实验动物；团结协作，实事求是的科学实验精神。

第一节 概　述

一、排泄

排泄是指机体将新陈代谢过程中产生的代谢终产物，以及进入机体的异物和体内过剩的物质，经血液循环由排泄器官排出体外的过程。人体内具有排泄功能的器官有肾脏、肺、皮肤、汗腺等，其排泄途径和主要排泄物见表8-1。肾脏是机体最主要的排泄器官，其排出的代谢产物种类最多、数量最大。

表8-1　人体的排泄途径和主要排泄物

排泄途径	排泄物质
肾脏	水、无机盐、尿素、肌酐、药物等
呼吸道	CO_2、水、挥发性物质等
皮肤	水、无机盐、少量尿素等
消化道	胆色素、无机盐、毒物、铅、汞等

肾脏主要是通过泌尿实现其排泄功能，从而调节人体水、电解质和酸碱平衡等，以维持内环境稳态。此外，肾脏还具有内分泌功能，它能产生肾素，参与动脉血压的调节；可产生促红细胞生成素，调节骨髓中红细胞的生成；肾的1α-羟化酶可参与调节钙的吸收和血钙水平。此外，肾脏还能产生激肽、前列腺素，参与调节局部或全身血管活动等。因此，肾脏具有多种功能，本章主要介绍其排泄功能。

二、肾脏的结构和肾血流量

（一）肾单位

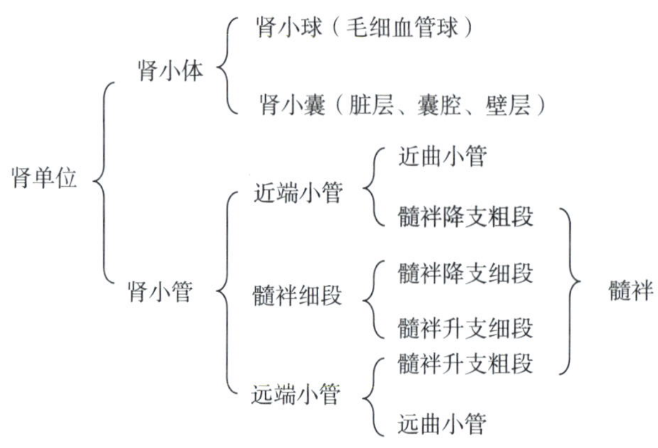

图 8-1　肾单位的组成

肾单位是肾脏的基本结构和功能单位，它与集合管共同完成尿的生成过程。人类每侧肾约有100万个肾单位，每个肾单位由肾小体和肾小管构成，其组成如下（图8-1）。

肾单位按其所在的部位可分为皮质肾单位和近髓肾单位两类（图8-2）。皮质肾单位的肾小体位于外皮质层和中皮质层，约占肾单位总数的85%～90%，主要参与尿的滤过和重吸收。其特点是：①髓袢较短，只达外髓质层，有的甚至不到髓质。②肾小体体积较小。③入球小动脉口径比出球小动脉口径粗。④出球小动脉分支形成的肾小管周围毛细血管网，包绕在肾小管的周围，有利于肾小管的重吸收。

近髓肾单位的肾小体位于靠近髓质的内皮质层，约占肾单位总数的10%～15%，主要参与尿的浓缩和稀释。其特点是：①髓袢长，可伸入到内髓质层，有的甚至可达肾乳头部。②肾小体体积较大。③入球小动脉口径与出球小动脉口径无明显差别。④出球小动脉除形成包绕在邻近的近曲小管和远曲小管周围的毛细血管外，还形成细而长的U形直小血管。

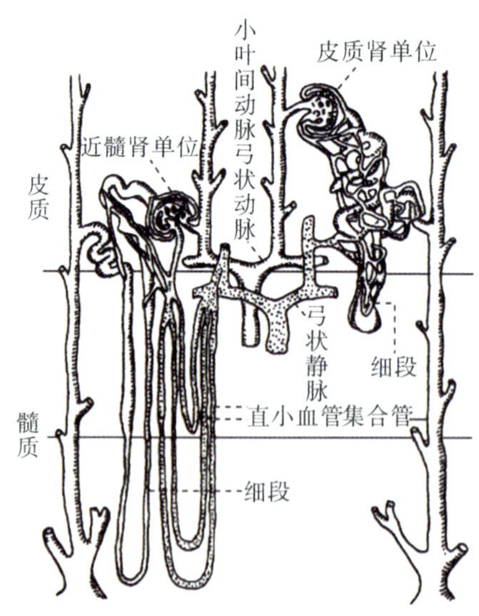

图 8-2　肾单位和肾血管示意图

（二）球旁器

球旁器由球旁细胞、球外系膜细胞和致密斑三部分组成（图8-3），主要分布于皮质肾单位。球旁细胞是入球小动脉和出球小动脉管壁中一些特殊分化的平滑肌细胞，细胞内含分泌颗粒，能合成和释放肾素。致密斑位于远曲小管的起始部，由高柱状上皮细胞所构成，它与球旁细胞和球外系膜细胞相接触，能感受小管液中NaCl含量的变化，并将其信息传递至球旁细胞，从而调节肾素的分泌和肾小球滤过率。球外系膜细胞分布于入球小动脉、出球小动脉和致密斑之间，具有吞噬和收缩等功能。

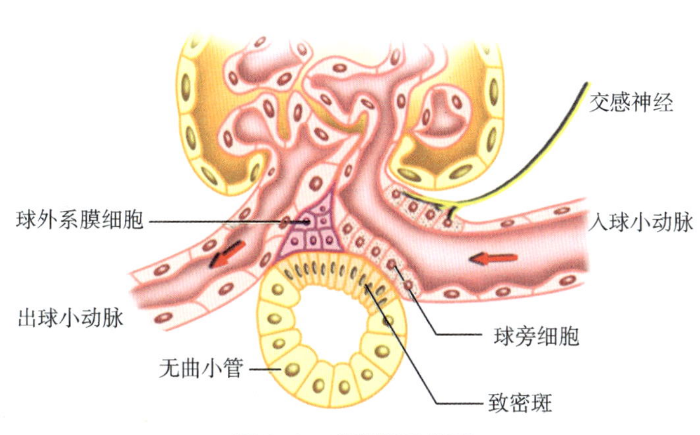

图8-3 球旁器示意图

（三）肾血流量的特点及其调节

1.肾血流量的特点 肾血流量大，是机体供血量最丰富的器官。正常成年人安静时约有1200ml/min的血液流经两肾，相当于心输出量的20%～25%。肾脏血液分布不均匀，肾血流量的94%分布在肾皮质，5%～6%分布在外髓部，而不到1%的血流量分布在内髓部。此外，肾脏有两套毛细血管网。血液依次流经肾小球毛细血管网和肾小管周围毛细血管网，其中肾小球毛细血管血压较高，有利于肾小球滤过；肾小管周围毛细血管内的血浆胶体渗透压较高，有利于肾小管的重吸收。

2.肾血流量的调节 肾血流量是尿生成的前提。肾血流量的调节包括自身调节、神经和体液调节。

（1）自身调节 在肾的离体灌流实验中能观察到，当肾动脉灌注压在80～180mmHg范围内变动时，肾血流量保持相对稳定。一般认为，当动脉血压降低时，肾入球小动脉平滑肌紧张性降低，血管舒张，阻力减小，进入入球小动脉的血流量不致减少；反之，当肾动脉血压升高时，肾入球小动脉收缩，口径缩小，阻力增大，以保持肾血流量相对恒定。在不依赖神经和体液因素作用的情况下，动脉血压在一定的范围内波动时，肾血流量能保持相对稳定的现象，称为肾血流量的自身调节。当动脉血压的变动超出肾脏自身调节能力时，肾血流量会发生相应变化。肾血流量的自身调节有利于维持肾小球滤过率的相对稳定。

（2）神经和体液调节 入球小动脉和出球小动脉的血管平滑肌受肾脏交感神经的支配。肾交感神经兴奋时通过释放去甲肾上腺素，可使肾血管强烈收缩，肾血流量减少。体液因素中，肾上腺髓质释放的肾上腺素和去甲肾上腺素；循环血液中的血管升压素和血管紧张素Ⅱ，以及内皮细胞分泌的内皮素等都能使肾血管收缩，肾血流量减少；而肾组织中生成的前列腺素、一氧化氮和缓激肽等可舒张肾血管，使肾血流量增加。

一般情况下，肾主要依靠自身调节来维持肾血流量的相对稳定，以保证其正常的泌尿功能。在紧急情况下，如大出血、中毒性休克、缺氧等状态时，通过神经和体液因素的调节，使肾血流量减少，全身血液重新分配，对于维持心、脑等重要器官的血液供应有重要意义。

第二节 尿生成的过程

微课

案例解析

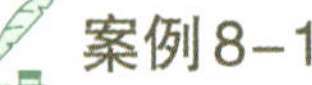

患者，女性，无明显诱因地出现颜面水肿、少尿1周入院。查体：BP 168/94mmHg，眼睑及颜面水肿。辅助检查：尿液红细胞（+++），尿蛋白（++++）；24小时尿量320ml；血尿素氮11.4mmol/L，血肌酐174 μmol/L，血pH值为7.25，HCO_3^-为18mmol/L，血钾5.68mmol/L。肾穿刺活检提示：急进性肾小球肾炎。

分析：

1. 患者颜面水肿的原因。
2. 患者尿量减少，尿液中出现红细胞、蛋白质的原因及生理机制。
3. 患者血尿素氮、血肌酐升高的原因；酸中毒及血钾升高的原因及生理机制。

尿生成的过程是在肾单位和集合管中进行的，包括3个基本环节：①肾小球的滤过。②肾小管和集合管的重吸收。③肾小管和集合管的分泌。

一、肾小球的滤过

肾小球的滤过是指当血液流经肾小球毛细血管时，除蛋白质分子外的血浆成分被滤过进入肾小囊腔形成超滤液的过程，即形成原尿。用微穿刺技术获取超滤液，并对其进行分析，结果显示，原尿中的化学成分与去除血浆蛋白的血浆极为相似（表8-2）。由此证明，原尿就是血浆的超滤液。

表8-2 血浆、原尿和终尿中物质含量及24小时的滤过量和排出量

成分	血浆（g/L）	原尿（g/L）	终尿（g/L）	终尿/血浆（倍数）	滤过总量（g/d）	排出量（g/d）
蛋白质	80.0	0	0	0	微量	0

续表

成分	血浆(g/L)	原尿(g/L)	终尿(g/L)	终尿/血浆(倍数)	滤过总量(g/d)	排出量(g/d)
葡萄糖	1.0	1.0	0	0	180.0	0
Na^+	3.3	3.3	3.5	1.1	594.0	5.3
K^+	0.2	0.2	1.5	7.5	36.0	2.3
Cl^-	3.7	3.7	6.0	1.6	666.0	9.0
碳酸根	1.5	1.5	0.07	0.05	270.0	0.1
磷酸根	0.03	0.03	1.2	40.0	5.4	1.8
尿素	0.3	0.3	20.0	67.0	54.0	30.0
尿酸	0.02	0.02	0.5	25.0	3.6	0.75
肌酐	0.01	0.01	1.5	150.0	1.8	2.25
氨	0.001	0.00	0.4	400.0	0.18	0.6
水					180L	1.5L

单位时间内(每分钟)两肾生成的原尿量称为肾小球滤过率。据测定，正常成年人的肾小球滤过率平均为125ml/min，故24小时两肾生成的原尿总量可达180L。肾小球滤过率与肾血浆流量的比值称为滤过分数。正常安静状态下，肾血浆流量为660ml/min，则滤过分数约为19%。这表明流经肾小球毛细血管的血浆约有1/5形成原尿，其余4/5进入出球小动脉。

(一)滤过膜及其通透性

血浆经肾小球毛细血管滤过进入肾小囊，其间通过的结构称为滤过膜(图8-4)。它由毛细血管内皮细胞、基膜和肾小囊脏层上皮细胞的足突构成，每层结构上都存在着不同直径的孔道，构成了滤过膜的机械屏障。此外，由于滤过膜各层均含有带负电荷的物质(主要为糖蛋白)，因此起到电学屏障的作用，它可限制带负电荷的分子物质(如血浆白蛋白)滤过。

正常人两侧肾脏总的肾小球滤过膜面积约为1.5m²，且保持相对稳定。不同物质通过滤过膜的能力，取决于被滤过的物质分子的大小及其所带的电荷。

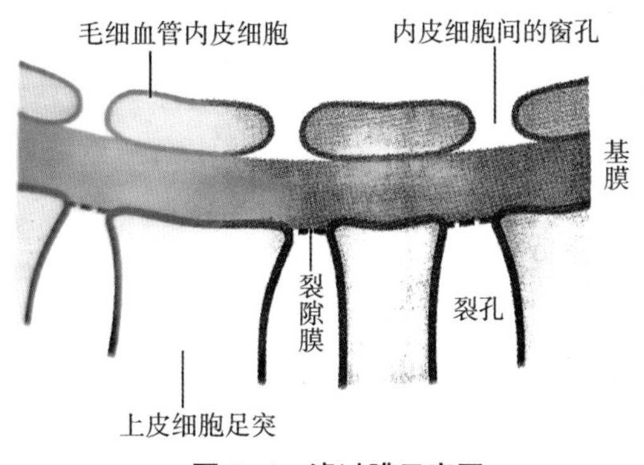

图8-4　滤过膜示意图

一般来说，分子有效半径<2.0nm的带正电荷或呈电中性的物质，可以自由滤过，如葡萄糖、水、Na^+等；有效半径>4.2nm的物质则不能滤过；有效半径介于2.0～4.2nm之间的各种物质随着有效半径的增加，其滤过量逐渐降低。滤过膜的通透性不仅取决于滤过膜上孔道的大小，还取决于滤过膜所带的电荷，其中以前者为主（表8-3）。因此，滤过膜的机械屏障和电学屏障决定了原尿中没有血细胞和蛋白质，其他成分与血浆相似。

表8-3 滤过膜的组成与机械屏障

组成	机械屏障作用
内层：毛细血管内皮细胞	其上有直径5～100nm的网孔，允许血浆蛋白通过，血细胞不能通过
中层：基膜层	其上有直径2～8nm的网孔，蛋白质很难通过，机械屏障的主要部位
外层：肾小囊上皮细胞	其上有直径4～14nm的微孔，对血浆蛋白有阻止作用

（二）肾小球有效滤过压

肾小球有效滤过压（图8-5）与组织液生成的有效滤过压相似，它是由滤过的动力与阻力两部分的差值组成。滤过的动力是肾小球毛细血管血压和肾小囊内超滤液的胶体渗透压；阻力是血浆胶体渗透压和囊内压。因此，肾小球有效滤过压=（肾小球毛细血管血压+囊内胶体渗透压）-（血浆胶体渗透压+囊内压），但由于肾小囊超滤液中的蛋白含量极低，故囊内胶体渗透压几乎为0mmHg。所以，上式可转化为：

肾小球有效滤过压=肾小球毛细血管血压-（血浆胶体渗透压+肾小囊内压）

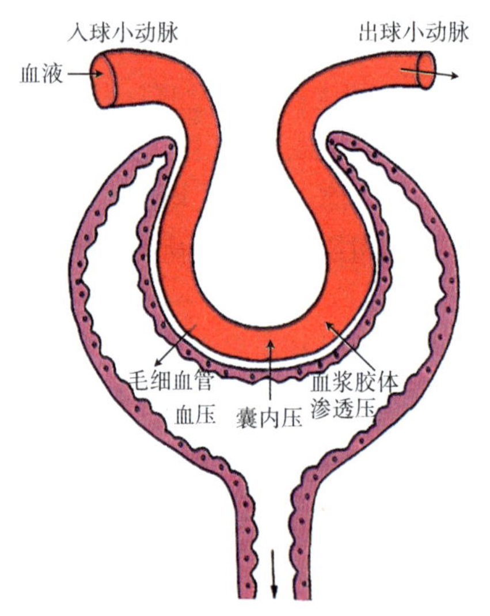

图8-5 肾小球有效滤过压示意图

由于入球小动脉粗而短，血流阻力小；出球小动脉细而长，血流阻力大。所以，血液在流经肾小球毛细血管时血压下降不多，入球小动脉端的血压和出球小动脉端的血压几乎相等，即肾小球毛细血管血压为45mmHg。囊内压较为恒定，约为10mmHg。而肾小球毛细血管内的血浆胶体渗透压却不是固定不变的，当血液流经肾小球毛细血管时，水和晶体物质不断滤出，造成血浆中的蛋白质浓度逐渐升高，因此血浆胶体渗透压也随之升高。入球小动脉端的血浆胶体渗透压约为25mmHg，出球小动脉端的血浆胶体渗透压约为35mmHg，故可生成下列两式：

入球端　有效滤过压=45-（25+10）=10mmHg　　有超滤液生成

出球端　有效滤过压=45-（35+10）=0　　无超滤液生成

由此可见，当滤过阻力等于滤过动力时，有效滤过压下降到零，此时滤过停止，即达到滤过平衡。因此，尽管平时两肾所有的肾单位都在活动，但并非肾小球毛细血管全长都有滤过作用，只有从入球小动脉端到滤过平衡的这一段毛细血管才产生滤过作用。滤过平衡越靠近入球小动脉端，有滤过作用的毛细血管长度就缩短，肾小球滤过率降低；反之，肾小球滤过率增加。因此，在其他因素不变时，肾小球滤过率取决于有滤过作用的毛细血管长度，而有滤过作用的毛细血管长度取决于血浆胶体渗透压上升的速度和达到滤过平衡的位置。

（三）影响肾小球滤过的因素

肾小球的滤过受很多因素的影响，其中主要包括滤过膜的面积及其通透性、有效滤过压和肾血浆流量。

1.有效滤过压　有效滤过压主要由三个因素组成，因此，凡是影响肾小球毛细血管血压、肾小球毛细血管血浆胶体渗透压和肾小囊内压的因素都可改变有效滤过压，从而影响肾小球滤过。

（1）肾小球毛细血管血压　前文已述及，正常情况下，当动脉血压在80～180mmHg范围内变动时，由于肾血流量的自身调节，肾小球毛细血管血压可保持相对稳定，故肾小球滤过率基本不变。但若动脉血压超出了自身调节的范围，肾小球滤过率就会发生相应的改变。如动脉血压＜80mmHg时，可引起交感神经兴奋，使肾脏入球小动脉收缩，肾血流量、肾小球毛细血管血量和毛细血管血压下降，从而使肾小球滤过率减少，出现少尿甚至无尿。

知识拓展

高血压患者的尿量变化

早期高血压患者，若动脉血压未超过180mmHg，由于肾入球小动脉的自身调节作用，肾小球滤过率基本不变，故尿量无影响。即使当动脉血压升高到180mmHg以上时，也不会出现肾小球滤过率明显增加。因为肾小球毛细血管血压虽然升高，有效滤过压增大，肾小球滤过率增多，但此时滤过速度加快，血浆胶体渗透压上升的速度也加快。因此，最终导致有效滤过作用的毛细血管长度增加不明显，尿量无明显增加。而在高血压病的晚期，由于入球小动脉硬化，口径缩小，致血流阻力增大，肾小球毛细血管血压可明显降低，使肾小球滤过率减少而导致尿量减少，出现少尿甚至无尿。

（2）肾小囊内压　正常情况下，囊内压比较稳定。只有在病理情况下，如肾盂或输尿管结石、肿瘤压迫或其他原因引起输尿管阻塞时，导致小管液或者终尿不能排出，从而逆行性导致肾小囊内压升高，最终使肾小球滤过率减少。

（3）血浆胶体渗透压　正常人血浆胶体渗透压变动范围不大，对肾小球滤过率影响不明显。但当静脉输入大量生理盐水，会造成血浆蛋白浓度降低，血浆胶体渗透压下降，有效滤过压增大，从而使肾小球滤过率增加，尿量增多。

2.滤过膜的面积和通透性　正常情况下，滤过膜的面积和通透性保持相对稳定。但在某些病理情况下，可发生变化。如急性肾小球肾炎时，因肾小球毛细血管管腔狭窄或阻塞，使滤过膜面积减少，肾小球滤过率下降，可出现少尿甚至无尿。此外，某些肾脏疾病、缺血、缺氧等可使滤过膜上带负电荷的糖蛋白减少或消失，或者导致滤过膜的结构破坏，最终使滤过膜的机械屏障和电学屏障作用减弱，其通透性增大，使血浆蛋白甚至血细胞漏出，而出现蛋白尿、血尿。

3. 肾血浆流量 在其他条件不变时，肾血浆流量与肾小球滤过率成正比。当肾血浆流量增加时，如静脉大量输入生理盐水，肾小球毛细血管内血浆胶体渗透压上升的速度减慢，滤过平衡靠近出球小动脉端，有效滤过压和滤过面积增加，肾小球滤过率也将随之增加。反之，肾血浆流量减少时，血浆胶体渗透压的上升速度加快，滤过平衡就靠近入球小动脉端，有效滤过压和滤过面积就减少，则肾小球滤过率也减少。在剧烈运动、失血、缺氧和中毒性休克等情况下，由于肾交感神经强烈兴奋，可引起肾血流量和肾血浆流量显著减少，从而肾小球滤过率也显著减少。

二、肾小管和集合管的重吸收

肾小管和集合管的重吸收是指肾小管上皮细胞将小管液中的物质转运至血液的过程。肾小球滤过形成的原尿进入肾小管后，称为小管液。小管液在流经肾小管和集合管后形成终尿。与原尿相比，终尿的质和量均发生了明显的变化（表8-2）。由此可见，肾小管和集合管具有选择性重吸收和分泌的作用。

（一）重吸收的部位及方式

肾小管各段对物质的重吸收能力不同，其中近端小管是重吸收的主要部位，其重吸收的物质种类最多、数量最大。正常情况下，小管液中的葡萄糖、氨基酸等营养物质，几乎全部在近端小管重吸收；HCO_3^-、水和Na^+、K^+、Cl^-等也在此大部分被重吸收；余下的水和盐类绝大部分在髓袢、远端小管和集合管被重吸收，少量随尿排出。此外，肾小管和集合管的重吸收具有选择性。其中氨基酸、葡萄糖全部被重吸收，水和电解质大部分被重吸收，尿素只有小部分被重吸收，而肌酐、氨则完全不被重吸收。

肾小管和集合管的重吸收方式主要有主动转运和被动转运两种。被动转运主要是扩散；主动转运分为原发性主动转运和继发性主动转运。原发性主动转运包括钠泵、质子泵和钙泵等；继发性主动转运包括Na^+-葡萄糖、Na^+-氨基酸、K^+-Na^+-$2Cl^-$同向转运体，以及Na^+-H^+、Na^+-K^+逆向转运体等。

（二）几种物质的重吸收

由于肾小管和集合管各段的结构和功能不同，因此，对小管液中物质的转运方式及其转运机制等亦有不同。以下讨论几种重要物质的重吸收。

1. NaCl和水的重吸收 除髓袢降支细段外，肾小管各段和集合管对Na^+均有重吸收能力；除髓袢升支外，肾小管各段和集合管对水也都有重吸收能力。因此，小管液中99%以上的NaCl和水被重吸收入血。而65%～70%的NaCl和水是在近端小管被重吸收；其中约2/3在近端小管的前半段经跨细胞转运途径被重吸收；余下1/3在近端小管的后半段经细胞旁途径被重吸收（图8-6）。

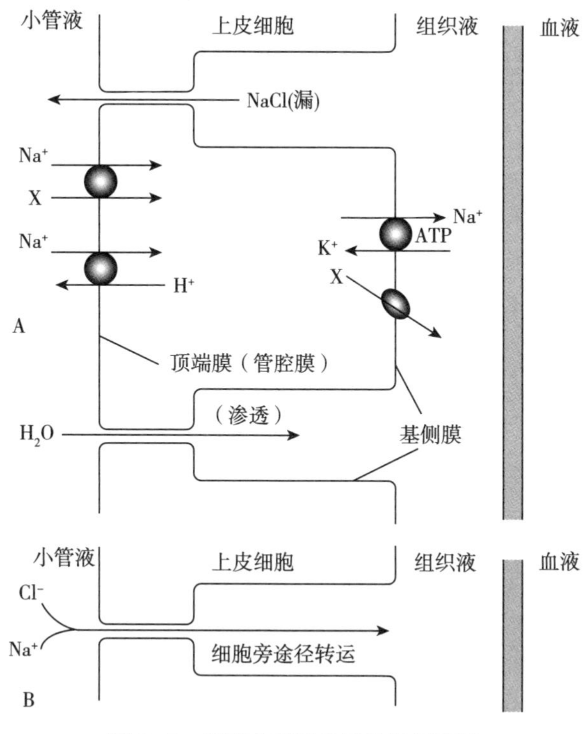

图8-6 近端小管的物质转运示意图

A.近端小管的前半段，X代表葡萄糖、氨基酸、磷酸盐和Cl^-；
B.近端小管的后半段，细胞旁途径转运

在近端小管的前半段，由于上皮细胞基底侧膜上钠泵的作用，Na^+被泵至细胞间隙，使细胞内Na^+浓度降低，因此，小管液中的Na^+则顺浓度梯度进入上皮细胞内。此外，小管液中的Na^+还可由管腔膜上的Na^+-H^+交换体进行逆向转运，以及由Na^+-葡萄糖、Na^+-氨基酸同向转运体被转运入上皮细胞内。随后这些细胞内的Na^+又被基底侧膜上的钠泵泵出细胞，进入细胞间隙。由于细胞间隙的Na^+浓度升高，使渗透压升高，在渗透作用下，小管液中的水通过跨上皮细胞和紧密连接（即细胞旁路）两种途径便不断进入细胞间隙。由于上皮细胞在管腔膜的紧密连接是相对密闭的，因此进入细胞间隙中的静水压升高，促使Na^+和水被重吸收进管周毛细血管。在近端小管的后半段，由于HCO_3^-重吸收速度明显大于Cl^-重吸收，Cl^-便留在小管液中，小管液中Cl^-浓度比细胞间隙液中浓度高20%～40%。因此，Cl^-顺浓度梯度经细胞旁路进入细胞间隙而被动重吸收。由于Cl^-的被动重吸收，导致小管液中正离子相对增多，造成管腔内带正电荷，管腔外带负电，在这种电位差作用下，Na^+顺电位梯度也经细胞旁路重吸收。由于水在整个近端小管的重吸收是通过渗透作用，因此该段物质的重吸收是等渗性重吸收，小管液为等渗液。

在髓袢，小管液中约20%的NaCl被重吸收，约15%的水被重吸收。其中，髓袢降支细段对NaCl的通透性极低，但对水的通透性很高。因此，水被不断渗透到管周组织液，使小管液的渗透压逐渐升高。而髓袢升支对NaCl的通透性很高，对水几乎不通透，因此使该段小管液的渗透压逐渐降低。髓袢升支细段和粗段重吸收NaCl有不同的机制。细段是顺浓度差的被动扩散；而粗段重吸收NaCl则通过K^+-Na^+-$2Cl^-$同向转运实现（图8-7），属继发性主动转运。临床上高效利尿剂，如呋塞米可通过抑制K^+-Na^+-$2Cl^-$同向转运体的功能，阻断髓袢升支粗段对NaCl的重吸收，从而影响水的重吸收发挥利尿作用。

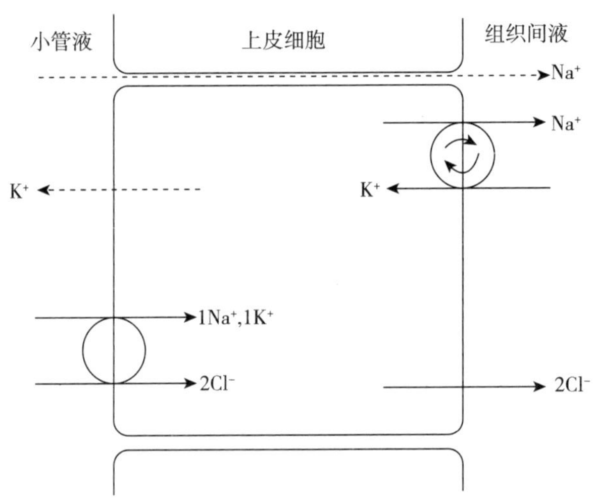

图 8-7 髓袢升支粗段重吸收 K^+、Na^+、Cl^- 示意图

在远端小管和集合管，约12%的NaCl被重吸收，此处对NaCl及水的重吸收可根据机体的水、盐平衡状况进行调节。其中Na^+的重吸收主要受醛固酮的调节，水的重吸收则主要受抗利尿激素的调节。该段水的重吸收量对终尿尿量的影响很大。

2. K^+的重吸收　小管液中65%～70%的K^+在近端小管重吸收，25%～30%在髓袢重吸收。而远曲小管和集合管既能重吸收K^+也能分泌K^+，终尿中的K^+主要就是由远端小管和集合管分泌的。此外，K^+的重吸收是主动重吸收，至于其机制尚不清楚。

3. HCO_3^-的重吸收　正常由肾小球滤过的HCO_3^-约有80%在近端小管重吸收。由于小管液中的HCO_3^-不易通过管腔膜，因此它先与肾小管分泌的H^+结合生成H_2CO_3，再分解为CO_2和水。由于CO_2是高脂溶性的，故以单纯扩散的形式迅速通过管腔膜进入上皮细胞内，在碳酸酐酶的催化下生成H_2CO_3，H_2CO_3又解离出H^+和HCO_3^-。H^+通过Na^+-H^+逆向转运进入小管液中，HCO_3^-与Na^+形成$NaHCO_3$被重吸收回血液（图8-8）。由此可见，小管液中的HCO_3^-是以CO_2的形式被动重吸收，而且在近端小管中HCO_3^-的重吸收比Cl^-优先。

4.葡萄糖的重吸收　肾小囊超滤液中的葡萄糖浓度和血糖浓度相等，但正常情况下，终尿中几乎不含葡萄糖，这说明原尿中的葡萄糖在流经肾小管时全部被重吸收。实验表明，葡萄糖的重吸收部位仅限于近端小管，特别是近端小管的前半段，其余各段肾小管都没有重吸收葡萄糖的能力。

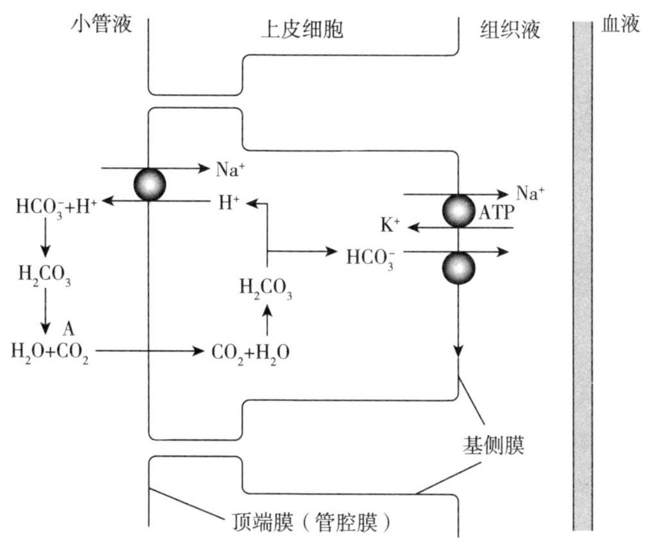

图 8-8　近端小管重吸收 HCO_3^- 示意图

近端小管上皮细胞的管腔膜上有Na^+-葡萄糖同向转运体，当小管液中的Na^+和葡萄糖与转运体结合后，同时被转运入细胞内，属继发性主动转运（图8-6）。进入细胞内的葡萄糖则通过易化扩散被转运至细胞间隙，然后被重吸收回血。

近端小管对葡萄糖的重吸收是有一定限度的。当血液中葡萄糖的浓度高于8.96～10.08mmol/L时，部分近端小管上皮细胞对葡萄糖的吸收已达到极限，未被重吸收的葡萄糖将随尿排出，出现糖尿。通常将这种尿中刚出现葡萄糖时的最低血糖浓度称为肾糖阈。随着血糖浓度的升高，原尿中葡萄糖的含量也进一步增加，当超过肾糖阈时，尿糖的排出率则随血糖浓度的升高而增加。

5.其他物质的重吸收　小管液中的氨基酸、HPO_4^{2-}、SO_4^{2-}等物质的重吸收机制与葡萄糖相似，需要Na^+的帮助，属继发性主动转运。

三、肾小管和集合管的分泌

肾小管和集合管的分泌是指肾小管和集合管上皮细胞将自身产生的物质或血液中的物质转运入小管液的过程。肾小管和集合管主要分泌H^+、NH_3和K^+，这对调节体内酸碱及电解质平衡具有重要意义。

（一）H^+的分泌

肾小管和集合管的上皮细胞均可分泌H^+，但主要在近端小管分泌。H^+的分泌有两种机制，即在近端小管通过Na^+-H^+交换实现，而在远端小管和集合管则通过H^+泵实现，其中以前者为主。

在近端小管上皮细胞内主要通过Na^+-H^+逆向转运实现H^+的分泌，Na^+进入细胞，H^+则被分泌到小管液中（图8-9）。前文已述，由于在Na^+-H^+交换过程中，每分泌一个H^+，可重吸收一个Na^+和一个HCO_3^-。因此，H^+的分泌与HCO_3^-的重吸收密切相关，H^+

的分泌可促进HCO_3^-的重吸收，起到排酸保碱的作用，这对维持体内酸碱平衡具有非常重要的意义。

（二）NH_3的分泌

NH_3是肾小管上皮细胞在代谢过程中经谷氨酰胺脱氨后产生的，其分泌主要发生在远曲小管和集合管。NH_3是脂溶性物质，可通过细胞膜自由扩散而被分泌到小管液中。进入小管液的NH_3与其中的H^+结合成NH_4^+，NH_4^+的生成可降低小管液中NH_3和H^+的浓度，这样既加速NH_3向小管液的继续扩散，也促进H^+的继续分泌（图8-9）。生成的NH_4^+则与强酸盐（如NaCl）的负离子结合形成铵盐（NH_4Cl）随尿排出。而强酸盐的正离子（Na^+）则通过Na^+-H^+交换进入肾小管上皮细胞，然后和细胞内的HCO_3^-一起被重吸收回血。由此可见，NH_3的分泌与H^+的分泌密切相关，NH_3的分泌不仅促进H^+的分泌而排酸，也促进$NaHCO_3$的重吸收；反之，H^+的分泌被抑制，则NH_3的分泌减少，而在慢性酸中毒时，NH_3的分泌则会增加。因此，NH_3的分泌是肾脏调节酸碱平衡的重要机制之一。

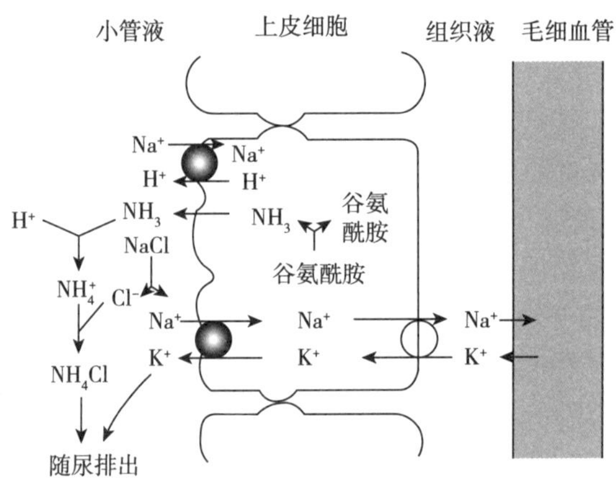

图8-9 H^+、K^+、NH_3的分泌示意图

（三）K^+的分泌

尿中的K^+主要是由远曲小管和集合管的上皮细胞所分泌。K^+的分泌与Na^+的重吸收密切相关，即以Na^+-K^+交换的形式进行（图8-9），小管液中的Na^+被主动重吸收入细胞内的同时，K^+被分泌到小管液中。在远曲小管和集合管，由于Na^+-K^+交换和Na^+-H^+交换都依赖Na^+，故二者有竞争性抑制现象。如在酸中毒时，H^+生成增多，Na^+-H^+交换增强，则Na^+-K^+交换减弱，故尿K^+排出减少而引起血K^+浓度升高。而高血钾的患者，由于血K^+浓度增高，Na^+-K^+交换增强，则Na^+-H^+交换减弱，而最终导致血液中H^+浓度升高。正常情况下，机体K^+的代谢特点是：多吃多排，少吃少排，但不吃也排。因此，临床上对于长期不能进食或肾功能不全的患者，要注意监测血K^+浓度，保持K^+浓度的相对稳定。此外，K^+的分泌还受醛固酮的调节。

（四）其他物质的分泌

肾小管上皮细胞还可分泌肌酐、青霉素、酚红和一些利尿剂等。青霉素、酚红和一些利尿剂可与血浆蛋白结合后，可在近端小管被主动分泌到小管液中。其中，进入机体的酚红有94%是被主动分泌到小管液中随尿排出的。因此，临床上通过检测尿中酚红的排泄量可作为判断近端小管排泄功能的粗略指标。

第三节　尿液的浓缩和稀释

尿液的浓缩和稀释是根据尿液渗透压与血浆渗透压相比较而确定的。终尿的渗透压高于血浆渗透压，称为高渗尿，表示尿液被浓缩；终尿的渗透压低于血浆渗透压，称为低渗尿，表示尿液被稀释；终尿的渗透压与血浆渗透压相等，称为等渗尿，表示肾的浓缩和稀释能力严重减退。肾脏对尿液的浓缩和稀释，有利于维持体液的渗透压稳定和机体水的平衡。

一、尿浓缩与稀释的基本过程

尿液的稀释是由于小管液中的溶质被重吸收，而水不易被重吸收而造成的，其主要发生在远端小管和集合管。髓袢升支粗段上皮细胞对水和尿素不易通透，但能主动重吸收NaCl，由于NaCl不断被重吸收，故小管液渗透压逐渐下降成为低渗溶液。如果机体内水过多造成血浆晶体渗透压下降，可使抗利尿激素的释放减少，远曲小管和集合管对水的通透性下降，水不能被重吸收，而小管液中的NaCl继续被重吸收，因此小管液的渗透压进一步下降形成低渗尿，即尿液被稀释。若抗利尿激素完全缺乏或肾小管和集合管缺乏抗利尿激素受体时，每天机体可排出高达20L的低渗尿，从而出现尿崩症。

尿液的浓缩也发生在远端小管和集合管，是由于小管液中的水被重吸收而溶质留在小管液中造成的。肾对水的重吸收要求小管周围组织液是高渗的。用冰点降低法测定鼠肾的渗透压，发现在肾皮质组织液的渗透压与血浆相等，肾髓质组织液的渗透压高于血浆，且从外髓部到内髓质部，其渗透压逐渐升高，在乳头部可高达血浆渗透压的4倍（图8-10）。这种肾髓质渗透压梯度的存在是促进远曲小管和集合管重吸收水分，使尿液得以浓缩的基础。当低渗的小管液流经远曲小管和集合管时，由于管周组织液为高渗，加上抗利尿激素的作用，水便不断被重吸收，小管液被高度浓缩，形成高渗尿。

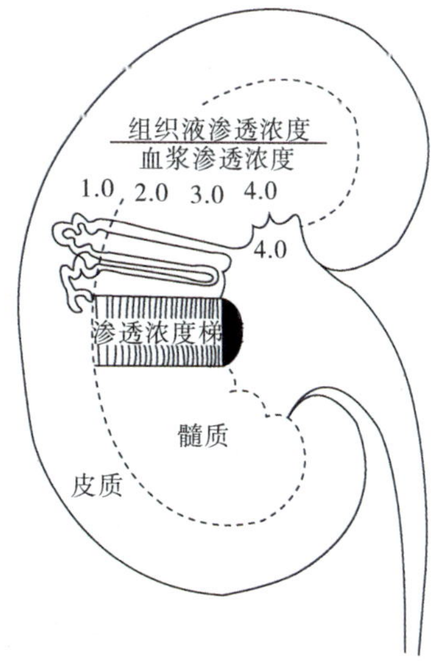

图8-10　肾髓质渗透压梯度示意图

在尿液浓缩和稀释的过程中，肾髓质渗透压梯度的形成和保持是尿液浓缩和稀释的先决条件，而抗利尿激素的释放则是尿液浓缩和稀释的决定因素。

二、肾髓质渗透压梯度的形成和保持

（一）肾髓质渗透压梯度的形成

肾髓质渗透压梯度的形成基础是近髓肾单位长髓袢的结构和功能。在髓袢降支与升支间液体的逆向流动过程中，髓袢各段及远曲小管和集合管对水和溶质的通透性不同，使小管液与组织液溶质浓度和渗透压由外髓质到内髓质成倍升高，即髓袢的逆流倍增作用。

在外髓部，髓袢升支粗段对水不通透，但可主动重吸收NaCl，故小管液在流经该段时，随着NaCl的主动重吸收，小管液的浓度和渗透压均逐渐降低，而管周组织液的渗透压逐渐升高形成髓质高渗（图8-11）。

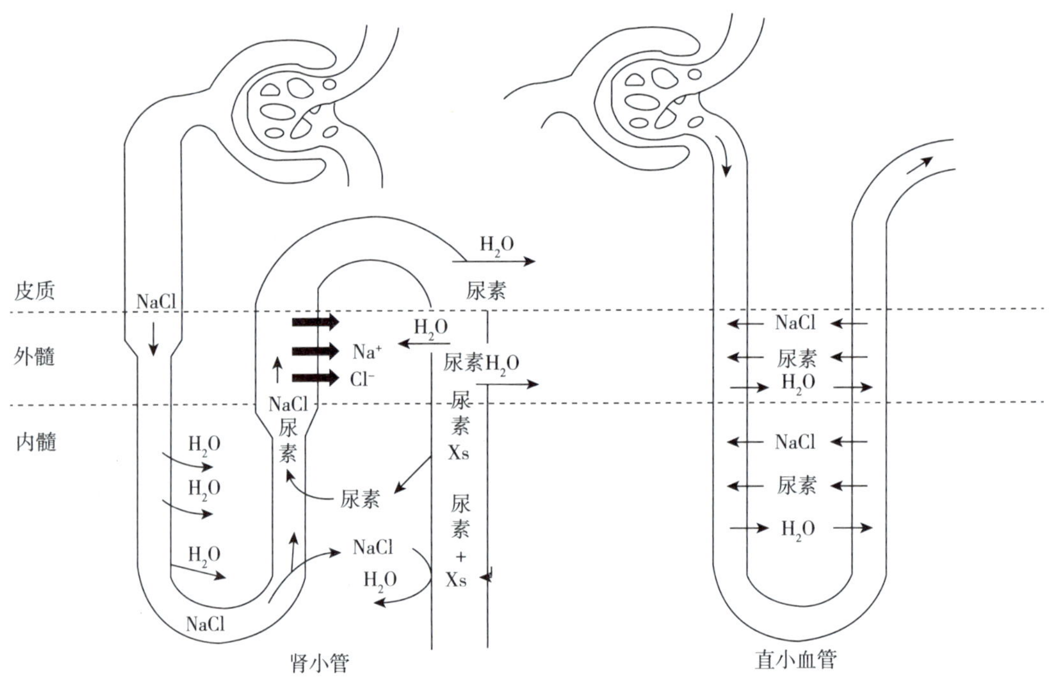

图8-11 肾髓质渗透梯度的形成示意图

Xs表示未被重吸收的溶质

内髓部高渗透压梯度是由尿素的再循环和NaCl由小管液向管周组织液扩散形成的。除近端小管重吸收尿素、髓袢升支对尿素中等度通透和内髓部集合管对尿素高度通透外，肾小管其余部位对尿素几乎不通透。因此，当小管液流经远曲小管时，由于水的重吸收，小管液中尿素的浓度逐渐升高，到达内髓部集合管时，尿素则顺浓度差迅速向内髓部组织液扩散，使内髓部渗透压增高。由于髓袢升支细段对尿素有一定的通透

性，且小管液中尿素的浓度比管外组织液低，故髓质组织液中的尿素可扩散进入升支细段小管液，并随小管液重新进入远曲小管、集合管，再扩散到内髓部组织液，这样就形成了尿素的再循环。尿素的再循环有助于内髓部高渗透压梯度的形成和进一步加强。由此可见，髓袢升支粗段对NaCl的主动重吸收是整个肾外髓部高渗透压梯度形成的主要动力，而尿素再循环和NaCl在髓袢升支细段被动扩散是建立内髓部高渗透压梯度的主要因素。

（二）直小血管在维持肾髓质渗透压梯度中的作用

直小血管与髓袢伴行，其升支与降支血流方向相反，形成逆流交换，是髓质渗透压梯度得以保持的主要机制。血液沿降支下行时，因周围组织液的NaCl和尿素浓度逐渐升高，NaCl和尿便顺浓度差扩散入直小血管，而直小血管降支血液中的水则渗出到组织液。越深入内髓部，直小血管血液中的NaCl和尿素浓度愈高，直至折返处达最高。当血液沿升支回流时，其中的NaCl和尿素浓度比同一水平组织液的高，NaCl和尿素又不断扩散到组织液，水又重新渗入直小血管。由此，NaCl和尿素在直小血管的升支和降支之间循环，产生逆流交换作用。直小血管细而长、血流阻力大，流速慢，逆流交换的时间长。当直小血管升支离开外髓部时，带走的只是部分过剩的溶质和水（主要是水），从而维持了髓质的高渗透压梯度。

微课

第四节　尿生成的调节

案例8-2

患者，女性，有“2型糖尿病”15年，血糖控制不佳，既往尿量较多，近两周突然出现尿量减少，颜面水肿而就诊。查体：T 37.8℃，BP 160/110mmHg，颜面水肿、苍白，双下肢水肿，余无特殊。辅助检查：尿糖（+++），尿蛋白（+++），24小时尿量380ml，尿素氮11.4mmol/L，血肌酐172 μmol/L。临床初步诊断：2型糖尿病；糖尿病肾病，肾衰。

分析：

1.运用生理知识分析患者尿糖为什么阳性？在糖尿病早期为什么尿量会增多？

2.总结影响尿液生成的因素有哪些？

尿的生成过程包括肾小球滤过、肾小管和集合管的重吸收及分泌。因此，凡是影响尿生成的这三个基本过程都会影响尿的生成。而有关肾小球滤过的因素前文已述，本节主要讨论影响肾小管、集合管重吸收和分泌的因素，主要包括体液调节、神经调节和自身调节。

一、体液调节

（一）抗利尿激素

抗利尿激素即血管升压素，是由9个氨基酸残基组成的多肽，是下丘脑视上核和室旁核神经元胞体合成的。它的生理作用主要是提高远曲小管和集合管上皮细胞对水的通透性，从而增加水的重吸收，使尿液浓缩，尿量减少（抗利尿）。抗利尿激素的分泌和释放受多种因素的影响，主要影响因素是血浆晶体渗透压和循环血量。

1. 血浆晶体渗透压 血浆晶体渗透压的改变是调节抗利尿激素释放的最主要因素。当血浆晶体渗透压升高时，可刺激下丘脑视上核和室旁核及其周围区域的渗透压感受器，使抗利尿激素合成和释放增加。人体大量出汗或发生严重的呕吐、腹泻时，可引起机体失水多于溶质的丢失，从而使血浆晶体渗透压升高，刺激抗利尿激素的分泌，促进肾小管和集合管对水的重吸收，使尿量减少，尿液浓缩；反之，人体大量饮清水后，体液稀释，血浆晶体渗透压降低，使抗利尿激素合成和释放减少或者停止，水的重吸收减少，使尿量增多，尿液稀释。这种大量饮用清水后，尿量明显增多的现象称为水利尿。如果饮用的是等渗盐水（0.9% NaCl溶液），则尿量不出现饮清水后的上述变化（图8-12）。

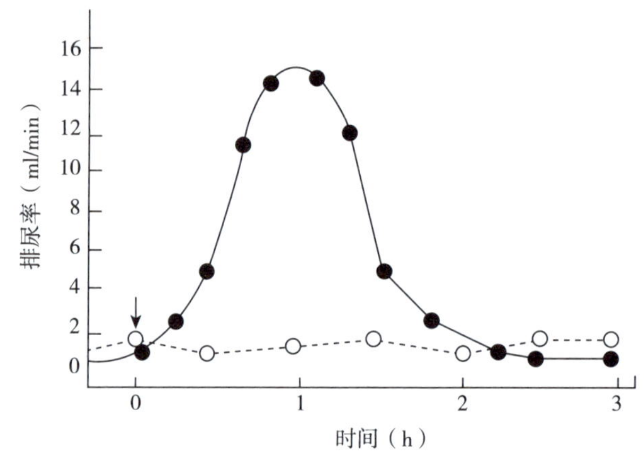

图8-12 一次饮一升清水（实线）和饮一升等渗盐水（虚线）后的排尿率

2. 循环血量 当循环血量降低5%～10%时，位于心房和胸腔大静脉的容量感受器所受刺激减弱，经迷走神经传入中枢的冲动减少，使抗利尿激素合成和释放增多，尿量减少，有利于血容量的恢复。反之，当循环血量增多时，容量感受器所受的刺激增强，抑制抗利尿激素的合成和释放，使尿量增加，循环血量降低。

3. 其他因素 当动脉血压升高时，可刺激颈动脉窦压力感受器，反射性抑制抗利尿激素的合成和释放；当动脉血压低于正常水平时，抗利尿激素释放增加。此外，疼痛、应激刺激、低血糖、血管紧张素Ⅱ及某些药物（如吗啡等），均可刺激抗利尿激素的释放；而乙醇可抑制抗利尿激素的释放。

（二）醛固酮

醛固酮是由肾上腺皮质球状带细胞分泌的一种激素。它的主要作用是促进远曲小管和集合管上皮细胞对Na^+的主动重吸收，同时促进Cl^-和水的重吸收以及K^+的排泄。因此，醛固酮具有保Na^+、保水、排K^+，维持细胞外液容量稳定的作用。

醛固酮的分泌主要受肾素－血管紧张素－醛固酮系统和血K^+、血Na^+浓度的调节。

1. 肾素－血管紧张素－醛固酮系统　肾素、血管紧张素、醛固酮三类激素之间有密切的功能联系，因此，被称为肾素－血管紧张素－醛固酮系统（图8-13）。

2. 血K^+和血Na^+的浓度　当血K^+浓度升高或血Na^+浓度降低时，可直接刺激肾上腺皮质球状带细胞分泌醛固酮；反之，血K^+浓度降低或血Na^+浓度升高，则抑制醛固酮的分泌。实验证明，血K^+浓度的变化对醛固酮的调节更为敏感。

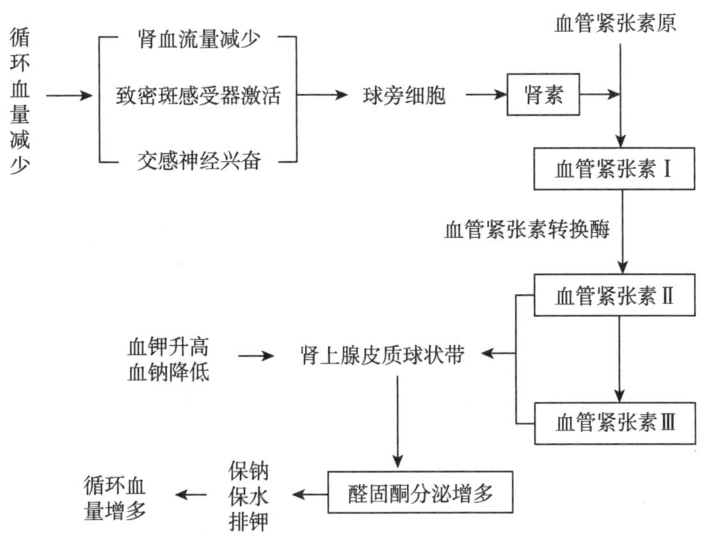

图8-13　肾素－血管紧张素－醛固酮系统

（三）心房钠尿肽

心房钠尿肽（ANP）是由心房肌细胞合成和释放的一种多肽类激素。血容量过多、头低足高位、中心静脉压升高等均可使心房壁受到牵拉，从而刺激心房肌细胞释放ANP。ANP的主要作用是使血管平滑肌舒张和促进肾脏排钠、排水。其作用机制是：①ANP可使集合管上皮细胞管腔膜上的钠通道关闭，抑制NaCl的重吸收，从而减少水的重吸收。此外，ANP可对抗ADH的作用，直接抑制集合管对水的重吸收。②抑制肾素、醛固酮及ADH的分泌，使NaCl和水重吸收减少。③ANP能使入球小动脉舒张，增加肾血浆流量，使肾小球滤过率增大。

二、神经调节

正常情况下，神经系统对尿生成的功能影响较小，但在失血、呕吐、腹泻等血容量减少时，肾交感神经对尿生成具有一定的调节作用。当肾交感神经兴奋时，通过释放去甲肾上腺素产生以下作用：①使肾血管收缩，由于它对入球小动脉的作用比出球小动脉明显，因而使肾小球毛细血管血流量和毛细血管血压下降，导致肾小球滤过率降低。②促进球旁细胞分泌肾素，通过肾素-血管紧张素-醛固酮系统，使NaCl和水的重吸收增加。③还可直接作用于近端小管和髓袢上皮细胞，增加其对NaCl和水的重吸收。

三、自身调节

（一）小管液溶质的浓度

由于小管内外的渗透压梯度是水重吸收的动力，因此如果小管液中的溶质浓度升高，其渗透压升高，就会阻碍肾小管对水的重吸收，结果使小管液中的Na^+被稀释而浓度降低，小管液和上皮细胞内的Na^+浓度梯度减小，从而使Na^+的重吸收减少，尿量增多。这种由于小管液溶质浓度增大导致渗透压升高，从而使Na^+和水的重吸收减少，引起尿量增多的现象，称为渗透性利尿。糖尿病患者或正常人进食大量葡萄糖后的多尿，就是由于肾小管不能将葡萄糖全部重吸收回血液，使小管液中的葡萄糖含量增多，渗透压升高，妨碍水和NaCl的重吸收而造成的。根据渗透性利尿的原理，临床上给患者使用可被肾小球滤过而又不被肾小管重吸收的物质（如甘露醇等）也可产生同样的利尿效应。

（二）球-管平衡

近端小管对溶质和水的重吸收随肾小球滤过率的变动而发生变化。肾小球滤过率增大，近端小管对Na^+和水的重吸收率也增大；反之，肾小球滤过率减少，近端小管对Na^+和水的重吸收率也减少。实验证明，不论肾小球滤过率增大还是减小，近端小管是定比重吸收，即近端小管的重吸收率始终占肾小球滤过率的65%～70%，这种现象称为球-管平衡。其生理意义在于使尿中排出的Na^+和水不会因肾小球滤过率的增减而发生大幅度的变化。但在某些情况下，球-管平衡可被破坏，如渗透性利尿时，肾小球滤过率不变，但近端小管重吸收减少，尿量明显增多。

知识拓展

球-管平衡障碍与水肿

目前认为，球-管平衡障碍与临床上某些水肿的形成机制有关。例如，充血性心衰时，肾灌注压和血流量明显下降。但由于出球小动脉发生代偿性收缩，因此，肾小球滤过率仍能保持原有水平，而滤过分数将变大。此时，近端小管周围毛细血管的血压下降而血浆胶体渗透压增高，加速小管周围组织间液进入毛细血管，导致组织间隙内静水压下降，使小管细胞间隙内的Na^+和水加速进入管周毛细血管，引起Na^+和水的重吸收增加。因此，重吸收率将超过65%～70%，于是体内钠盐潴留，细胞外液量增多，出现水肿。

第五节　尿液及其排放

案例8-3

患者因眼睑水肿，少尿3天入院。1周前曾发生上呼吸道感染。查体：眼睑水肿，咽部红肿，心肺（-），血压126/90mmHg。尿常规检查：红细胞（+++），尿蛋白（+++），红细胞管型5/HP；24小时尿量260ml，尿素氮11.4mmol/L，血肌酐172 μmol/L。临床诊断：急性肾小球肾炎。

分析：患者尿液检查是否正常？写出尿液检查的正确结果及临床意义。

一、尿液

尿液作为机体很重要的排泄物之一，其质和量除反映肾脏本身的结构及功能状态外，还可反映机体其他各个方面的功能变化。因此，临床上将尿量及尿液理化性质的检验作为一项很重要的检查指标。

（一）尿量

正常成人尿量为1.0～2.0L/d，平均为1.5L/d。当摄入的水多和/或出汗很少时，尿量可＞2.0L/d；而当摄入的水少和/或出汗很多时，尿量可＜1.0L/d。正常成人每天产生的固体代谢产物约为35g，至少需要0.5L尿量才能将其溶解并排出。如尿量长期保持在2.5L/d以上，为多尿；尿量在0.1～0.5L/d，为少尿；尿量＜0.1L/d，为无尿，以上均属异常尿量。长期多尿会使机体丢失大量水分，引起脱水；少尿或无尿会造成机体内代谢产物的堆积，从而破坏内环境的稳态。

（二）尿液的理化特性

正常尿液为淡黄色，透明，比重为1.015～1.025。尿少或存放时间较长时，尿液颜色会加深且变浑浊。服用某些药物或在某些病理情况下，尿液的颜色也可发生变化，如出现血尿、血红蛋白尿和乳糜尿等。尿液的主要成分是水，约占95%～97%，其余是溶质，溶质以电解质和非蛋白含氮化合物为主。正常人尿液中的糖和蛋白质的含量极少，用临床常规方法难以测出。如尿中检测出含有糖或蛋白质，在排除生理性原因后则为异常。尿液的pH值介于5.0～7.0之间，其酸碱度主要与饮食有关，临床上可通过测定可滴定酸（$H_2PO_4^-$）和NH_4^+的含量来反映尿液的酸碱度。荤素杂食者，因尿中硫酸盐和磷酸盐较多，尿液偏酸性，pH值约为6.0；素食者，因尿中酸性产物较少而碱性物质较多，尿液偏碱性。

二、排尿

尿的生成是个连续不断的过程。生成的尿液，经集合管、肾盏、肾盂和输尿管被送入膀胱。当尿液在膀胱内贮存达到一定量时，即可引起排尿反射，将尿液经尿道排出体外。

（一）膀胱和尿道的神经支配

支配膀胱和尿道的神经有盆神经、腹下神经、阴部神经（图8-14）。

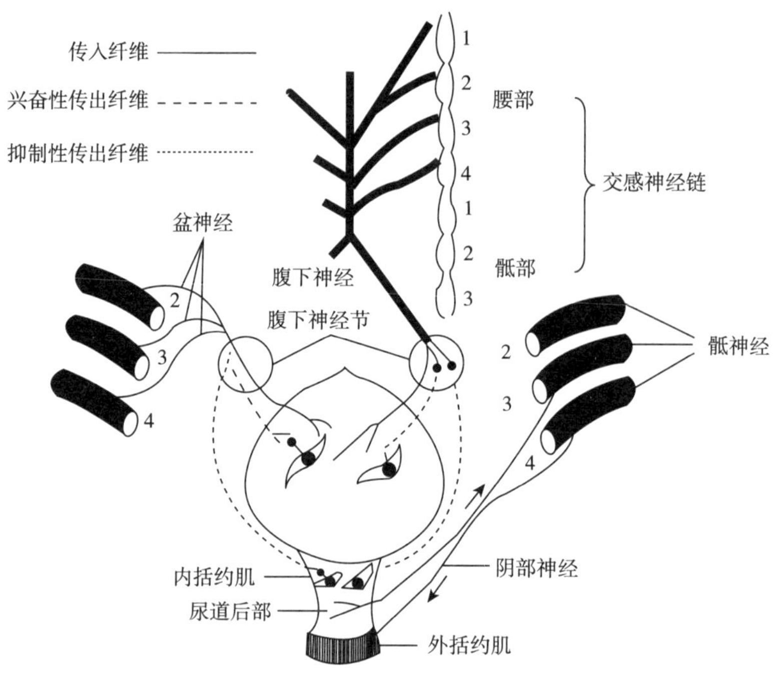

图8-14　膀胱和尿道的神经支配

1.盆神经　盆神经起自骶髓2～4侧角，属副交感神经，兴奋时引起膀胱逼尿肌收缩、尿道内括约肌舒张，促进排尿。

2.腹下神经　腹下神经起自脊髓腰段，属交感神经，兴奋时可引起膀胱逼尿肌舒张、尿道内括约肌收缩，抑制排尿。

3.阴部神经　阴部神经起自骶髓，属躯体运动神经，因此，其所支配的尿道外括约肌的活动可受意识的控制。阴部神经兴奋时，引起尿道外括约肌收缩。排尿反射时，可反射性抑制阴部神经的活动，引起尿道外括约肌舒张。

上述三种神经都含有感觉传入纤维。盆神经能感受膀胱壁被牵拉的程度，可传导膀胱充盈的感觉；腹下神经中含有可传导膀胱痛觉的传入神经；阴部神经含有传导尿道感觉的传入神经。

（二）排尿反射

当膀胱内尿量达到0.4～0.5L时，膀胱壁上的牵张感受器受到刺激，特别是后尿道的感受器受刺激而兴奋，冲动沿盆神经传入排尿反射的初级中枢，即脊髓骶段；同时，冲动上传到达大脑皮层的排尿反射高级中枢，并产生尿意。如条件允许，排尿反射高

级中枢发出的冲动将加强初级中枢的兴奋，使盆神经传出冲动增多，引起膀胱逼尿肌收缩、尿道内括约肌舒张，于是尿液被压向后尿道。进入后尿道的尿液又刺激后尿道感受器，冲动沿传入神经再次传至初级中枢，可进一步反射性地加强初级中枢的活动，使膀胱逼尿肌收缩更强、尿道外括约肌舒张，于是尿液被排出。由此可见，排尿反射是一个正反馈过程，而且这一正反馈过程可反复进行，直至尿液排完为止（图8-15）。若条件不允许排尿，则机体可有意识通过大脑皮层的活动来抑制排尿，即通过使腹下神经和阴部神经传出冲动增多以抑制排尿。

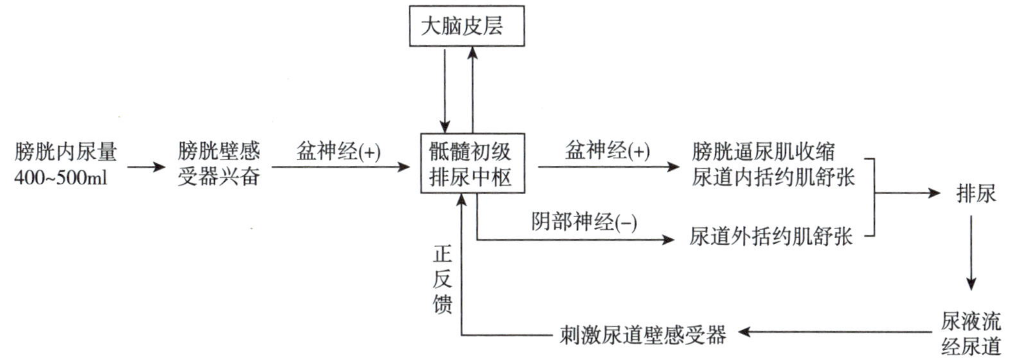

图 8-15　排尿反射示意图

由此可见，高级中枢对骶髓初级排尿中枢有兴奋或抑制的作用。小儿因大脑皮层尚未发育完善，对排尿反射初级中枢的控制能力较弱，故排尿次数多，易发生遗尿。此外，排尿反射弧中的任何一个环节发生障碍，或者排尿的初级中枢与高级中枢失去联系均可导致排尿异常，临床上常见的排尿异常有尿频、尿潴留和尿失禁。当膀胱有炎症或受机械性刺激（如膀胱结石）时，排尿次数过多，称为尿频。如果脊髓骶段受损、传出神经盆神经或阴部神经功能障碍，以及尿道压迫、阻塞等都可使膀胱中的尿液充盈过多而不能排出，称为尿潴留。当脊髓骶段以上受损或机体处于昏迷时，虽然脊髓排尿反射的反射弧完好，但骶髓初级排尿中枢与高位中枢失去功能联系，排尿便失去了意识控制，可出现尿失禁。

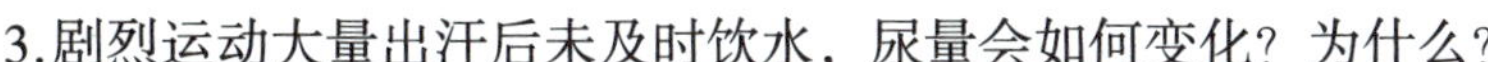

思考题

课后习题

思维导图

拓展阅读

1. 人在急性大失血后，动脉血压下降至60mmHg，分析尿量会有何变化？为什么？

2. 当机体发生酸中毒时，血K^+浓度会如何变化？为什么？

3. 剧烈运动大量出汗后未及时饮水，尿量会如何变化？为什么？

第九章 感觉器官的功能

PPT

学习目标

1.掌握：眼的调节过程；中耳的功能及声波传入内耳的途径。

2.熟悉：感受器的一般生理特性；眼的折光异常及矫正；视网膜的光化学反应；视敏度、视野、暗适应、明适应等视觉生理现象；前庭器官的功能。

3.了解：感受器、感觉器官的定义；外耳的功能。

4.能通过声波传入内耳的途径来区分传导性耳聋和神经性耳聋；能分析近视、远视产生的原理。

5.培养学生具有良好的用眼、护眼习惯，让心灵窗户更加明亮。

第一节 概 述

感觉是人脑对客观事物的主观反映。各种感觉的产生，首先是感受器或感觉器官接受内外环境的各种刺激，并将其转变为神经冲动，沿一定的神经传导通路到达大脑皮质的相应区域，经脑分析整合产生相应的感觉。

一、感受器与感觉器官

感受器是指分布于体表或组织内部的一些专门感受机体内、外环境变化的结构或装置。最简单的感受器就是感觉神经末梢，如体表和组织内部与痛觉有关的游离神经末梢；也有些感受器是在裸露的神经末梢周围包绕一些由结缔组织构成的被膜样结构，如环层小体、触觉小体和肌梭等。另外，体内还有一些结构和功能上都高度分化了的感受细胞，如视网膜中的视杆和视锥细胞是光感受细胞，耳蜗中的毛细胞是声感受细胞等，这些感受细胞连同它们的附属结构就构成了复杂的感觉器官。高等动物最主要的感觉器官有眼、耳、前庭、鼻腔的嗅上皮、舌的味蕾等，这些感觉器官都分布在头部，称为特殊感觉器官。

机体的感受器种类繁多，其分类方法也各不相同。根据感受器分布部位不同，可分为内感受器和外感受器。内感受器感受机体内部的环境变化，而外感受器则感受外界的环境变化。外感受器还可进一步分为距离感受器和接触感受器，如视、听、嗅觉感受器可归属于距离感受器，而触、压、味、温度觉感受器可归类于接触感受器。内感受器也可再分为本体感受器和内脏感受器。本体感受器是感知任一时刻身体在空间位置的感受器，如肌梭等；内脏感受器是存在于内脏和内部器官中的感受器。此外，感受器还可根据其所接受刺激的性质不同而分为光感受器、机械感受器、温度感受器和化学感受器等。

二、感受器的一般生理特性

（一）感受器的适宜刺激

一种感受器通常只对某种特定形式的刺激最敏感，这种形式的刺激就称为该感受器的适宜刺激。如一定波长的电磁波是视网膜感光细胞的适宜刺激，一定频率的机械振动是耳蜗毛细胞的适宜刺激。但是，感受器并不只是对适宜刺激有反应，非适宜刺激也可引起一定的反应，但所需刺激强度通常要比适宜刺激大得多。例如，所有感觉器官均能为电流所兴奋，大多数感受器对突发的压力和化学环境的变化有反应，打击眼部可刺激视网膜感光细胞产生光感等。

（二）感受器的换能作用

各种感受器能把作用于它们的各种形式的刺激能量转换为传入神经的动作电位，这种能量转换称为换能作用。因此，可以把感受器看成是生物换能器。在换能过程中，一般不是直接把刺激能量转变为神经冲动，而是先在感受器细胞或感觉神经末梢产生一种过渡性的电位变化，在感受器细胞的称为感受器电位，在感觉神经末梢的称为发生器电位。对于神经末梢感受器来说，发生器电位就是感受器电位，其感觉换能部位与脉冲发生的部位相同；但对于特化的感受器来说，发生器电位是感受器电位传递至神经末梢的那一部分，其感觉换能部位与脉冲发生的部位不同。

（三）感受器的编码作用

感受器在把外界刺激转换为神经动作电位时，不仅发生了能量的转换，而且把刺激所包含的环境变化的信息也转移到了动作电位的序列之中，起到了信息的转移作用，这就是感受器的编码作用。如耳蜗受到声波刺激时，不但能将声能转换成动作电位，同时，还能把声音的音量、音调、音色等信息编排在动作电位的序列中。

（四）感受器的适应现象

当某一恒定强度的刺激持续作用于一个感受器时，伴随刺激时间的延长，感受器对刺激的敏感性会逐渐下降，这种现象称为感受器的适应现象。各种感受器的适应快慢有所不同，如皮肤触觉感受器产生的适应快，有利于机体再接受新刺激；而颈动脉窦压力感受器、痛觉感受器等产生的适应慢，有利于机体对某些功能状态进行长时间监测。

第二节 视觉器官

微课

案例解析

案例9-1

患者，女性，49岁，突然发作的剧烈眼胀、视力锐减、头疼、眼球坚硬如石、结膜充血伴恶心、呕吐。查体：T 37℃、R 18次/分、P 110次/分、BP 180/100mmHg，眼压为30mmHg。实验室检查：视盘凹陷增大。

分析：患者为什么会出现剧烈眼胀、视力锐减、头疼、眼球坚硬如石等症状？

眼是人体的视觉器官（图9-1）。眼内与产生视觉直接有关的结构是眼的折光系统和视网膜。折光系统由角膜、房水、晶状体和玻璃体组成；视网膜上所含的感光细胞，以及与其相联系的双极细胞和视神经节细胞，构成眼的感光系统。人眼的适宜刺激是波长为380～760nm的电磁波，在这个可见光谱的范围内，来自外界物体的光线，透过眼的折光系统成像在视网膜上。视网膜含有对光刺激高度敏感的视杆细胞和视锥细胞，这两类细胞能将外界光刺激所包含的视觉信息转变成电信号，并在视网膜内进行编码、加工，由视神经传向视觉中枢做进一步分析，最后形成视觉。

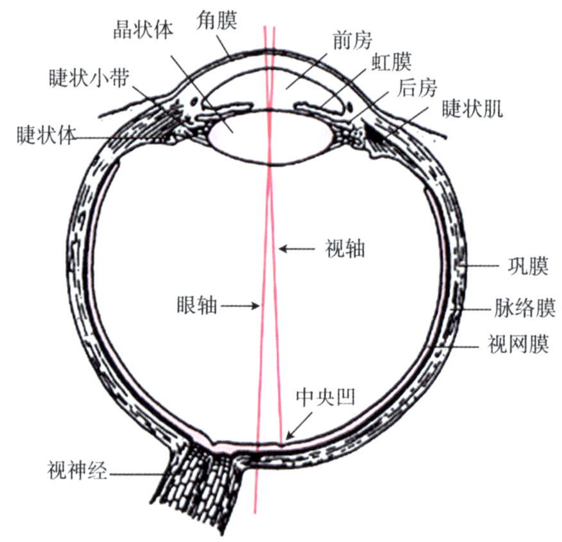

图9-1 右眼水平切面示意图

一、眼的折光功能

人眼的折光系统是一个复杂的光学系统。摄入眼内的光线，通过角膜、房水、晶状体和玻璃体四种折射率不同的介质，并通过四个屈光度不同的折射面（角膜的前表面和后表面，晶状体的前表面和后表面）才能在视网膜上形成物像。入射光线的折射主要发生在角膜的前表面。正常人眼在安静而不进行调节时，它的折光系统后主焦点的位置，恰好是视网膜所在的位置。

对人眼和一般光学系统来说，来自6m以外物体的各发光点的光线，都可以认为是平行光线，因此，这些光线可以在视网膜上形成清晰的图像。当然，人眼不是能无条件地看清任意远处的物体。如果来自某物体的光线过弱，或光线在空间和眼内传播时被散射或吸收，那么，它们到达视网膜时已减弱到不足以兴奋感光细胞的程度，这样就不能被感知；另外，如果物体过小或离眼的距离过远，则在视网膜上成像就过小，如果小到视网膜分辨能力限度以下时，也不能被感知。

（一）眼的调节

人眼的调节即折光能力的改变，主要是靠改变晶状体的折光力来实现的。另外，瞳孔的调节及两眼球会聚，对于在视网膜上形成清晰的像也起着重要作用。

1.晶状体的调节　晶状体是一个富有弹性的双凸透镜形的透明体，它由晶状体囊和晶状体纤维组成。其周边由悬韧带将其与睫状体相连。当眼看远物时，睫状肌处于松弛状态，这时悬韧带保持一定的紧张度，晶状体受悬韧带的牵引其形状相对扁平；当看近物时，可反射性地引起睫状肌收缩，导致连接于晶状体囊的悬韧带松弛，晶状体由于其自身的弹性而向前和向后凸出，尤以前凸更为明显。晶状体的变凸使其前表面的曲率增加，折光能力增强，从而使物像前移而成像在视网膜上。

2.瞳孔的调节　正常人眼瞳孔的直径为1.5～8.0mm，瞳孔的大小可以调节进入眼内的光量，当视近物时，可反射性地引起双侧瞳孔缩小，称为瞳孔近反射或瞳孔调节反射。瞳孔缩小可以减少入眼的光量，并减少折光系统的球面相差和色相差，使视网膜成像更为清晰。瞳孔的大小主要由环境中光线的亮度所决定，当环境较亮时，瞳孔缩小；环境变暗时瞳孔散大。瞳孔的大小伴随入射光量的强弱而变化，称为瞳孔对光反射。瞳孔对光反射是眼的一种重要适应功能。这一反射的意义在于调节进入眼内的光量，使视网膜不致因光量过强而受到损害，也不会因光量过弱而影响视觉。

3.双眼会聚　当双眼注视一个由远移近的物体时，两眼视轴向鼻侧会聚的现象，称为双眼球会聚。眼球会聚是由于两眼球内直肌反射性收缩所致，也称辐辏反射，其意义在于两眼同时看一近物时，物像仍可落在两视网膜的对称点上，因此不会发生复视。其反射途径是在上述晶状体调节中传出冲动到达正中核后，再经动眼神经核与动眼神经传至双眼内直肌，引起该肌收缩，从而使双眼球发生会聚。

（二）眼的折光异常

正常人眼无需作任何调节就可以使平行光线聚焦于视网膜上，因而可以看清远处的物体；经过调节的眼，只要物体离眼的距离不小于近点，也能看清6m以内的物体，称为正视眼。若眼的折光能力异常，或眼球形态异常，使平行光线不能聚焦在安静未调节眼的视网膜上，则称为非正视眼，也称为屈光不正。包括近视眼、远视眼和散光眼。

1.近视 近视的发生是由于眼球前后径过长（轴性近视）或折光系统的折光能力过强（屈光性近视），故远处物体发出的平行光线被聚焦在视网膜前方，在视网膜上形成模糊的图像（图9-2）。近视眼看近物时，由于近物发出的是辐射光线，故不需调节或只做较小程度的调节，就能使光线聚焦在视网膜上。因此，近视眼的近点和远点都移近。近视眼可用凹透镜加以矫正。

2.远视 远视的发生是由于眼球的前后径过短（轴性远视），或折光系统的折光能力太弱（屈光性远视）所致。新生儿的眼轴往往过短，多呈远视。在发育过程中眼轴逐渐变长，一般至6岁时成为正视眼。远视眼看远物时，来自远物的平行光线聚焦在视网膜的后方，因而不能清晰地成像在视网膜上（图9-2）。远视眼的特点是看远物时就需要进行调节，看近物时，需要做更大程度的调节才能看清物体，因此远视眼的近点比正视眼远。由于远视眼不论看近物还是远物都需要进行调节，故易发生调节疲劳；尤其是做近距离作业或长时间阅读时，可因调节疲劳而产生头痛。远视眼可用凸透镜矫正。

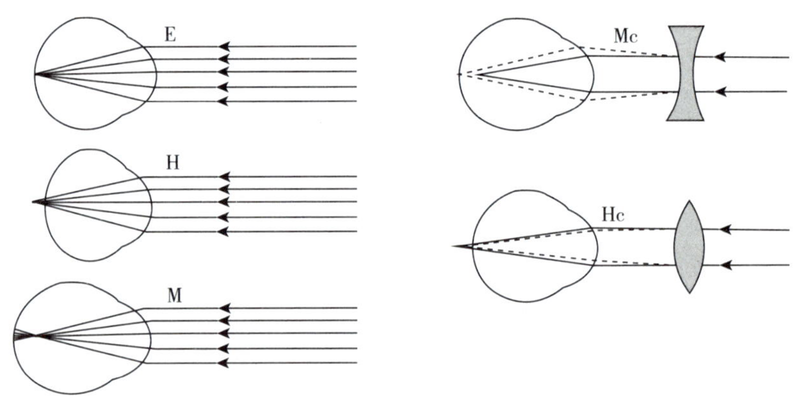

图9-2 眼的折光异常及矫正

3.散光 正常人眼的角膜表面呈正球面，球面上各个方向的曲率半径都相等，因而到达角膜表面各个点上的平行光线经折射后均能聚焦在视网膜上。但是多数散光眼的角膜表面在不同方向的曲率半径并不相等，部分经曲率半径较小的角膜表面折射的光线，将聚焦于视网膜前方；部分经曲率半径正常的角膜表面折射的光线，将聚焦于视网膜上；而部分经曲率半径较大的角膜表面折射的光线，则聚焦于视网膜后方。因此，平行光线经角膜表面各个方向入眼后不能在视网膜上形成焦点，而是形成焦线，因而造成视物不清或物像变形。除角膜外，晶状体表面曲率异常也可引起散光。纠正散光通常用柱面镜。

二、眼的感光功能

（一）视网膜的感光细胞

视网膜是一层透明的神经组织膜，结构比较复杂，由外向内依次分为色素细胞层、感光细胞层、双极细胞层和神经节细胞层四个层次（图9–3）。其中，具有感光作用的是感光细胞层，包括视杆细胞和视锥细胞两种。在视网膜的后部有一白色的圆盘状隆起，称为视神经盘，此处无感光细胞，形成生理性盲点，故聚焦于此的光线不能被感受，人将看不到该物体。

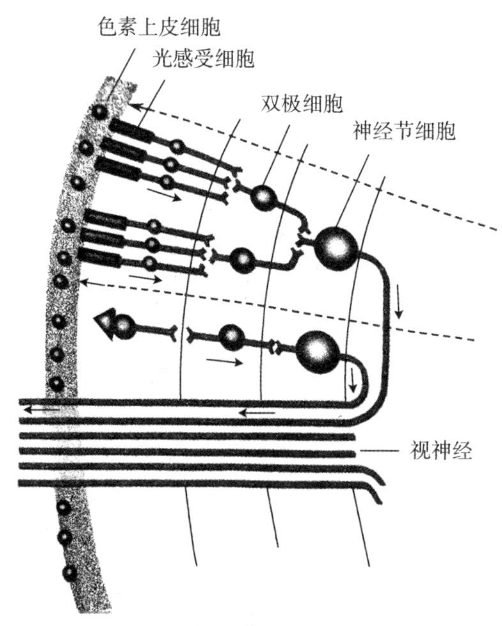

图 9–3　视网膜的结构模式图

神经冲动方向　光线方向

由于视杆细胞和视锥细胞在分布、结构和功能上均有较大的差异，二者形成了不同的感光换能系统，即视杆系统和视锥系统。

视杆系统又称为晚光觉或暗视觉系统，由视杆细胞和与它们相联系的双极细胞及神经节细胞等组成。它们对光的敏感度较高，能在昏暗环境中感受弱光刺激而引起暗视觉，但无色觉，对被视物细节的分辨能力较差。

视锥系统又称为昼光觉或明视觉系统，由视锥细胞和与它们相联系的双极细胞及神经节细胞等组成。它们对光的敏感性较差，只有在强光条件下才能被激活，但视物时可以辨别颜色，且对被视物的细节具有较高的分辨能力。

（二）视网膜的光化学反应

感光细胞中含有感光色素，接受光刺激时会产生一系列光化学反应，进而转变为生物电信号。

1. 视杆细胞的光化学反应　视杆细胞内的感光色素是视紫红质，它是一种结合蛋白质，由视蛋白和视黄醛构成。视紫红质的光化学反应是可逆的。受光照时，视紫红质迅速分解为视蛋白和全反型视黄醛；在暗处，全反型视黄醛先转变为11–顺型视黄醛，再与视蛋白重新合成视紫红质。生理情况下，视紫红质既有分解过程又有合成过程，二者处于动态平衡中。弱光下，合成速度大于分解速度，视杆细胞内的视紫红质增多，能感受弱光刺激；反之，强光下，视紫红质的分解远大于合成，其含量减少，使视紫红质对光线的刺激不敏感，甚至丧失感光功能。在视紫红质的分解与合成过程中，有部分视黄醛被消耗，若得不到及时补充，就会因视紫红质合成不足而致暗光环境中视觉障碍，引起夜盲症。维生素A与视黄醛的化学结构相似，体内代谢可转变为视黄醛，故应多摄入猪肝、胡萝卜、鱼肝油等富含维生素A的食物，以防夜盲症的发生。

2.视锥细胞的光化学反应 视锥细胞的感光色素是由视蛋白和11-顺型视黄醛结合而成，只是视蛋白的分子结构略有不同。正是由于视蛋白分子结构中的这种微小差异，决定了与它结合在一起的视黄醛分子对某种波长的光线最为敏感，因而才可以区分出三种不同的视锥色素，由此产生三原色学说。当光线作用于视锥细胞时，最终在相应的神经节细胞上产生动作电位。视锥细胞功能的重要特点是它具有辨别颜色的能力。正常视网膜可分辨波长380～760nm之间的150种不同颜色，每种颜色都与一定波长的光线相对应。

按三原色学说可以较好地解释色盲和色弱的发生机制。色盲分为全色盲和部分色盲。全色盲是指对全部颜色缺乏分辨能力，表现为只能分辨光线的明暗，称为单色视觉；部分色盲是指对部分颜色缺乏分辨能力，其中最常见的是红绿色盲，表现为不能分辨红色与绿色，多见于男性。色盲多与遗传因素有关，可能是由于缺乏某种相应的视锥细胞而引起。色弱是由于视锥细胞的反应能力较弱，使患者对某种颜色的识别能力较正常人稍差，常由后天因素引起，多与健康和营养因素有关。

三、与视觉有关的生理现象

（一）视力

眼对物体细小结构的分辨能力，称为视力或视敏度。通常以视角的大小作为衡量标准。物体上两点发出的光线进入眼后，在节点相交时所形成的夹角，即视角。视角与视力的关系：视力=1/视角，视角越小，表示视力越好。当视角为1分角（1/60°）时，按国际标准视力表表示为1.0，按对数视力表表示为5.0。

（二）暗适应和明适应

当人长时间在明亮环境中突然进入暗处时，最初看不见任何东西，经过一定时间后，视觉敏感度才渐渐增高，能逐渐看见暗处的物体，这种现象称为暗适应。暗适应是人眼在暗处对光的敏感度逐渐提高的过程。相之，当人长时间在暗处而突然进入明亮处时，最初感到一片耀眼的光亮，也看不清物体，稍待片刻后才能恢复视觉，这种现象称为明适应。明适应的进程很快，通常在几秒钟内即可完成。其机制是视杆细胞在暗处蓄积了大量的视紫红质，进入亮处遇到强光时迅速分解，因而产生耀眼的光感。

（三）视野

用单眼固定注视前方一点时，该眼所能看到的空间范围，称为视野。视野的最大界限应以它和视轴形成的夹角的大小来表示。在同一光照条件下，不同颜色的目标物测得的视野大小不一，白色视野最大，其次为黄色蓝色，再次为红色，绿色视野最小。视野的大小可能与各类感光细胞在视网膜中的分布范围有关；另外，由于面部结构（鼻和额）阻挡视线，也影响视野的大小和形状。如一般人的颞侧和下方的视野较大，而鼻侧与上方的视野较小。

（四）视后像和融合现象

注视一个光源或较亮的物体，然后闭上眼睛，这时可以感觉到一个光斑，其形状和大小均与该光源或物体相似，这种主观的视觉后效应称为视后像。如果给予闪光刺激，则主观上的光亮感觉的持续时间比实际的闪光时间长，这是由于光的后效应所致。后效应的持续时间与光刺激的强度有关。通常情况下，视后像仅持续几秒到几分钟。如果光刺激很强，视后像的持续时间也较长。如果用重复的闪光刺激人眼，当闪光频率较低时，主观上常能分辨出一次又一次的闪光。当闪光频率增加到一定程度时，重复的闪光刺激可引起主观上的连续光感，这一现象称为融合。融合现象是由于闪光的间歇时间比视后像的时间更短而产生的。

（五）双眼视觉和立体视觉

在某些哺乳类动物，如牛、马、羊等，它们的两眼长在头的两侧，因此两眼的视觉完全不重叠，左眼和右眼各自感受不同侧面的光刺激，这些动物仅有单眼视觉。人和灵长类动物的双眼都在头部的前方，两眼的鼻侧视野相互重叠，因此，凡在此范围内的物体都能同时被两眼所见。两眼同时看某一物体时产生的视觉，称为双眼视觉。双眼视物时，两眼视网膜上各形成一个完整的物像，由于眼外肌的精细协调运动，可使来自物体同一部分的光线成像于两眼视网膜的对称点上，并在主观上产生单一物体的视觉，称为单眼视觉。眼外肌瘫痪或眼球内肿瘤压迫等都可使物像落在两眼视网膜的非对称点上，因而在主观上产生有一定程度相互重叠的两个物体的感觉，称为复视。双眼视物时，主观上可产生被视物体的厚度以及空间的深度或距离等感觉，称为立体视觉。双眼视觉的优点是可以弥补单眼视野中的盲区缺损，扩大视野，并产生立体视觉。

第三节　听觉器官

案例9-2

患者，男性，32岁，因左耳流脓伴听力下降就诊，检查发现左耳鼓膜穿孔，左耳传导性听力下降。临床诊断为化脓性中耳炎。

分析：造成患者听力下降的原因。

听觉的外周感受器官是耳，它是由外耳、中耳和内耳组成。由声源振动引起空气产生的疏密波，通过外耳和中耳组成的传音系统传递到内耳，经内耳的换能作用将声波的机械能转变为听神经纤维上的神经冲动，后者传入大脑皮层的听觉中枢，产生听觉。

一、听阈

听觉的适宜刺激是频率为20～20000Hz的声波。对于每一种频率的声波，都有一个刚能引起听觉的最小强度，称为听阈。当声音的强度在听阈以上继续增加时，听觉的感受也相应增强；当强度增加到某一限度时，它引起的将不仅是听觉，同时还会引起鼓膜的痛感，这个限度称为最大可听阈。人耳最敏感的声波频率在1000～3000Hz之间，人类的语言频率主要分布在300～3000Hz的范围内。

二、外耳和中耳的功能

（一）外耳的功能

外耳由耳郭和外耳组成，耳郭的形状有利于收集声波，起采音作用，还可帮助判断声源的方向。外耳道是声波传导的通路，其一端开口于耳郭，另一端终止于鼓膜。人类的外耳道长约2.5cm，其共振频率约3800Hz。在外耳道口与鼓膜附近分别测量不同频率声波的声压，当声波频率为3000～5000Hz的声波传至鼓膜时，其强度要比外耳道口增强10dB。

（二）中耳的功能

中耳的主要功能是将空气中的声波振动能量高效地传递到内耳淋巴液，其中鼓膜和听骨链在声音传递过程中起着重要的作用。

1.鼓膜 呈椭圆形，面积为50～90mm^2，厚度约0.1mm。它的形状如同一个浅漏斗，其顶点朝向中耳，内侧与锤骨柄相连。鼓膜是一个压力承受装置，具有较好的频率响应和较小的失真度。

2.听骨链 由锤骨、砧骨及镫骨依次连接而成。锤骨柄附着于鼓膜，镫骨的脚板与前庭窗膜相贴，砧骨居中。三块听小骨形成一个固定角度的杠杆，锤骨柄为长臂，砧骨长突为短臂。杠杆的支点，刚好在听骨链的重心上，因而在能量传递过程中惰性最小、效率最高。

声波由鼓膜经听骨链到达前庭窗膜时，其振动的压强增大，振幅稍减小，这就是中耳的增压作用。与中耳传音功能有关的还有中耳内的鼓膜张肌和镫骨肌。当声强过大时（＞70dB），可反射性地引起这两块肌肉的收缩，结果使鼓膜紧张，各听小骨之间的连接更为紧密，导致听骨链传递振动的幅度减小，阻力加大，可阻止较强的振动传到耳蜗，从而对感音装置具有一定的保护作用。但是，完成这一反射需要40～60ms，所以对突发性爆炸声的保护作用不大。

（三）声波传入内耳的途径

声音是通过气传导与骨传导两种途径传入内耳的。正常情况下以气传导为主。

1.气传导　声波经外耳道引起鼓膜振动，再经过听骨链和卵圆窗膜进入耳蜗，这一条声音传导的途径称为气传导，是声波传导的主要途径。此外，鼓膜的振动也可引起鼓室内空气的振动，再经圆窗传入耳蜗。但是这一气传导在正常情况下并不重要，只有当听骨链运动障碍时才可发挥一定的传音作用，此时的听力较正常时大为降低。

2.骨传导　声波直接引起颅骨的振动，再引起位于颞骨骨质中的耳蜗内淋巴的振动，这个传导途径称为骨传导。骨传导的敏感性比气传导低得多，因此在正常听觉的引起中作用甚微。但是，当鼓膜或中耳病变引起传音性耳聋时，气传导明显受损，而骨传导却不受影响，甚至相对增强；当耳蜗病变引起感音性耳聋时，气传导和骨传导将同样受损。因此，临床上通过检查患者气传导和骨传导受损的情况，判断听觉异常的产生部位和原因。

三、内耳的功能

内耳又称迷路，由耳蜗和前庭器官组成。耳蜗的主要作用是把传递到耳蜗的机械振动转变为神经纤维的神经冲动。

（一）耳蜗的结构

耳蜗是由一条骨质管腔围绕一锥形骨轴旋转2.5～2.75周所构成。在耳蜗管的横断面上有两个分界膜，一为斜行的前庭膜，一为横行的基底膜。此二膜将管道分为三个腔，分别称为前庭阶、鼓阶和蜗管。前庭阶在耳蜗底部与前庭窗相接，内充外淋巴；鼓阶在耳蜗底部与圆窗膜相接，也充满外淋巴。鼓阶中的外淋巴在耳蜗顶部通过蜗孔与前庭阶中的外淋巴相交通。蜗管是一个充满内淋巴的盲管。基底膜上有声音感受器——螺旋器（也称柯蒂器），螺旋器由内、外毛细胞及支持细胞等组成。在蜗管的近蜗轴侧有一纵向排列的内毛细胞，靠外侧有3～5行纵向排列的外毛细胞。每一个毛细胞的顶部表面都有上百条排列整齐的纤毛，称为听毛，外毛细胞中较长的一些纤毛埋植于盖膜的胶冻状物质中。盖膜在内侧连耳蜗轴，外侧则游离在内淋巴中。毛细胞的顶部与内淋巴接触，其底部则与外淋巴相接触。毛细胞的底部有丰富的听神经末梢。

（二）耳蜗的感音换能作用

当声波振动通过听骨链到达前庭窗膜时，压力变化立即传给耳蜗内的液体和膜性结构，使其振动。在正常气传导的过程中，圆窗膜起着缓冲耳蜗内压力变化的作用，是耳蜗内结构发生振动的必要条件。

（三）耳蜗对声音频率的初步分析

振动从基底膜的底部开始，按照物理学中的行波原理向耳蜗的顶部方向传播。不同频率的声波引起的行波都是从基底膜的底部开始，不同振动频率的声波，在基底膜上都有一个特定的行波传播范围和最大振幅区，位于该区域的毛细胞受到的刺激最强，与这部分毛细胞相联系的听神经纤维的传入冲动也就最多。起自基底膜不同部位的听神经纤维的冲动传到听觉中枢的不同部位，就可产生不同的音调感觉。这就是耳蜗对声音频率进行初步分析的基本原理。在动物实验和临床研究中都已证实，耳蜗底部受损时主要影响对高频声音的听力，而耳蜗顶部受损时主要影响低频听力。

第四节　前庭器官

案例9-3

患者，男性，62岁，3天前因受凉后出现头晕、视物旋转、呕吐，呕吐物为胃内容物，非喷射状，活动后发作加剧，经输液治疗后病情无好转。查体：T 38.5℃、R 20次/分、P 75次/分、BP 150/70mmHg。

分析：1.该患者头晕有可能是什么疾病？
2.若要诊断还需要做什么检查？

人和动物生活在外界环境中，正常姿势的维持依赖于前庭器官、视觉器官和本体感觉感受器的协同活动来完成。其中前庭器官的作用最为重要。前庭器官由内耳中的三个半规管、椭圆囊和球囊组成，是人体对自身的姿势和运动状态，以及头部在空间的位置的感受器。

一、前庭器官的感受细胞

前庭器官的感受细胞都是毛细胞，他们具有类似的结构和功能。这些毛细胞有两种纤毛，其中有一条最长，位于细胞顶端的一侧边缘处，称为动纤毛；其余的纤毛较短，数量较多，每个细胞约有60～100条，呈阶梯状排列，称为静纤毛。毛细胞的底部有感觉神经纤维末梢分布。各类毛细胞的适宜刺激都是与纤毛的生长面呈平行方向的机械力的作用，其换能机制与耳蜗毛细胞相似。在正常条件下，机体的运动状态和头部在空间的位置的改变都能以特定的方式改变毛细胞的倒向，使相应的神经纤维的冲动发放频率发生改变，把这些信息传输到中枢，引起特殊的运动觉和位置觉，并出现相应的躯体和内脏功能的反射性变化。

二、半规管的功能

人体两侧内耳各有上、外、后三个半规管，分别代表空间的三个平面。每个半规管与椭圆囊连接处都有一个膨大的部分，称为壶腹。壶腹内有一块隆起的结构，称为壶腹嵴，其中有一排毛细胞，面对管腔，毛细胞顶部的纤毛都埋植在一种胶质性的圆顶形壶腹帽之中。毛细胞上动纤毛与静纤毛的相对位置是固定的。在水平半规管内，当内淋巴由管腔朝向壶腹的方向移动时，能使毛细胞的静纤毛向动纤毛一侧弯曲，引起毛细胞兴奋，而内淋巴离开壶腹时则静纤毛向相反的方向弯曲，使毛细胞抑制。在上半规管和后半规管，因毛细胞排列方向不同，内淋巴流动的方向与毛细胞反应的方式刚好相反，离开壶腹方向的流动引起毛细胞兴奋，朝向壶腹的流动引起毛细胞抑制。

三、椭圆囊和球囊的功能

半规管壶腹嵴的适宜刺激是正负角加速度，即与它们所处平面方向上的变速旋转运动的刺激。椭圆囊和球囊的毛细胞位于囊斑上，而椭圆囊和球囊囊斑的适宜刺激是直线加速度运动。因此，当人体本身向不同方向运动时都会将刺激传入到神经中枢，进而反射性地引起躯干和四肢不同肌肉的紧张度发生改变，使机体在各种姿势和运动情况下保持身体的平衡。

四、前庭反应

前庭反应包括前庭姿势调节反射、自主神经反应和眼震颤。

（一）前庭姿势调节反射

来自前庭器官的传入冲动，除引起运动觉和位置觉外，还可引起各种姿势调节反射，以保持身体的平衡。如人乘车时，车突然加速会有背肌紧张增强而后仰；乘电梯突然下降时，伸肌紧张加强而腿伸直等。

（二）自主神经反应

当半规管感受器受到过强或长时间的刺激时，可通过前庭神经核与网状结构的联系而引起自主神经功能失调，导致心律加速、血压下降、呼吸频率增加，出汗以及恶心、呕吐等现象，称为前庭自主神经反应。对前庭感受器过度敏感的人，一般的前庭刺激也会引起自主神经反应。晕车、晕船反应就是常见的自主神经反应。

（三）眼震颤

前庭反应中最特殊的是躯体旋转运动时引起的眼球运动，称为眼震颤。眼震颤时眼球不自主地做节律性运动。在生理情况下，两侧水平半规管受到刺激（如以身体纵轴为轴心的旋转运动）时，可引起水平方向的眼的震颤，上半规管受刺激（如侧身翻转）时可引起垂直方向的眼震颤，后半规管受刺激（如前、后翻滚）时可引起旋转性眼震颤。

思考题

课后习题

思维导图

1.看近物时，眼睛如何进行调节？

2.体检时进行常规视力检查，常见的屈光不正有近视、远视和散光。根据所学知识分析屈光不正产生的原因及矫正方法。

第十章 神经系统的功能

PPT

学习目标

1. 掌握：突触及其传递的过程；中枢兴奋传递的特征；内脏痛及牵涉痛；牵张反射；自主神经系统的主要功能；自主神经的递质及其受体。

2. 熟悉：神经纤维传导兴奋的特征；神经元间信息传递的形式；感觉投射系统；大脑皮层的感觉分析功能；小脑、大脑皮层对躯体运动的调节；各级中枢对内脏活动的调节。

3. 了解：中枢抑制；大脑皮层的电活动；两种睡眠时相的特点及其意义。

4. 能说出不同生理状态下，交感神经和副交感神经对人体功能的调节；能正确分析脊髓、颅脑损伤患者临床症状产生的生理机制。

5. 培养学生突破陈规、大胆探索，敢于创造的改革创新精神。

第一节 神经系统功能活动的基本原理

微课

神经系统是机体内起主导作用的调节系统，它直接或间接地调节机体内各系统、器官、组织和细胞的活动，使机体能随时适应内、外环境的变化。神经系统一般分为中枢神经系统和周围神经系统两部分。

一、神经元和神经纤维

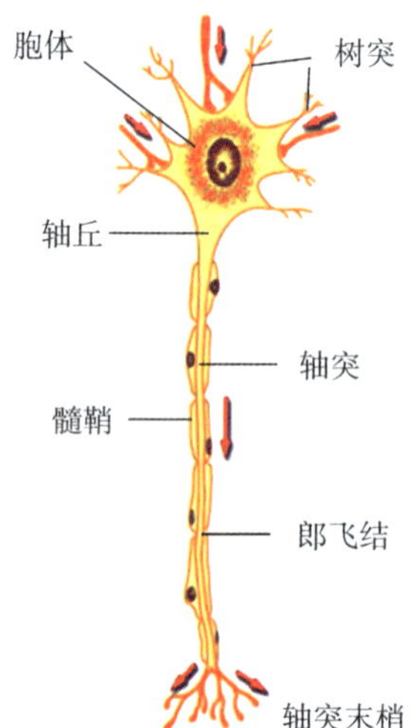

图 10-1 神经元结构示意图

（一）神经元

神经元即神经细胞，是神经系统结构与功能的基本单位，神经系统由近百亿个神经元组成。神经元在形态上由胞体和突起组成（图 10-1）。胞体是合成各种蛋白质的中心，能接受和整合传入的信息并发出指令。突起可分为树突和轴突两类。树突可有一个或多个，一般较短，由胞体向外呈树枝状伸出，主要接受其他神经元传来的信息。轴突只有一条，细而长可发出侧支，其末端分成许多分支，每个分支末梢部分膨大形成突触小体，轴突末梢可释放神经递质。

（二）神经纤维

神经元的轴突外面包上髓鞘或者神经膜就称为神经纤

维，神经纤维的主要功能是传导兴奋，即产生神经冲动。

1.神经纤维的分类　从不同的角度可将神经纤维分为不同的类型：①按传导速度的快慢分为A、B、C三类（表10-1），其中A类纤维又分为α、β、γ、δ四个亚型。②按神经纤维的来源与直径的粗细分为Ⅰ、Ⅱ、Ⅲ、Ⅳ四类，其中Ⅰ类纤维又包括I_a和I_b两个亚类。③根据神经纤维有无髓鞘可分为有髓神经纤维和无髓神经纤维两类。

表10-1　神经纤维的分类

按电生理学特性分类	传导速度（m/s）	直径（μm）	来源	按来源及直径分类
A类				
α	70～120	12～22	肌梭、腱器官传入纤维；梭外肌传出纤维	Ⅰ
β	30～70	8～13	皮肤触压觉传入纤维	Ⅱ
γ	15～30	4～8	梭内肌传出纤维	
δ	12～30	1～4	皮肤痛温觉传入纤维	Ⅲ
B类	3～15	1～3	自主神经节前纤维	
C类				
sC	0.7～2.3	0.3～1.3	自主神经节后纤维	
drC	0.6～2.0	0.4～1.2	脊髓后根痛觉传入纤维	Ⅳ

2.神经纤维传导兴奋的特征

（1）双向性　在实验条件下，刺激神经纤维的任何一点，产生的动作电位均可向两端传导，即兴奋传导的双向性。

（2）绝缘性　一条神经干中含有许多神经纤维，但神经纤维在传导兴奋时一般不会相互干扰，即绝缘性。其生理学意义在于保证神经调节的精确性。

（3）完整性　神经纤维能将信息传送到远隔部位，不仅要求其结构的完整，同时还要求其功能正常。如用冷冻或采用局部麻药作用于神经纤维某一点，在破坏其生理功能的完整性时，可造成神经冲动的传导阻滞。临床工作中依据此原理，在手术前往往采用低温麻醉和药物麻醉的方法，以减轻患者的疼痛。

（4）相对不疲劳性　神经纤维可以在较长时间内持续传导动作电位而不易产生疲劳。如在实验中发现，用电刺激神经-肌肉标本的神经部分时，连续用频率50～100次/分的电刺激，刺激神经纤维9～12小时，神经纤维的兴奋性始终不变。

不同神经纤维传导兴奋的速度具有较大差别，与神经纤维的直径、有无髓鞘及温度有关。一般而言，直径大的纤维比直径小的纤维传导速度快；有髓纤维比无髓纤维传导速度快。在一定范围内，神经纤维的传导速度还与温度成正比，温度降低可以减慢神经纤维的传导速度，甚至造成传导阻滞，这就是临床上采用冷冻麻醉的机制之一。测定神经纤维的传导速度，有助于诊断神经纤维的病变和评估神经损伤的预后。

3.神经纤维的轴浆运输　神经纤维的细胞浆，又称为轴浆。轴浆在轴突与胞体之间具有往反流动性能，发挥着物质运输作用，称为轴浆运输。轴浆运输的方向可以是顺向，也可为逆向。从胞体向轴突末梢运送，称为顺向轴浆运输，主要参与递质囊泡的运输；从轴突末梢运向胞体，称为逆向轴浆运输。某些物质，例如，神经营养因子、狂犬病毒、破伤风毒素等，可通过神经末梢以逆向轴浆运输的方式运输到胞体，对神经元的活动产生影响。

4.神经的营养性作用 通常情况下，神经末梢还可释放某些营养因子，从而持久地影响和调整其所支配组织的结构和内在的代谢活动，称为神经纤维的营养性作用。神经的营养性作用与神经冲动关系不大。通常情况下，神经纤维的营养性作用不易被察觉，但在神经受损后，发现其所支配的肌肉内糖原合成速度减慢，蛋白质分解速度加快，肌肉逐渐出现萎缩。如周围神经受损时会出现肌肉萎缩，其原因是肌肉失去了神经的营养性作用。反之，神经元也需要其所支配组织或细胞的营养性支持。目前研究发现，神经生长因子可以促进神经元突起的生长，维持神经系统的正常功能。

二、突触

神经元与神经元，或者神经元与效应器之间接触并传递信息的部位称为突触。神经元与效应器之间的突触称为接头，如神经-骨骼肌接头。根据突触传递媒介物质的不同，突触可分为化学性突触和电突触两类。化学性突触根据突触前后有无紧密的解剖关系又可分为定向突触和非定向突触。

(一)定向突触

1.突触结构及分类 在电子显微镜下，突触由突触前膜、突触间隙和突触后膜三部分组成(图10-2)。突触前膜是突触前神经元突触小体的膜，与之相对应的另一个神经元的膜称为突触后膜，突触前膜和后膜之间的间隙称为突触间隙，其间有糖胺聚糖(黏多糖)和糖蛋白。在突触小体的轴浆内，含有较多的线粒体和大量聚集的囊泡(突触小泡)。突触小泡的直径为20～80nm，其内含有高浓度的神经递质。不同突触内所含的神经递质也不同，从而构成了人体内极为复杂的突触传递。根据神经元接触的部位，突触可以分为轴-体突触、轴-树突触、轴-轴突触等(图10-3)。

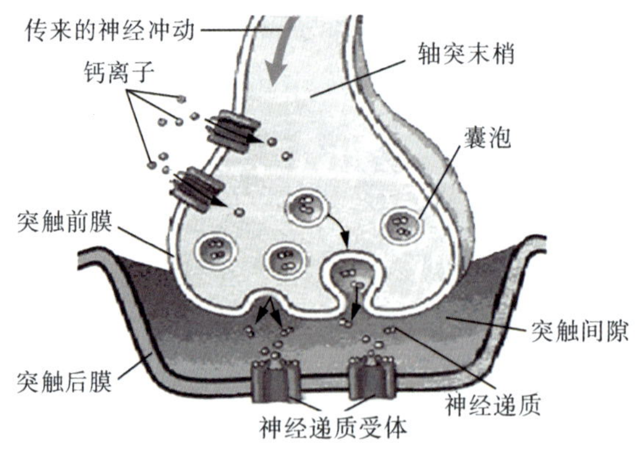

图10-2 突触结构模式图

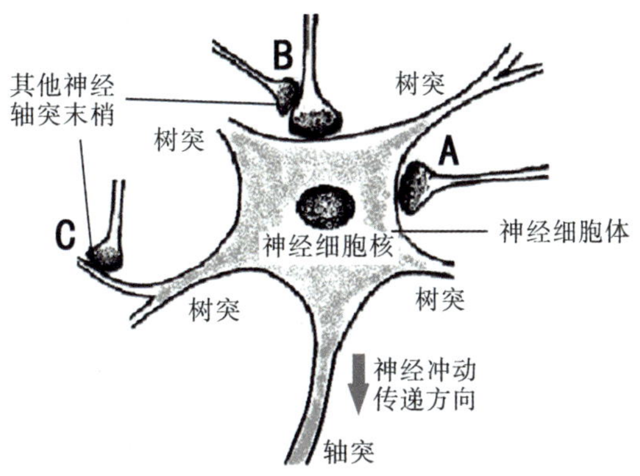

图 10-3　突触的类型

A.轴－体突触；B.轴－树突触；C.轴－轴突触

2.突触传递过程　突触传递是指信息从突触前神经元传递到突触后神经元的过程。它与前面所学的神经－肌接头处的兴奋传递过程相似，也是一个电－化学－电的传递过程。当突触前神经冲动（动作电位）到达轴突末梢时，引起突触前膜去极化，使突触前膜上电压门控式Ca^{2+}通道开放，Ca^{2+}内流，其作用是促进突触小泡向前膜靠近，并与之发生融合，通过出胞作用释放相应的神经递质。递质经突触间隙扩散并与突触后膜上的特异性受体结合，引起突触后膜对某些离子的通透性改变，离子跨膜转移，引起突触后膜发生去极化或超极化的电位变化，这种电位变化称为突触后电位。突触后电位包括兴奋性突触后电位和抑制性突触后电位两类。

（1）兴奋性突触后电位　动作电位传导到突触前膜时，引起突触前膜释放某种兴奋性递质，作用于突触后膜上的特异受体，提高了后膜对Na^+和K^+的通透性，特别是对Na^+通透性增大，引起Na^+内流，使突触后膜发生局部去极化，这种电位变化称为兴奋性突触后电位（图10-4）。该电位属于局部电位，当兴奋性突触后电位发生总和达到阈电位水平时，可使突触后膜发生动作电位。

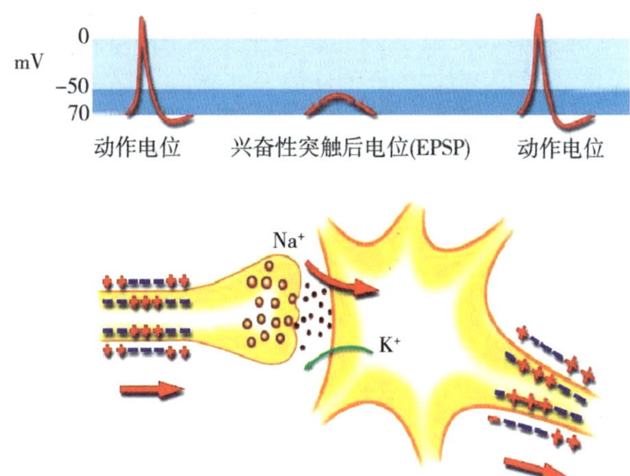

图 10-4　兴奋性突触后电位

（2）抑制性突触后电位　动作电位传导到突触前膜时，引起突触前神经末梢兴奋，突触前膜释放抑制性递质，与突触后膜受体结合后，提高后膜对Cl^-和K^+的通透性，尤其是对Cl^-通透性增大。由于Cl^-的内流与K^+的外流，使突触后膜发生局部超极化，这种电位变化称为抑制性突触后电位（图10–5）。它使突触后神经元的膜电位与阈电位的距离增大而不易爆发动作电位，即对突触后神经元产生抑制效应。

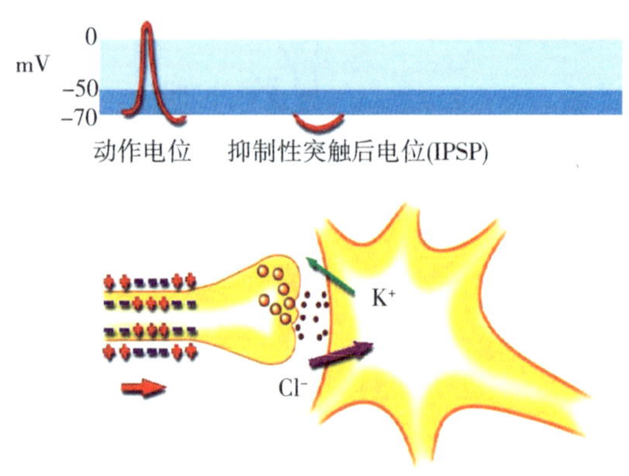

图10–5　抑制性突触后电位产生机制示意图

在中枢神经系统中，一个突触后神经元常与多个突触前神经元的突触小体形成突触。在这些突触的后膜上既可产生兴奋性突触后电位，也可产生抑制性突触后电位。兴奋性突触后电位和抑制性突触后电位可发生整合，如果是兴奋性突触后电位占优势，突触后神经元就表现为兴奋，如果是抑制性突触后电位占优势，则呈现抑制状态。

3.突触传递特征

（1）单向传递　突触的信息传递只能是单一方向的。这是因为到达神经末梢的神经冲动引起突触前膜释放神经递质，继之递质作用于突触后膜的受体，在突触后膜产生突触后电位，从而完成神经信息由突触前到突触后的传递过程。

（2）突触延搁　在哺乳动物的中枢神经系统内，完成一次突触传递大约需要0.5ms，这称为突触延搁。形成突触延搁的原因主要是化学突触的传递过程复杂，其中包括突触前膜Ca^{2+}通道的缓慢开放、递质释放及扩散等。在反射活动中，突触联系主要存在于中枢神经系统内，兴奋通过的突触数量越多，反射所需的时间越长。兴奋通过中枢神经系统传播所需较长时间的现象称为中枢延搁。

（3）总和　包括时间总和与空间总和。表现为由同一突触前神经末梢连续传来一系列冲动，或是由许多突触前神经末梢同时传来多个冲动，引起较多的神经递质释放，总和叠加产生较大的兴奋性突触后电位，从而诱发突触后神经元兴奋。抑制性突触传递可发生抑制性突触后电位的总和。

（4）兴奋节律的改变　在同一反射活动中，传出神经传导兴奋的频率与传入纤维上兴奋的频率不同的现象，称为兴奋节律的改变。这是因为传出神经的频率不仅要受传入纤维频率的影响，而且还要受到中间神经元性质、联系方式及自身功能状态的影响，最后传出冲动的频率是各种因素综合的结果。

（5）对内环境变化敏感及易疲劳　突触传递易受内环境变化的影响，如细胞外液的Ca^{2+}、Mg^{2+}浓度影响突触传递；缺氧、酸中毒、麻醉剂，以及某些药物均可影响突触传递。实验表明，突触部位是反射弧中最易发生疲劳的环节，这可能与神经递质的耗竭有关。

（二）非定向突触

在研究交感神经对平滑肌和心肌的支配方式时，发现神经系统中存在有非定向突触传递。交感肾上腺素能神经元的轴突末梢有许多分支，在分支上形成串珠状的膨大结构，称为曲张体。曲张体内含有大量的突触小泡，内含有高浓度的去甲肾上腺素；但曲张体并不与突触后成分形成经典的突触联系，而是沿着分支位于突触后成分的近旁（图10-6）。当神经冲动到达曲张体时，递质从曲张体释放出来，以扩散方式到达突触后成分上的受体，使突触后成分发生反应。这种模式也称为非突触性化学传递。非定向突触传递也存在于中枢神经系统中。所涉及的神经纤维不仅有去甲肾上腺素能纤维，也有多巴胺能、5-羟色胺能及胆碱能等神经纤维。

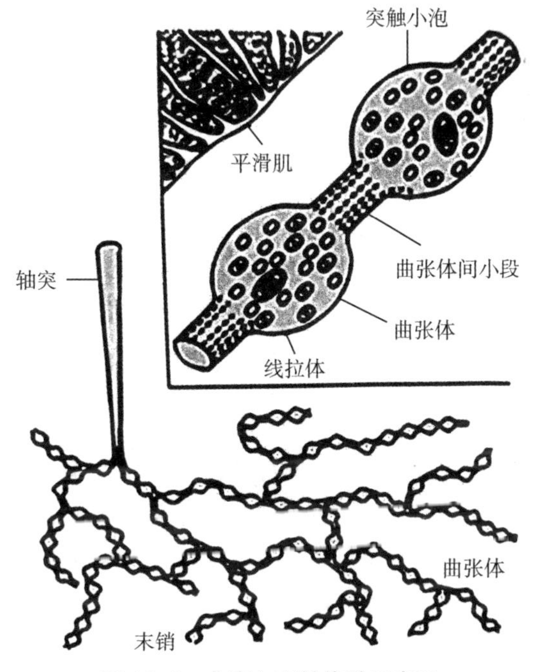

图10-6　非定向突触传递示意图

（三）电突触

电突触传递的结构基础是缝隙连接。在两个神经元紧密接触的部位，连接部位的细胞膜并不增厚，膜两侧近旁胞质内不存在突触小泡。两侧膜上有沟通两细胞胞质的水通道蛋白，允许带电小离子和＜1.5kDa或直径＜1.0nm的小分子物质通过。局部电流也可以电紧张扩布的形式从一个细胞传递给另一个细胞。电突触无突触前膜和后膜之分，一般为双向性传递；由于其低电阻性，因而传递速度快，几乎不存在潜伏期。

电突触传递在中枢神经系统内和视网膜上广泛存在，主要发生在同类神经元之间，具有促进神经元同步化活动的功能。

三、神经递质

（一）概念

神经递质是指由突触前神经元合成并释放，使突触后神经元或效应器细胞产生一定效应的信息传递物质。目前已确定的神经递质有几十种，广泛存在于中枢神经系统和周围神经系统。研究发现，神经递质的异常改变与许多神经系统疾病有关。

（二）中枢神经递质

神经递质可根据其存在部位的不同，分为外周与中枢神经递质。外周神经递质包括自主神经和躯体运动神经末梢所释放的递质（见本章第四节）。这里简要介绍几类中枢神经递质。

1. 乙酰胆碱　以乙酰胆碱为递质的神经元称为胆碱能神经元，其主要分布在脊髓、脑干网状结构、丘脑、纹状体，以及边缘系统等。胆碱能神经元对中枢神经元起兴奋作用，它是非常重要的一种神经递质，几乎参与了神经系统的所有功能活动，包括感觉、运动、学习与记忆，体温、摄食等内脏活动的调节过程。

2. 胺类　包括多巴胺、去甲肾上腺素、肾上腺素、5-羟色胺等，它们分别组成不同的递质系统。脑内的多巴胺主要由中脑黑质的神经元产生，分布在黑质-纹状体、中脑边缘系统及结节-漏斗部分，主要参与躯体运动、情绪精神活动与内分泌活动。去甲肾上腺素主要参与心血管活动、情绪、体温、摄食和觉醒等功能的调节；肾上腺素主要参与心血管活动的调节；5-羟色胺主要是参与痛觉、精神情绪、睡眠、体温和内分泌等功能活动。

3. 氨基酸类　主要包括谷氨酸、门冬氨酸、甘氨酸、γ-氨基丁酸（GABA）。谷氨酸是脑内含量最高的氨基酸，在中枢内分布极为广泛，几乎对所有的神经元都有兴奋作用，是脑内主要的兴奋性递质。γ-氨基丁酸和甘氨酸是脑内主要的抑制性递质。

4. 肽类　神经元释放的具有神经活性的肽类化学物质，称为神经肽。主要有阿片肽、下丘脑调节肽和脑肠肽等，它们的种类及功能极为复杂，在体内发挥着重要的作用。

（三）递质的代谢

1. 递质的合成、释放　不同的递质，合成部位和过程各不相同。通常大多数神经递质在神经元胞质内，由递质的前体物质经一定的酶催化而合成，并储存在神经末梢的囊泡内。当神经冲动抵达末梢时，囊泡内的递质以出胞的形式释放入突触间隙，并与相应受体结合而发挥生理作用。有少部分神经递质的合成是由基因调控的，如肽类递质。

2. 递质的消除　递质作用于受体并产生效应后会迅速被消除而失活。消除的方式比较复杂，包括被酶水解、重吸收回血液、神经末梢再摄取等。例如，乙酰胆碱发挥

生理作用后，迅速被胆碱酯酶水解成胆碱和乙酸而失活。去甲肾上腺素发挥生理作用后，一部分吸收回血液，在肝中被破坏而失活；另一部分在效应细胞内被酶破坏而失活；大部分被神经末梢重摄取，回收后再重新加以利用。肽类递质的消除主要依靠酶促降解。神经递质的迅速消除而失活，对保证神经元之间或神经元与效应器之间信息的正常传递有重要意义。

四、中枢神经元的联系方式

中枢神经系统由种类繁多的神经元所组成，它们之间通过突触接触，构成非常复杂而多样的联系方式，归纳起来主要有单线式、辐散式、聚合式、链锁式与环式5种最基本的方式（图10–7）。

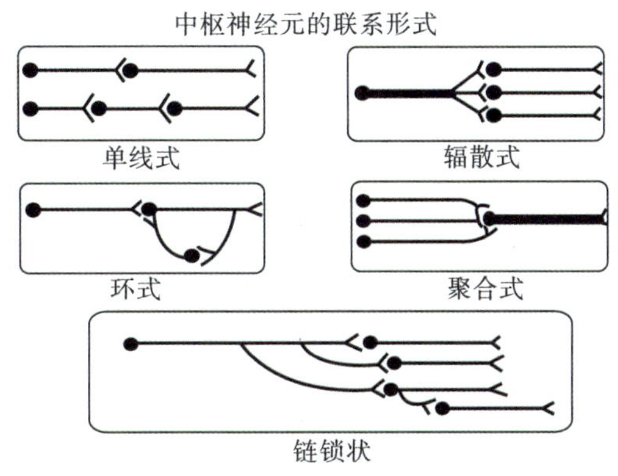

图10–7　中枢神经元的联系方式

A.单线式；B.辐散式；C.聚合式；D.连锁式；E.环式

1.单线式　一个突触前神经元仅与一个突触后神经元发生突触联系，称为单线式联系。这种联系方式使中枢具有较高的分辨能力，如视神经与中枢的联系。

2.辐散式　一个神经元的轴突可以通过其分支分别与许多神经元建立突触联系，称为辐散式联系。这种联系方式能使一个神经元的兴奋引发其他许多神经元同时兴奋或抑制，从而扩大了神经元活动的影响范围。辐散式联系在感觉传导途径上多见。

3.聚合式　许多神经元的轴突末梢共同与同一个神经元的胞体和突起建立突触联系，称为聚合式联系。它使许多神经元的作用集中到同一神经元，从而发生总和或整合作用。聚合式在运动传出途径中多见。

4.链锁式　神经元一个接一个依次连接，构成链锁式联系。兴奋通过链锁式联系，可以在空间上加强或扩大作用范围。

5.环式　一个神经元通过其轴突侧支与中间神经元建立突触联系，而中间神经元又通过其本身的轴突，回返性的与原来的神经元建立突触联系，形成一个闭合环路，称环式联系。若中间神经元为兴奋性神经元，兴奋通过环式联系使其效应增强和在时间上的延续，产生正反馈效应，此效应称为后发放；若中间神经元为抑制性神经元，通过环式联系使其效应减弱或终止，产生负反馈效应。

五、中枢抑制

突触抑制可以发生在突触后膜，也可以发生在突触前膜，两者产生的机制不同，分别称为突触后抑制与突触前抑制；前者又称之为超极化抑制，后者则称为去极化抑制。

1.突触后抑制　突触后抑制是由于突触后膜的兴奋性降低，接受信息的能力减弱所造成的传递抑制。所有突触后抑制都是由抑制性中间神经元的活动引起的，当一个兴奋性神经元使一个抑制性中间神经元兴奋时，其轴突末梢释放抑制性递质，使它所作用的突触后膜超极化，产生抑制性突触后电位，从而降低了突触后神经元的兴奋性，使其呈现抑制效应。根据抑制性神经元功能与联系方式的不同，突触后抑制可分为传入侧支性抑制与回返性抑制。

（1）传入侧支性抑制　传入神经进入中枢后，一方面直接兴奋某一中枢神经元，产生传出效应；另一方面经其轴突侧支，兴奋另一抑制性中间神经元；然后通过此抑制性神经元的活动，转而抑制另一中枢神经元的活动，这种现象称为传入侧支性抑制，又称交互抑制（图10-8）。例如，引起屈反射的传入神经进入脊髓后，一方面可直接兴奋屈肌运动神经元，另外经侧支兴奋抑制性中间神经元，再通过突触后抑制作用抑制伸肌运动神经元，以便在屈肌收缩的同时，使伸肌舒张。这种抑制形式不仅脊髓有，脑内也有。它是中枢神经系统最基本的活动方式之一，其意义是使相互拮抗的两个中枢活动协调。

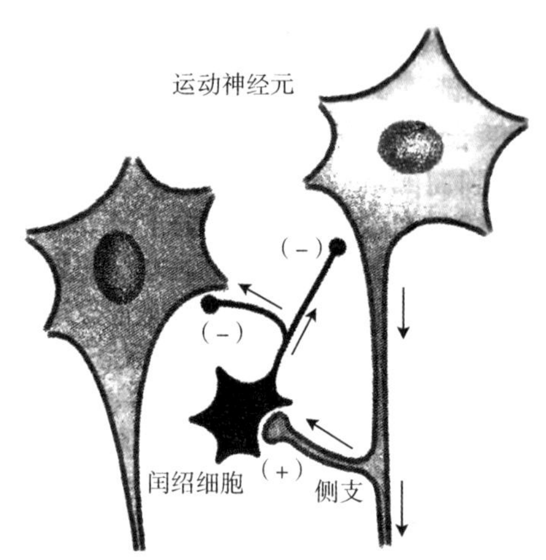

图10-8　传入侧支性抑制示意图

（2）回返性抑制　一个中枢神经元的兴奋活动，可通过其轴突侧支兴奋另一抑制性中间神经元，后者经其轴突返回抑制原先发动兴奋的神经元及同一中枢的其他神经元，称为回返性抑制（图10-9）。例如，脊髓前角运动神经元与闰绍细胞之间的功能联系，就是回返性抑制的典型。脊髓前角α运动神经元的轴突通常发出返回侧支，与闰绍细胞形成兴奋性突触，而闰绍细胞的轴突反过来与该运动神经元的胞体构成抑制性突触。当前角运动神经元兴奋时，释放ACh递质激活闰绍细胞，后者是抑制性中间神经元，其释放抑制性递质甘氨酸，引起α运动神经元的突触后抑制，这是一种负反馈

抑制。其意义在于防止神经元过度、过久的兴奋，并促使同一中枢内许多神经元的活动步调一致。士的宁与破伤风毒素可破坏闰绍细胞的功能，阻断回返性抑制，导致骨骼肌痉挛。

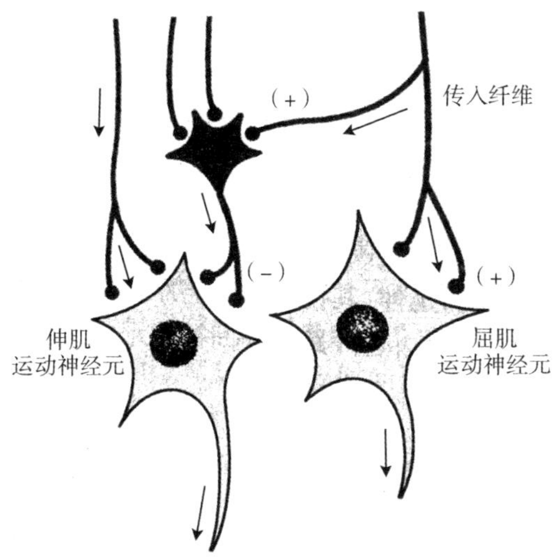

图 10-9 回返性抑制示意图

2.突触前抑制 突触前抑制的结构基础是具有轴-轴突触与轴-体突触的联系存在。在脊髓初级传入神经元的轴突末梢（轴突B）分别与运动神经元的胞体（神经元C）、中间神经元的轴突末梢（轴突A）构成轴-体式兴奋突触及轴-轴式突触。当轴突A单独兴奋时，可在神经元C上产生兴奋性突触后电位，触发该神经元的兴奋。如果先兴奋轴突B，随后再兴奋轴突A，则神经元C上产生的兴奋性突触后电位明显减小，使之不能产生兴奋而呈现抑制效应（图10-10）。突触前抑制在中枢神经系统内广泛存在，尤其多见于感觉传入通路中，对全面控制感觉传入活动具有重要作用。

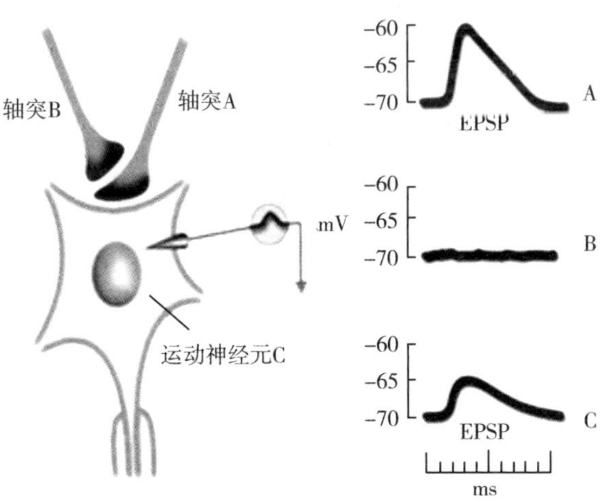

图 10-10 突触前抑制示意图

第二节 神经系统的感觉功能

案例解析

案例10-1

患者，男性，食管癌术后5年，左下肢出现进行性的感觉障碍，走路不稳。查体：神志清醒，右下肢痛觉、温度觉障碍，左下肢运动及位置等深感觉障碍，双下肢肌力5级。辅助检查：脊髓MRI检查提示脊髓腰4左半平面占位性病变，考虑食管癌脊髓转移，脊髓半切综合征。

分析：运用脊髓对感觉的传导功能，分析脊髓半切综合征为什么会出现同侧深感觉障碍，对侧浅感觉障碍？

一、脊髓的感觉传导功能

由脊髓上传到大脑皮质的感觉传导路径可分为两类，一类为浅感觉传导路径，另一类为深感觉传导路径。浅感觉传导路径传导痛觉、温度觉和触觉；其传入由脊神经后根的外侧部（细纤维部分）进入脊髓，然后在后角更换神经元，再发出纤维在中央管前进行交叉到对侧，分别经脊髓丘脑侧束（痛、温觉）和脊髓丘脑前束（轻触觉）上行抵达丘脑。深感觉传导路径传导肌肉本体感觉和深部压觉，其传入纤维由脊神经后根的内侧部（粗纤维部分）进入脊髓后，其上行分支在同侧后索上行，抵达延髓下部薄束核和楔束核后更换神经元，再发出纤维进行交叉到对侧，经内侧丘系至丘脑。皮肤触觉中的辨别觉，其传导路径却和深感觉传导路径一致。

由此可见，浅感觉传导路径是先交叉再上行，而深感觉传导路径是先上行再交叉。临床在脊髓半离断的情况下，浅感觉的障碍发生在离断的同侧；在脊髓空洞症患者，中央管部分有空腔形成，破坏了在中央管前进行交叉的浅感觉传导路径，造成浅感觉障碍。但由于痛、温觉传入纤维进入脊髓后，在进入水平的1～2个节段内更换神经元交叉到对侧，而轻触觉传入纤维进入脊髓后分成上行与下行纤维，分别在多个节段内更换神经元交叉至对侧。因此，较局限地破坏中央管前交叉的浅感觉传导路径，仅使相应节段双侧皮节的痛、温觉发生障碍，而轻触觉基本不受影响（辨别觉完全不受影响），造成脊髓空洞症患者出现痛、温觉和触觉障碍的分离现象。

二、丘脑及其感觉投射系统

（一）丘脑的核团

丘脑是除嗅觉外其他各种感觉传导的中继站，它可以进行感觉的粗糙分析与综合。各种感觉的传导通路都在丘脑更换神经元后投射到大脑皮质。根据丘脑的感觉功能特点，将其核团大致分为三大类（图10-11）。

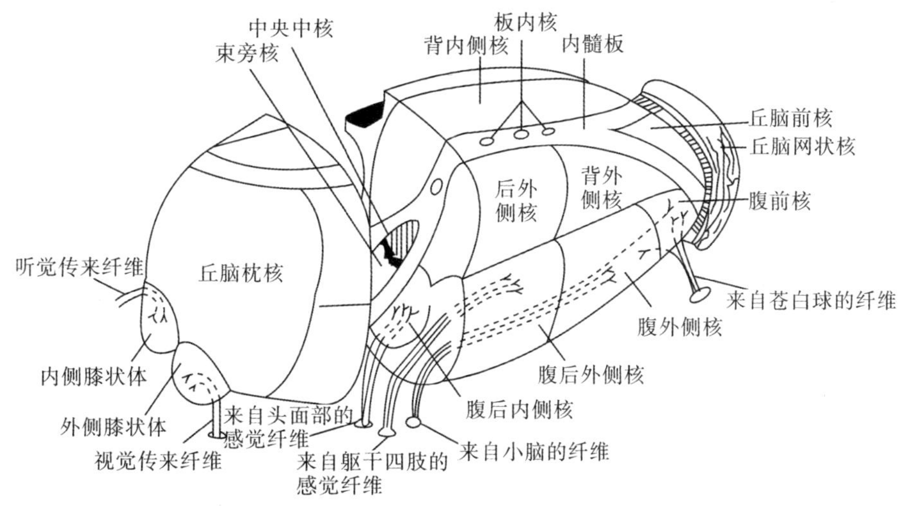

图 10-11　丘脑主要核团示意图

a.听觉传来的纤维；b.视觉传来的纤维；c.来自头面部的感觉纤维；d.来自躯干四肢的感觉纤维；e.来自小脑的纤维；f.来自苍白球的纤维

1.感觉接替核　这类核团主要有后腹核和内、外侧膝状体。它们是机体所有特定感觉（嗅觉除外）纤维投射到大脑皮质特定区域的换元接替部位。各种感觉功能在丘脑内有严格的定位，其中腹后核外侧部（后外侧腹核）接受脊髓丘脑束与内侧丘系的纤维投射，传导来自躯体的感觉，后腹核内侧部（后内侧腹核）则接受三叉丘系的纤维投射，传导来自头面部的感觉；由后腹核发出的纤维投向大脑皮质感觉区。内侧膝状体与外侧膝状体分别接受听觉、视觉传导的纤维投射，并发出纤维相应投向大脑皮质听区与视区。

2.联络核　主要包括腹枕核、腹外侧核与前核等。这类核团并不直接接受感觉的纤维投射，但接受来自丘脑感觉接替核和其他皮质下中枢的纤维，换元后投射到大脑皮质的特定区域，其功能与各种感觉在丘脑和大脑皮质水平的联系协调有关，故称联络核。

3.髓板内核群　主要有中央中核、束旁核和中央外侧核等。这类核团没有直接投射到大脑皮质的纤维，但它们接受脑干网状结构的上行纤维，经多突触接替换元后，弥散地投射到整个大脑皮质，起着维持和改变大脑皮质兴奋状态的重要作用。

（二）感觉投射系统

根据丘脑核团向大脑皮质投射途径与功能的不同，可将丘脑的感觉投射系统分为两大系统，即特异投射系统与非特异投射系统（图10-12）。

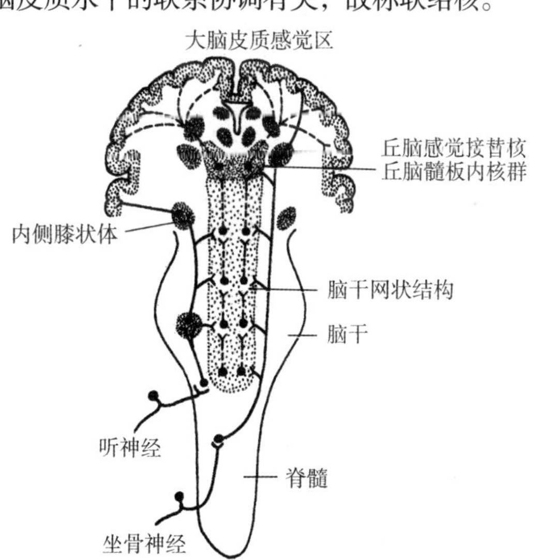

图 10-12　特异投射系统和非特异投射系统

实线代表特异投射系统，虚线代表非特异投射系统

1.特异投射系统　是指除嗅觉外的各种感觉经传导通路到达丘脑感觉接替核，

再发出纤维投射到大脑皮质的特定区域，具有点对点投射关系，最终引起特定的感觉。

2.非特异投射系统 是指由丘脑的髓板内核群弥散地投射到大脑皮质广泛区域的非专一性感觉投射系统。感觉纤维在经过脑干时，发出许多侧支与脑干网状结构的神经元发生突触联系，在网状结构内反复换元，各种来源的兴奋互相会聚，形成共同的通路抵达丘脑髓板内核群，然后再弥散地投射到大脑皮质的广泛区域，其功能是维持和改变大脑皮质的兴奋状态，使机体保持觉醒状态，但不产生特定感觉。

动物实验表明，损毁脑干头端部网状结构，保留上传的特异感觉传导通路，动物即进入昏睡状态。若在中脑水平切断特异感觉通路而不损害内侧网状结构，则动物仍处于清醒状态。由此可见，在脑干网状结构内存在具有上行唤醒作用的功能系统，这一系统称为脑干网状结构上行激动系统（ARAS）。目前认为，ARAS主要是通过丘脑非特异投射系统来发挥作用的。丘脑非特异投射系统可视为ARAS的丘脑部分，因此，在功能上这两者是一个不可分割的统一系统。由于这一系统是一个多突触接替的上行系统，所以容易受药物的影响而产生传导阻滞。如临床上巴比妥类催眠药的作用，可能就是阻断ARAS的传导，从而使大脑皮质进入抑制状态。

非特异与特异投射系统虽各自具有形态与功能上的特征，但二者又具有密不可分的关系。特异投射系统传递特异感觉冲动，产生特定感觉，但感觉的产生有赖于非特异投射系统提高皮质的兴奋水平及其所保持的觉醒状态；而非特异性传入冲动又来源于特异投射系统的感觉传入信息。正常情况下，由于这二者之间的相互作用与配合，才能使大脑皮质既能处于觉醒状态，又能产生各种特定感觉。

三、大脑皮质的感觉分析功能

各种感觉传入冲动最后到达大脑皮质，通过精细地分析、综合而产生相应的感觉。因此，大脑皮质是感觉分析的最高级中枢。皮质的不同区域在感觉功能上具有不同的分工，称为大脑皮质的功能定位。

（一）体表感觉

体表感觉代表区主要有以下两个。

1.第一感觉区 主要位于大脑皮质中央后回。该皮质感觉区产生的感觉定位明确，性质清晰。其感觉投射有如下规律：①投射纤维左右交叉，即一侧的体表感觉投射到对侧大脑皮质的相应区域，但头面部感觉的投射是双侧性的。②投射区域的空间安排是倒置的，即下肢代表区在顶部（膝以下的代表区在皮质内侧面），上肢代表区在中间部，头面部代表区在底部，但头面部代表区内部的安排是正立的（图10-13）。③投射区的大小与体表感觉的灵敏度有关，感觉灵敏度高的拇指、食指、口唇的代表区大，而感觉灵敏度低的背部代表区小。这是因为感觉灵敏的部位具有较多的感受器，皮质与其相联系的神经元数量也较多，这种结构特点有利于精细感觉分析。

2.第二感觉区 它位于中央前回与脑岛之间，其面积较小，体表感觉在此区的投射是双侧性的，空间安排呈正立位。它对感觉仅有粗糙的分析作用，其感觉定位不明确，性质不清晰。

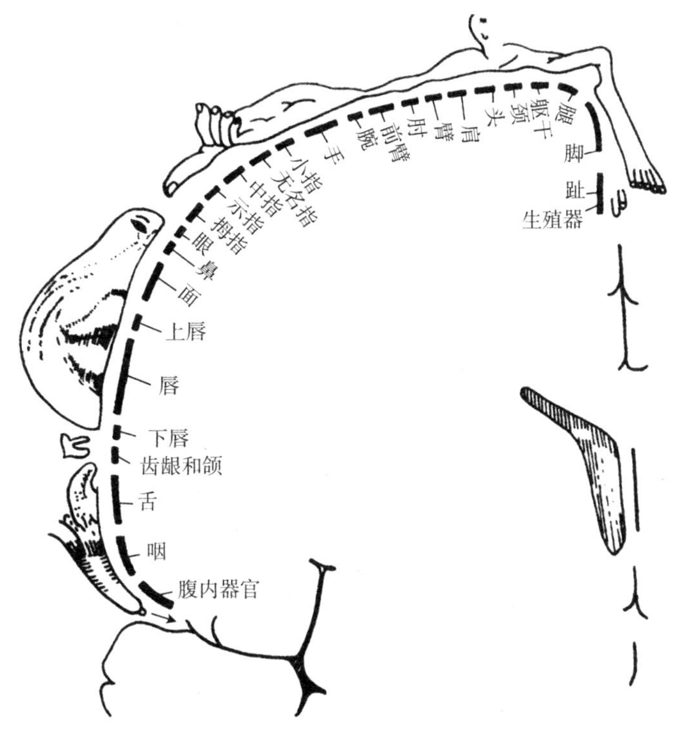

图 10-13　大脑皮层体表感觉区示意图

（二）内脏感觉

内脏感觉投射的范围较弥散，并与体表感觉区有一定的重叠。第一感觉区的躯干与下肢部位有内脏感觉代表区。人脑的第二感觉区和运动辅助区都与内脏感觉有关。边缘系统的皮质部位也是内脏感觉的投射区。

（三）本体感觉

本体感觉是指肌肉、关节等的运动觉与位置觉。目前认为，中央前回既是运动区，也是肌肉本体感觉投射区。刺激人脑的中央前回，可引起受试者试图发动肢体运动的主观感觉。

（四）视觉

枕叶皮质的距状裂上、下缘是视觉的主要投射区。左眼颞侧和右眼鼻侧视网膜的传入纤维投射到左侧枕叶皮质；同样，右眼颞侧和左眼鼻侧视网膜的传入纤维投射到右侧枕叶皮质。所以，一侧枕叶皮质受损可造成两眼对侧偏盲，双侧枕叶损伤时可导致全盲。此外，视网膜的上半部投射到距状裂的上缘，下半部投射到下缘，视网膜中央的黄斑区投射到距状裂的后部，周边区投射到距状裂的前部。

（五）听觉

人的听觉皮质投射区位于颞横回与颞上回。听觉投射是双侧性的，即一侧皮质代表区接受来自双侧耳蜗传入纤维的投射，故一侧代表区受损不会引起全聋。

（六）嗅觉与味觉

嗅觉的皮质投射区位于边缘皮质的前底部区域，包括梨状区皮质的前部、杏仁核的一部分。味觉投射区在中央后回头面部感觉投射区的下侧和岛叶后部皮质。

四、痛觉

疼痛是最常见的临床症状。它是伤害性或潜在伤害性刺激引起的不愉快的主观体验，常伴有自主神经活动、运动反射与情绪反应。疼痛可作为机体受损害时的一种报警系统，对机体起保护作用。但疼痛特别是慢性疼痛或剧痛，往往使患者深受折磨，导致机体功能失调，甚至发生休克。所以，研究疼痛产生的规律及其机制，对临床诊断与解除疼痛具有重要意义。

（一）痛觉感受器

痛觉感受器是游离的神经末梢，是一种化学感受器，广泛地分布于皮肤、肌肉、关节、内脏器官等处。在外伤、炎症、缺血、缺氧等伤害性刺激的作用下，损伤组织局部释放或合成一些致痛的化学物质，主要包括H^+、K^+、5-羟色胺、组胺、缓激肽、P物质、前列腺素、白三烯、血栓素与血小板激活因子等，它们在达到一定浓度时，兴奋痛觉感受器，产生痛觉传入冲动，进入中枢引起痛觉。

（二）痛觉的分类

痛觉分为躯体痛和内脏痛。躯体痛包括体表痛和深部痛。

1.体表痛 发生在体表某处的痛感称为体表痛。当伤害性刺激作用于皮肤时，可先后出现两种性质不同的痛觉，即快痛和慢痛。快痛在受到刺激时很快发生，是一种尖锐而定位清楚的“刺痛”；慢痛则表现为一种定位不明确的“烧灼痛”，一般在受刺激后0.5～1.0秒才被感觉到，痛感强烈而难以忍受，撤除刺激后还可持续几秒钟，常伴有不愉快的情绪及心血管和呼吸等方面的改变。快痛和慢痛分别由Aδ和C类纤维传导。快痛主要经特异投射系统到达大脑皮层的第一和第二感觉区；而慢痛主要投射到扣带回。此外，许多痛觉纤维经非特异投射系统投射到大脑皮层的广泛区域。

2.深部痛 发生在躯体深部，如骨、关节、骨膜、肌腱、韧带和肌肉等处的痛感称为深部痛。深部痛一般表现为慢痛，其特点是定位不明确，可伴有恶心、出汗和血压改变等自主神经反应。出现深部痛时，可反射性地引起邻近骨骼肌收缩而导致局部组织缺血，而缺血又使疼痛进一步加剧。缺血性疼痛的可能机制是肌肉收缩时局部组织释放某种致痛物质（P因子）。当肌肉持续收缩而发生痉挛时，血流受阻而该物质在局部堆积，持续刺激痛觉感受器，于是形成恶性循环，使痉挛进一步加重；当血供恢复后，该致痛物质被带走或被降解，因而疼痛也得到缓解。

（三）内脏痛与牵涉痛

1. 内脏痛 内脏痛是伤害性刺激作用于内脏器官引起的疼痛。内脏痛是临床上常见的症状，常为病理性疼痛。与皮肤痛相比，内脏痛的特征：①性质缓慢、持续、定位不精确和对刺激的分辨能力差，常伴有明显的自主神经活动变化，情绪反应强烈，有时更甚于疾病的本身。②对切割、烧灼等刺激不敏感，而对机械性牵拉、缺血、痉挛、炎症等刺激敏感。临床上观察到，肠管发生梗阻而出现异常运动、循环障碍与炎症时，往往引起剧痛，严重时甚至危及生命。③常伴有牵涉痛。

2.牵涉痛　某些内脏疾病往往可引起体表一定部位发生疼痛或痛觉过敏，这种现象称为牵涉痛。每一内脏有特定牵涉痛区（表10-2），如心肌缺血时，可出现左肩、左臂内侧、左侧颈部和心前区疼痛；胆囊炎、胆结石时，可出现右肩胛部疼痛；阑尾炎初期，常感上腹部或脐区疼痛。牵涉痛并非内脏痛所特有的现象，深部躯体痛、牙痛也可发生牵涉性痛。

产生牵涉痛的机制，有会聚学说与易化学说。会聚学说认为，患病内脏的传入纤维与被牵涉部位的皮肤传入纤维，由同一背根进入脊髓同一区域，聚合于同一脊髓神经元，并由同一纤维上传入脑，在中枢内分享共同的传导通路。由于大脑皮质习惯于识别来自皮肤的刺激，因而误将内脏痛当作皮肤痛，故产生了牵涉痛。易化学说认为，内脏痛觉传入冲动，可提高内脏-躯体会聚神经元的兴奋性，易化了相应皮肤区域的传入，可导致牵涉性痛觉过敏。

表10-2　常见内脏疾病牵涉痛部位

内脏牵涉痛部位	患病内脏
心前区、左臂尺侧	心绞痛、心肌梗死
左上腹	胃病
肩胛间	胰腺炎
脐周或上腹部	阑尾炎
右肩胛区	胆囊炎
腹股沟、会阴部放射性阵痛	肾、输尿管结石

第三节　神经系统对躯体运动的调节

案例10-2

患者高血压8年，间断口服降压药，血压控制不佳。今晨起床后突然出现言语不清，口角歪斜，左半侧肢体运动障碍，感觉障碍，急诊入院。查体：轻度昏迷，血压180/110mmHg，双侧瞳孔散大，对光反射消失，腱反射及膝跳反射亢进。颅脑CT提示右侧内囊出血。初步诊断：高血压脑出血。

分析：

患者出现口角歪斜，左侧肢体运动、感觉障碍的原因。

运动是行为的基础。人体所处的各种姿势，以及所进行的多种形式的躯体运动，都是以骨骼肌的活动为基础的。在运动过程中，骨骼肌的舒缩活动，不同肌群之间的相互配合，均有赖于神经系统的调节。一般说调节姿势和运动的神经结构从低级到高级，可分为脊髓、脑干下行系统和大脑皮质运动区三个水平。此外，也接受小脑和基底神经核的调节。

一、脊髓对躯体运动的调节

脊髓是调节躯体运动的最基本中枢，通过脊髓能完成一些比较简单的躯体运动反射，包括牵张反射、屈反射和对侧伸肌反射等。

（一）脊髓的运动神经元和运动单元

在脊髓前角存在大量的运动神经元，它们的轴突经前根离开脊髓后直达所支配的肌肉。这些神经元可分为α、γ两种类型。

1. α运动神经元与运动单位 α运动神经元发出A_α传出纤维，其末梢在肌肉中分成许多分支，每一分支支配一根肌纤维。因此，当这一神经元兴奋时，可引起它所支配的许多肌纤维收缩。由一个α运动神经元及其所支配的全部肌纤维组成的功能单位，称为运动单位。一个运动单位所包含的肌纤维数目多少不一，参与粗大运动的肌肉，其运动单位的肌纤维数目较多，如一个支配四肢肌肉的运动神经元，可支配2000根左右的肌纤维；而一个支配眼外肌的运动神经元只支配6～12根肌纤维，有利于完成精细运动。α运动神经元既接受来自皮肤、肌肉和关节等外周的传入信息，也接受从脑干到大脑皮质等高位中枢传出的信息，以影响肌肉的活动。因此，α运动神经元被称为脊髓反射的最后公路。

2. γ运动神经元 γ运动神经元的胞体分散在α运动神经元之间，其胞体较α运动神经元小。它发出较细的A_γ传出纤维支配骨骼肌的梭内肌纤维，分布于肌梭的两端。γ运动神经元的兴奋性较高，常以较高频率持续放电。当γ运动神经元兴奋时，梭内肌纤维两端收缩，从而增加了肌梭感受器的敏感性。

（二）脊休克

脊髓与脑完全断离的动物称为脊动物。与脑断离的脊髓暂时丧失一切反射活动的能力，进入无反应状态，这种现象称为脊休克。脊休克的主要表现有：在横断面以下的屈反射、对侧伸肌反射、腱反射与肌紧张均丧失；外周血管扩张，动脉血压下降，发汗、排便和排尿等自主神经反射均不能出现。随后，脊髓的反射功能可逐渐恢复。低等动物恢复较快，动物越高等恢复越慢。如蛙在脊髓离断后数分钟内反射即恢复，犬需几天，人类则需数周乃至数月。在恢复过程中，首先恢复的是一些比较原始、简单的反射，如屈反射、腱反射；而后是比较复杂的反射逐渐恢复，如对侧伸肌反射、搔爬反射。在脊髓躯体反射恢复后，部分内脏反射活动也随之恢复，如血压逐渐上升达一定水平，并出现一定的排便、排尿反射。由此可见，脊髓本身可完成一些简单的反射，脊髓内存在着低级的躯体反射与内脏反射中枢。但脊髓横断后，由于脊髓内上行与下行的纤维束均被中断，因此断面以下的各种感觉和随意运动很难恢复，甚至永远丧失，临床上称为截瘫。

目前认为，脊休克产生的原因是由于离断的脊髓突然失去了高位中枢的调节，特别是失去了大脑皮质、脑干网状结构和前庭核的下行性易化作用所致。

（三）牵张反射

有神经支配的骨骼肌，在受到外力牵拉而伸长时，引起受牵拉的同一肌肉收缩，称为牵张反射。

1.牵张反射的类型　由于牵拉的形式与肌肉收缩的反射效应不同，牵张反射可分为腱反射与肌紧张两种类型。

（1）腱反射　又称位相性牵张反射，是指快速牵拉肌腱时发生的牵张反射，表现为被牵拉肌肉迅速而明显地缩短。例如，快速叩击股四头肌腱，可使股四头肌受到牵拉而发生一次快速收缩，引起膝关节伸直，称为膝反射。叩击不同肌腱，可引起不同的腱反射。腱反射的传入纤维直径较粗，传导速度较快；反射的潜伏期很短，其中枢延搁时间只相当于一个突触的传递时间，故认为腱反射是单突触反射。临床上常通过检查腱反射来了解神经系统的功能状态。如果腱反射减弱或消失，常提示反射弧的传入、传出通路或者脊髓反射中枢受损；而腱反射亢进，则说明控制脊髓的高级中枢作用减弱，提示高位中枢的病变。

（2）肌紧张　又称紧张性牵张反射，是指缓慢持续牵拉肌腱所引起的牵张反射，表现为受牵拉肌肉处于收缩状态。肌紧张反射弧的中枢为多突触接替，属于多突触反射。该反射的传出引起肌肉收缩的力量不大，只是阻止肌肉被拉长，因此不表现明显的动作。这可能是在同一肌肉内的不同运动单位进行交替收缩的结果，所以肌紧张能持久维持而不易疲劳。肌紧张是维持躯体姿势最基本的反射活动，是姿势反射的基础，尤其在于维持站立姿势。

2.牵张反射的反射弧　腱反射与肌紧张的感受器主要是肌梭。肌梭是一种感受机械牵拉刺激或肌肉长度变化的特殊感受装置（图10-14），属本体感受器。肌梭呈梭形，其外层为一结缔组织囊，囊内含有2～12条特殊肌纤维，称为梭内肌纤维；而囊外一般骨骼肌纤维，则称之梭外肌纤维。梭内肌纤维与梭外肌纤维平行排列，呈并联关系。梭内肌纤维的收缩成分位于纤维的两端。中间部是肌梭的感受装置，两者呈串联关系。因此，当梭外肌收缩时，梭内肌感受装置所受牵拉刺激减少；而当梭外纤维被拉长或梭内肌收缩时，均可使肌梭感受装置受到牵张刺激而兴奋。肌梭的传入神经纤维有两种，一种传入纤维为直径较粗的I_{α}类纤维；另一种传入纤维为直径较细的Ⅱ类纤维。

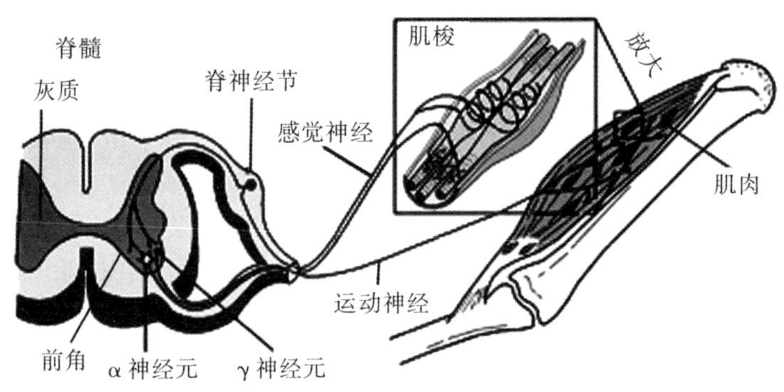

图 10-14　牵张反射弧示意图

当肌肉受到外力牵拉时，梭内肌感受装置被拉长，使肌梭受到牵张刺激而发放传入冲动，冲动的频率与肌梭被牵张的程度成正比，肌梭的传入冲动沿 I_{α} 类纤维传至脊髓，引起支配同一肌肉的 α 运动神经元的活动，然后通过 Aα 纤维传出引起梭外肌收缩，从而完成一次肌牵张反射。γ 运动神经元兴奋时，并不能直接引起肌肉的收缩，因为梭内肌收缩的强度不足以使整块肌肉收缩。但由 γ 运动神经元传出活动所引起的梭内肌收缩，能牵拉肌梭提高其敏感性，并通过 I_{α} 类纤维的传入活动，改变 α 运动神经元的兴奋状态，从而调节肌肉的收缩。由此可见，γ 运动神经元的传出活动对调节肌梭感受装置的敏感性，调节肌牵张反射具有十分重要的作用。

腱器官是分布于肌腱胶原纤维之间的牵张感受装置，与梭外肌呈串联关系。其传入纤维是直径较细的 I_{b} 类纤维，它不直接终止于 α 运动神经元，而是通过抑制性中间神经元，抑制同一肌肉 α 运动神经元的活动。腱器官是一种感受肌肉张力变化的感受器，对肌肉的被动牵拉刺激不太敏感，而对肌肉主动收缩所产生的牵拉却异常敏感。在牵张反射活动中，一般随着牵拉肌肉的力量增强，肌梭传入冲动的增多，引起的反射性肌收缩也进一步增强，当肌肉收缩达到一定强度时，张力便作用于腱器官使之兴奋，通过 I_{b} 类传入纤维反射性地抑制同一肌肉收缩，使肌肉收缩停止，转而出现舒张。这种肌肉受到强烈牵拉时所产生的舒张反应，称为反牵张反射。其生理意义在于缓解由肌梭传入所引起的肌肉收缩及其所产生的张力，防止过度收缩对肌肉的损伤。

（四）屈肌反射与对侧伸肌反射

肢体皮肤受到伤害刺激时，一般常引起受刺激侧肢体的屈肌收缩、伸肌舒张，使肢体屈曲，称为屈反射。如火烫、针刺皮肤时，该侧肢体立即缩回，其目的在于避开有害刺激，对机体有保护意义。屈反射是一种多突触反射，其反射弧的传出部分可支配多个关节的肌肉活动。该反射的强弱与刺激强度有关，其反射的范围可随刺激强度的增加而扩大。如足趾受到较弱的刺激时，只引起踝关节屈曲，随着刺激的增强，膝关节和髋关节也可以发生屈曲。当刺激加大到一定强度时，则对侧肢体的伸肌也开始激活，可在同侧肢体发生屈反射的基础上，出现对侧肢体伸直的反射活动，称为对侧伸肌反射。该反射是一种姿势反射，当一侧肢体屈曲造成身体平衡失调时，对侧肢体

伸直以支持体重，从而维持身体的姿势平衡。

二、脑干对肌紧张的调节

脑干网状结构主要是由中脑、脑桥和延髓中央部的大小不等的神经元和神经纤维混合组成的神经结构。其中有控制运动相关的神经核团，按其对脊髓运动功能影响的不同，可将脑干网状结构分为易化区与抑制区（图10-15）。

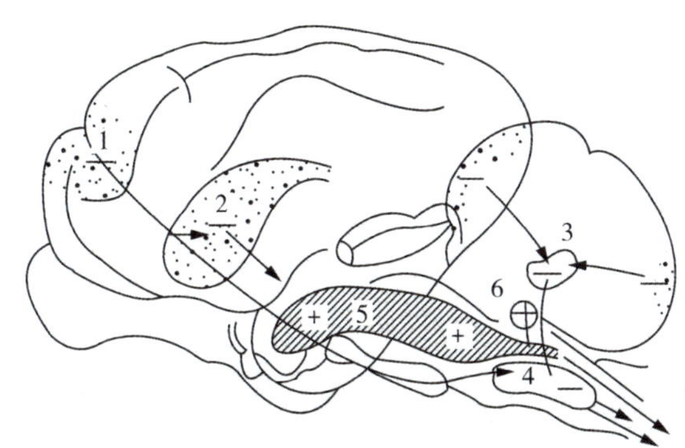

图 10-15　猫脑干网状结构下行抑制和易化系统示意图

1.大脑皮质；2.尾状核；3.小脑；4.网状结构抑制区；5.网状结构易化区；6.延髓前厅核

（一）脑干网状结构易化区

脑干网状结构中能加强肌紧张和肌肉运动的区域，称为易化区。易化区较大，包括延髓网状结构的背外侧部分、脑桥被盖、中脑的中央灰质与被盖等脑干中央区域。易化区的作用主要是通过网状脊髓束的下行通路兴奋 γ 运动神经元，增强肌紧张与肌肉运动。此外，易化区对 α 运动神经元也有一定的易化作用。易化肌紧张的中枢部位除网状结构易化区外，还有脑干外神经结构，如前庭核、小脑前叶两侧部等部位，它们共同组成易化系统。网状结构易化区一般具有持续的自发放电活动，这可能是由上行感觉传入冲动的激动作用所引起的。

（二）脑干网状结构抑制区

脑干网状结构中还有抑制肌紧张和肌肉运动的区域，称为抑制区。该区较小，位于延髓网状结构的腹内侧部分。其作用主要是通过网状脊髓束的下行抑制性纤维与 γ 运动神经元形成抑制性突触，抑制 γ 运动神经元的活动来实现的。

抑制肌紧张的中枢部位除网状结构抑制区外，还有大脑皮质运动区、纹状体与小脑前叶蚓部等脑干外神经结构，它们构成抑制系统。这些脑干外神经结构不仅可通过网状结构抑制区的活动抑制肌紧张，而且能控制网状结构易化区的活动，使其受到抑制。一般说来，网状结构抑制区本身无自发活动，它在接受上述各高位中枢传入的始动作用时，才能发挥下行抑制的作用。

在正常情况下，易化与抑制肌紧张的活动处于相对平衡，以维持正常肌紧张。但从活动的强度来看，易化区的活动较抑制区强，因此在肌紧张的平衡调节中，易化区略占优势。

（三）去大脑僵直

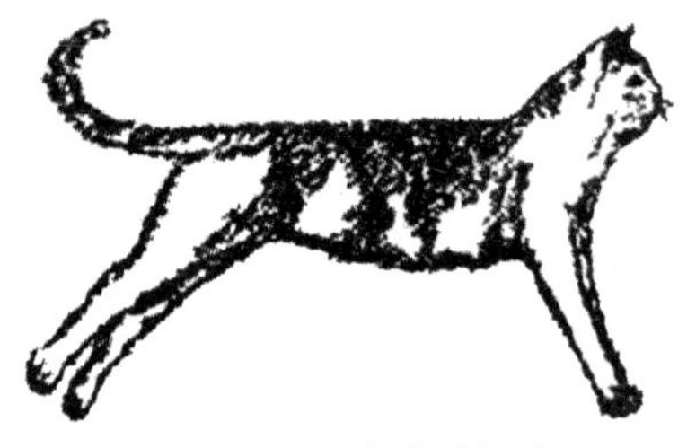
图 10-16　去大脑僵直

在中脑上、下丘之间横断脑干后，动物会立即出现全身肌紧张，特别是伸肌肌紧张过度亢进，表现为四肢伸直、头尾昂起、脊柱挺硬的角弓反张现象，称为去大脑僵直（图 10-16）。

在去大脑动物中，切断了大脑皮质运动区和纹状体等神经结构与脑干网状结构的功能联系，使抑制区失去了高位中枢的始动作用，削弱了抑制区的活动。而与网状易化区保持功能联系的神经结构虽有部分被切除，但易化区本身存在自发活动，而且前庭核的易化作用依然保留，所以易化区的活动仍继续存在，易化系统的活动占有显著优势。由于这些易化作用主要影响伸肌过度紧张而出现去大脑僵直现象。临床上脑损伤、脑出血、脑炎等患者，有时也可出现类似去大脑僵直的表现，这往往是病变已严重侵犯脑干、预后不良的征兆。

三、小脑对躯体运动的调节

小脑是中枢神经系统中最大的运动结构。小脑对于维持身体平衡、调节肌紧张、协调与形成随意运动均有重要作用。按小脑的传入、传出纤维联系可将其分为前庭小脑、脊髓小脑与皮质小脑3个功能部分（图 10-17）。它们分别主要接受前庭系统、脊髓和大脑皮质的传入，其传出也主要相应地到达前庭核、脊髓和大脑皮质，形成3个闭合的神经回路。

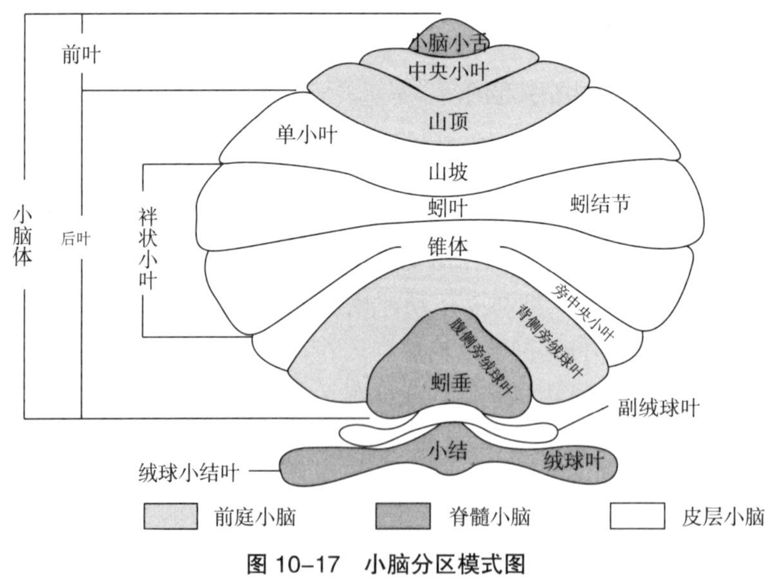

图 10-17　小脑分区模式图

（一）维持身体平衡

维持身体平衡是前庭小脑的主要功能，前庭小脑主要由绒球小结叶构成。由于绒球小结叶直接与前庭神经核发生连接，因此，其平衡功能与前庭器官和前庭核的活动有密切关系。其反射途径为：前庭器官→前庭核→绒球小结叶→前庭核→脊髓运动神经元→肌肉装置。绒球小结叶通过前庭核转而经脊髓，调节运动神经元的兴奋与肌肉的收缩活动，以维持躯体运动的平衡。绒球小结叶的病变或损伤，可导致躯体平衡功能的障碍，但其随意运动的协调功能一般不受影响。实验观察到，第四脑室的肿瘤压迫绒球小结叶时，患者站立不稳，但肌肉运动协调仍良好；切除绒球小结叶的猴不能保持身体的平衡，但随意运动仍能协调。

（二）调节肌紧张

小脑前叶主要接受来自肌肉、关节等本体感受器的传入冲动，也接受视、听觉与前庭的传入信息，其传出冲动分别通过网状脊髓束、前庭脊髓束等下行系统，而调节肌紧张。小脑前叶对肌紧张具有抑制和易化的双重调节作用。加强肌紧张主要是前叶两侧部的功能。实验中刺激猴的前叶两侧部可使肌紧张明显增强。在生物进化过程，前叶对肌紧张的抑制作用逐渐减弱，而易化肌紧张的作用逐渐占优势，小脑损伤后可出现肌张力减退或肌无力现象。

（三）协调随意运动

协调随意运动是小脑后叶中间带的重要功能，它可通过环路联系对大脑皮质发动的随意运动起重要调节作用。在皮质运动区向脊髓发出运动指令时，可通过锥体束的侧支将发动运动的信息反馈到小脑。此外，由运动指令引起的随意运动尚可激活皮肤、肌肉与关节等外周感受器，其传入冲动经脊髓小脑束将其执行运动情况的信息反馈到小脑。小脑的作用是将大脑皮质的反馈信息与外周感受器的反馈信息进行比较整合，并将整合的结果通过反馈环路返回皮质运动区，调整皮质到脊髓的下行冲动，以协调随意运动。

当小脑后中间带受到损伤时，可出现随意运动协调的障碍，称为小脑性共济失调，表现为随意运动的力量、方向及限度等发生紊乱，动作摇摆不定，指物不准，不能进行快速的交替运动。患者还可出现动作性或意向性震颤。皮质小脑是指后叶的外侧部，它仅接受来自大脑皮质感觉区、运动区、运动前区、联络区等广大区域传来的信息，其传出冲动回到大脑皮质运动区和运动前区。皮质小脑的主要功能是参与随意运动的设计和程序的编制。后叶外侧部损伤除引起远端肢体的肌张力下降和共济失调外，还可引起运动起始的延缓。该部分小脑损伤的患者不能完成诸如打字、乐器演奏等精巧运动。

四、基底神经节对躯体运动调节

基底神经节是皮层下一些核团的总称，主要包括纹状体、丘脑底核和黑质。纹状体又包括尾状核和豆状核，豆状核又分为壳核和苍白球。其中尾状核和壳核进化较新，称为新纹状体；苍白球可分为内侧和外侧，是较古老的部分，称为旧纹状体。

基底神经核的主要作用是调节运动，与随意运动的产生和稳定、肌紧张的控制，以及本体感觉传入冲动的处理等均有密切关系。在人类中，基底神经核损伤可引起一系列运动功能障碍，其临床表现主要分两大类：一类是运动过少而肌紧张增强的综合征，如震颤麻痹（帕金森病）等；另一类是运动过多而肌紧张减弱的综合征，如舞蹈病等。

知识链接

帕金森病和亨廷顿病

震颤麻痹（帕金森病）主要症状是全身肌紧张增强、肌肉强直、随意运动减少、动作迟缓、面部表情呆板（面具脸）。此外，患者常伴有静止性震颤，多出现于上肢。其病变主要在中脑黑质，因为脑内多巴胺递质的缺乏而产生上述症状。黑质和纹状体间存在着相互拮抗的递质系统：一种为多巴胺抑制系统，黑质是多巴胺能神经元胞体集中处，对纹状体神经元起抑制作用；另一种为乙酰胆碱兴奋系统，对纹状体神经元产生易化作用。正常时这两个系统保持平衡，从而保证正常肌紧张和运动的协调性。当黑质病变时，多巴胺能神经元受损，黑质与纹状体中多巴胺含量均明显减少，导致ACh递质系统的功能亢进，从而产生震颤麻痹。所以，临床上用左旋多巴以增强多巴胺的合成，或应用M受体阻断剂以阻断ACh的作用，均对震颤麻痹有一定的治疗作用。

舞蹈病（亨廷顿病）主要症状为上肢和头部不自主的舞蹈样动作，并伴有肌张力减弱等，病变主要在纹状体。目前认为，舞蹈病的产生是由于纹状体中胆碱能神经元和γ-氨基丁酸能神经元功能减退，从而减弱了对黑质多巴胺能神经元的抑制，使多巴胺能神经元的功能相对亢进所致。临床上用利血平可缓解症状。

五、大脑皮质对躯体运动的调节

（一）大脑皮质的运动区

大脑皮质是调节躯体运动的最高级中枢，它接受感觉信息的传入，并根据机体对环境变化的反应和意愿，策划和发动随意运动。大脑皮质控制躯体运动的主要区域在中央前回和运动前区，其功能特征如下。

1. 交叉支配 即一侧皮质主要支配对侧躯体的运动，但头面部肌肉的运动，如咀嚼、喉及脸上部运动是双侧支配。

2. 功能定位精细 即皮质的一定区域支配一定部位的肌肉，其定位安排与感觉区类似，呈倒置分布。下肢代表区在顶部，上肢代表区在中间部，头面部肌肉代表区在底部，但头面部内部的安排仍为正立位。

3. 功能代表区的大小与运动精细、复杂程度有关 即运动越精细、复杂，皮质相

应运动区面积越大（图10-18）。

（二）运动传导通路

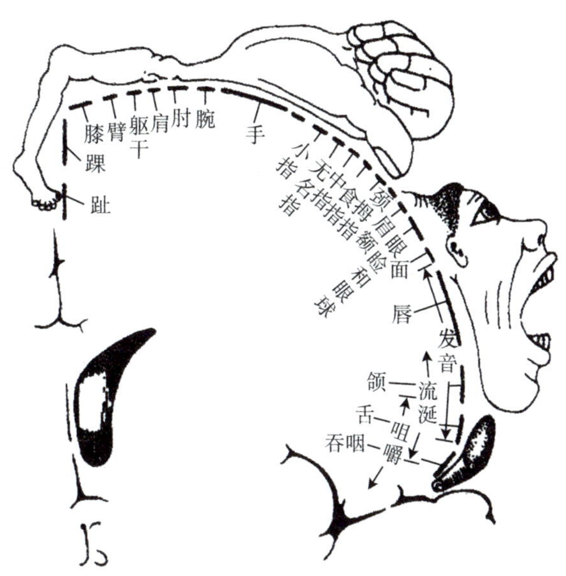

图10-18　大脑皮质运动区示意图

运动传出通路分为锥体系和锥体外系。由大脑皮质发出的下行传导通路主要有皮质脊髓束和皮质脑干束。皮质脊髓束和皮质脑干束属于锥体系，除锥体系以外所有控制脊髓运动神经元活动的下行通路属于锥体外系。

1.**皮质脊髓束**　是指由皮质发出、经内囊和延髓锥体下行到达脊髓前角运动神经元的传导束。皮质脊髓束中有80%的纤维在延髓锥体跨过中线交叉到对侧下行，纵贯脊髓全长，称为皮质脊髓侧束，其主要功能是控制四肢远端肌肉的活动，与肌肉的精细、技巧性运动有关。皮质脊髓束中其余20%的纤维在脊髓同侧前索下行，称为皮质脊髓前束，其主要功能是控制躯干和四肢近端肌肉，尤其是屈肌，与姿势的维持和粗大的运动有关。

临床链接

巴宾斯基征

巴宾斯基征（Babinski sign）阳性是指在人类皮质脊髓侧束受到损伤后，用钝物划足跖外侧时，出现踇趾背屈、其他四趾外展呈扇形散开的体征。此反射为屈肌反射，正常人表现为足趾发生跖屈运动，称巴宾斯基征阴性。可根据此体征来判断皮质脊髓侧束有无受损。婴儿由于该传导束未发育完全，以及成人在深睡或麻醉状态下，也可出现巴宾斯基征阳性。

2.**皮质脑干束**　是指由皮质发出，经内囊到达脑干内各脑神经运动神经元的传导束。其主要功能是调节头面部有关肌群的活动。

第四节　神经系统对内脏活动的调节

微课

一般情况下，调节内脏活动的神经系统不受意识的控制，具有很强的自主性，故称之为自主神经系统。自主神经系统包括交感神经和副交感神经，主要分布于内脏、心血管和腺体，并对这些器官起到调节作用。

一、自主神经系统

（一）自主神经系统的结构特点

交感神经起源于脊髓胸腰段（胸1～腰3）侧角，在体内分布非常广泛，几乎遍及所有内脏器官；副交感神经起源于脑干副交感神经核和脊髓骶段第2～4节灰质相当于侧角的部位，其分布比较局限，某些部位不受该类神经的支配。自主神经由中枢到达效应器之前，在周围神经节内换元，故有节前纤维和节后纤维之分。交感神经的节前纤维短，节后纤维长，一根节前纤维可与许多个节后神经元联系，故刺激交感神经节前纤维引起的反应比较弥散；而副交感神经则相反，其节前纤维长，节后纤维短，引起的反应比较局限（图10-19）。

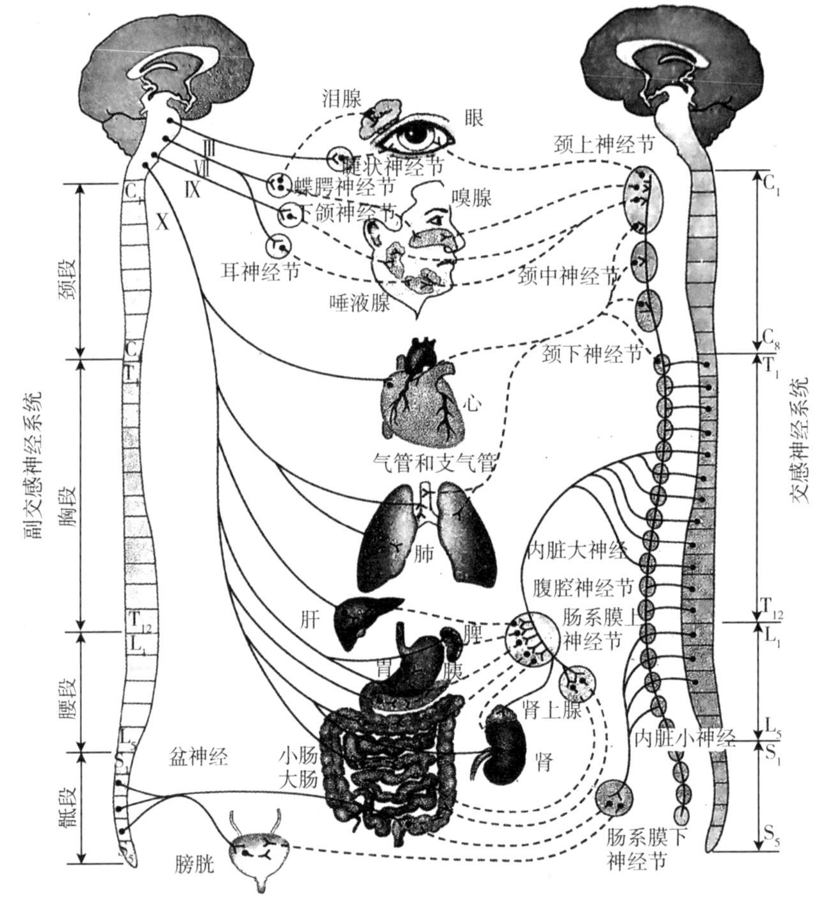

图10-19 交感神经与副交感神经的大体分布示意图

—— 表示节前纤维 ------ 表示节后纤维

（二）自主神经系统的主要功能及其特点

交感和副交感的传出神经通过释放递质与相应的受体结合，发挥对内脏器官和腺体的功能调节作用（表10-3），其主要功能特点有以下几个方面。

表10-3　自主神经的主要功能

器官	交感神经	副交感神经
循环器官	心率加快、心肌收缩力加强，腹腔内脏、皮肤、唾液腺、外生殖器的血管收缩，骨骼肌血管收缩（肾上腺素受体）或舒张（胆碱受体）	心率减慢、心房收缩减弱，少数器官（如外生殖器）血管舒张
呼吸器官	支气管平滑肌舒张	支气管平滑肌收缩，呼吸道黏膜腺体分泌
消化器官	抑制胃肠运动，促进括约肌收缩，使唾液腺分泌少量黏稠的唾液	促进胃肠运动、胆囊收缩，促进括约舒张，唾液腺分泌大量稀薄唾液，使胃液、胰液、胆汁分泌增加
泌尿生殖器官	逼尿肌舒张、尿道内括约肌收缩，有孕子宫平滑肌收缩、无孕子宫平滑肌舒张	逼尿肌收缩、尿道内括约肌舒张
眼	瞳孔开大肌收缩，瞳孔开大	瞳孔括约肌收缩，瞳孔缩小；睫状肌收缩，泪腺分泌
皮肤	汗腺分泌，竖毛肌收缩	
内分泌和代谢	促进肾上腺髓质分泌激素；促进肝糖原分解	促进胰岛素分泌

1.双重支配，功能相互拮抗　人体多数器官都受交感和副交感神经的双重支配。但还有少数器官如皮肤和肌肉的血管、汗腺、竖毛肌、肾上腺髓质等只有交感神经支配。交感神经和副交感神经对同一器官的作用一般情况下相互拮抗，例如，交感神经对心脏活动具有兴奋作用而迷走神经具有抑制作用。但有例外，如对唾液腺的支配，两者均可使其分泌，但交感神经兴奋时分泌的唾液比较黏稠，副交感神经兴奋时分泌的唾液比较稀薄。

2.紧张性作用　自主神经对外周器官的支配，一般具有持久的紧张性作用。所谓紧张性是指在安静状态下自主神经仍不断地向效应器发放低频率神经冲动的特性。例如，由于交感神经的紧张性活动，正常时几乎使全身血管收缩到接近最大直径的一半，当交感紧张性活动增强时可使血管进一步收缩；反之，若交感紧张性降低时，血管就扩张。与交感神经相似，副交感神经也有紧张性活动，其中尤以迷走神经的活动最为明显，形成迷走紧张性。交感和副交感的紧张性活动共同维持器官的正常功能。

3.受效应器功能状态的影响　自主神经的作用与效应器本身的功能有关。例如，刺激交感神经可致无孕子宫平滑肌舒张，而有孕子宫平滑肌收缩。

4.对整体生理功能调节的意义　交感神经系统的活动比较广泛，常以整个系统来参与反应。当机体遇到各种紧急情况如剧烈运动、失血、紧张、窒息、恐惧、寒冷时，交感神经系统的活动明显增强，同时肾上腺髓质分泌也增加，表现出一系列的交感-肾上腺髓质系统活动亢进的适应性反应，称为应急反应。这一反应表现为心率增快，心收缩力增强，动脉血压升高；骨骼肌血管舒张，皮肤与腹腔内脏血管收缩，使血液重新分配。此外，还可出现瞳孔扩大、支气管扩张、胃肠道活动抑制、肝糖原分解加速、血糖浓度升高等反应。其主要作用是动员体内许多器官的潜在能力，帮助机体度过紧急情况，以提高机体对环境变化的适应能力。而当机体处于安静状态时，副交感神经系统活动增强，其意义主要在于促进消化、积蓄能量，加强排泄和生殖功能，使机体尽快休整恢复。

（三）自主神经递质及受体

自主神经的主要功能是通过释放神经递质与相应的受体结合而发挥效应的。自主神经系统中神经末梢释放的递质属于外周神经递质，主要有乙酰胆碱和去甲肾上腺素。

1. 乙酰胆碱及其受体 凡释放ACh的神经纤维，称为胆碱能纤维。在自主神经系统中，胆碱能纤维包括全部交感和副交感神经的节前纤维、副交感神经的节后纤维，以及少部分交感神经的节后纤维（如支配汗腺及支配骨骼肌血管）。至于躯体运动神经，在性质上不属于自主性神经，但其末梢释放的递质也是ACh，也属于胆碱能纤维。能与ACh结合的受体称为胆碱能受体，根据其药理特性分为两大类，即毒蕈碱受体（M受体）和烟碱受体（N受体）（表10-4）。

表10-4 自主神经系统受体的作用部位及主要作用

受体	部位及主要作用	阻断剂
胆碱能受体		
M	副交感神经节后纤维支配的效应器，产生副交感神经兴奋效应。汗腺分泌，骨骼肌血管平滑肌舒张	阿托品
N		
N_1	自主神经节后纤维神经元兴奋	六烃季胺
N_2	骨骼肌终板膜兴奋	十烃季胺
肾上腺素能受体		
α	大多数内脏平滑肌、腺体兴奋	酚妥拉明
β		
$β_1$	心肌兴奋	阿替洛尔
$β_2$	平滑肌舒张	丁氧胺
$β_3$	脂肪组织分解	普萘洛尔

（1）M受体 包括5种亚型，即M_1 ~ M_5受体。M受体广泛地分布于绝大多数副交感节后纤维支配的效应器（少数肽能纤维支配的效应器除外），以及部分交感节后纤维支配的汗腺、骨骼肌的血管壁上。ACh与M受体结合后，可产生一系列副交感神经兴奋的效应，包括心脏活动的抑制、支气管与胃肠道平滑肌的收缩、膀胱逼尿肌和瞳孔括约肌的收缩、消化腺与汗腺的分泌，以及骨骼肌血管的舒张等，这种效应称为毒蕈碱样作用（M样作用）。阿托品是M受体的阻断剂，能和M受体结合，以阻断ACh的M样作用。

（2）N受体 分为N_1受体与N_2受体两种亚型。N_1受体称为神经元型N受体，分布于中枢神经系统内和自主神经节的突触后膜上，ACh与之结合可引起节后神经元兴奋；N_2受体称之为肌肉型N受体，其分布在骨骼肌肌膜（终板膜）上，ACh与之结合可使骨骼肌兴奋，产生收缩。ACh与这两种受体结合所产生的效应称为烟碱样作用（N样作用）。六烃季铵则主要阻断神经元型N受体的功能，十烃季铵则主要阻断肌肉型N受体的功能，而筒箭毒碱能同时阻断这两种受体的功能，从而拮抗ACh的N样作用。

知识拓展

有机磷酸酯类–难逆性抗胆碱酯酶药

有机磷酸酯类主要为农业杀虫剂，包括敌百虫、乐果、马拉硫磷、敌敌畏等，该类物质脂溶性高，毒性强，可经胃肠道、呼吸道、皮肤和黏膜吸收引起中毒。进入机体后，迅速与胆碱酯酶（AChE）牢固结合生成难以水解的磷酰化胆碱酯酶，使AChE活性难以恢复失去水解ACh的能力，从而导致ACh在体内大量积聚，产生一系列中毒症状，即蓄积的ACh与M受体结合后引起的M样作用或与N受体结合引起的N样作用。轻度中毒以M样作用为主；中度中毒可同时表现为M样、N样作用；重度中毒除M样、N样作用外，还出现中枢神经系统中毒症状。因此，该类物质急性中毒后，除了尽快消除毒物（如脱离中毒现场、清洗皮肤、洗胃、导泻等）外，还应尽早、足量、反复地使用阿托品及AChE复活药（如氯解磷定、碘解磷定）。

2.去甲肾上腺素及其受体　凡释放去甲肾上腺素的神经纤维，称为肾上腺素能纤维。大部分交感神经节后纤维属于肾上腺素能纤维。肾上腺素能受体是机体内能与儿茶酚胺类物质（包括肾上腺素、去甲肾上腺素、异丙肾上腺素等）相结合的受体，可分为α型与β型两种。α受体又可分为α_1和α_2两个亚型，β受体则能分为β_1、β_2和β_3三个亚型。存在于不同部位不同类型的肾上腺素能受体，它们产生的生物效应不同。

（1）α受体　分为α_1和α_2受体。α_1受体主要分布于平滑肌，儿茶酚胺与之结合后产生平滑肌兴奋性效应，包括血管收缩（尤其是皮肤、肾脏等内脏血管）、子宫收缩和瞳孔括约肌收缩等，但对小肠为抑制性效应，使小肠平滑肌舒张。α_2受体主要分布于肾上腺素能纤维末梢的突触前膜上，对突触前NA的释放进行反馈调节。哌唑嗪为选择性α_1受体阻断剂，它可阻断α_1受体的兴奋效应产生降压作用，也可用于慢性心功能不全的治疗；育亨宾能选择性阻断α_2受体；而酚妥拉明可阻断α_1与α_2两种受体的作用。

（2）β受体　主要有β_1、β_2和β_3三种亚型。β_1受体主要分布于心脏组织中，其作用是兴奋性的，可使心率加快、心内兴奋传导加速、心肌收缩加强。β_2受体主要分布在平滑肌，其作用是抑制性的，可使支气管、胃、子宫及血管（冠状动脉、骨骼肌血管等）等平滑肌的舒张。β_3受体主要分布于脂肪组织，与脂肪分解有关。β受体阻断剂已广泛应用于临床，阿替洛尔为选择性β_1受体阻断剂，临床上可用于治疗高血压、缺血性心脏病及快速性心律失常等。丁氧胺则主要阻断β_2受体。普萘洛尔是非选择性β受体阻断剂，它对β_1和β_2两种受体均有阻断作用。临床上可根据患者需要选择合适的受体阻断剂。

二、各级中枢对内脏活动的调节

（一）脊髓

脊髓是自主神经的初级中枢。通过脊髓能完成一些最基本的内脏活动反射，但其调节能力差，并不能适应正常生理功能的需要。例如，脊髓高位横断的患者，由平卧位转成直立位时，会感到头晕。这是因为脊髓虽能完成血管张力反射，保持一定的外周阻力，但对心血管活动不能进行精细的调节，对体位性血压的调节能力差。此外，基本的排尿、排便反射虽能进行，但往往不能排空，更不能有意识控制。由此可见，在整体情况下，脊髓的自主神经功能是在高级中枢的调节下完成的。

（二）脑干

脑干是很多内脏活动的基本中枢。特别是脑干的延髓部分，具有很重要的作用。在延髓的网状结构中存在许多与心血管、呼吸和消化系统等内脏活动有关的神经元，其下行纤维支配脊髓，调节着脊髓的功能。许多基本生命现象的反射性调节和自主神经的紧张性活动多在延髓内进行。一旦延髓受损，可立即致死，故延髓有“生命中枢”之称。脑桥有角膜反射中枢、呼吸调整中枢。中脑存在瞳孔对光反射中枢。

（三）下丘脑

下丘脑结构复杂，内含丰富的神经核团，是皮质下内脏活动最高级的调节中枢，又是调节内分泌的高级中枢。它在维持内环境的稳定和生命活动中起着十分重要的作用，其主要功能有以下几种。

1.调节摄食行为 下丘脑可调节机体的食欲状态。用埋藏电极刺激清醒动物下丘脑外侧区，可使动物食欲亢进；刺激下丘脑腹内侧核，可使动物拒食。下丘脑外侧区存在摄食中枢，腹内侧核存在饱中枢。摄食中枢和饱中枢的神经元活动存在交互抑制的关系，是否摄食取决于这两个中枢活动的平衡。

2.调节水平衡 下丘脑的摄食中枢存在着饮水中枢，刺激该区域，动物饮水量增多；下丘脑内存在着渗透压感受器，可根据血浆渗透压的变化来调节抗利尿激素的分泌，从而实现对水的调节功能。

3.对情绪反应的影响 情绪是一种心理活动，如喜、怒、哀、乐、忧、恐等，常伴随着一系列生理变化，包括自主性神经、躯体运动和内分泌的功能变化。情绪的生理反应，主要表现为自主神经的功能变化，尤以交感活动的相对亢进为多见。如果人长期处于烦闷、忧虑、悲哀、愤怒等不正常的情绪中常可造成自主神经功能的紊乱，导致与情绪有关的身心疾病，如冠心病、高血压、神经官能症等的发生，甚至使人的意志消沉或丧失理智。动物实验表明，下丘脑与情绪反应密切相关。若在间脑以上水平切除大脑，给予轻微刺激即可引起“假怒”，表现为甩尾、竖毛、扩瞳、张牙舞爪、呼吸加快和血压升高等现象。若损毁整个下丘脑，则“假怒”反应不再出现。在正常情况下，下丘脑的情绪活动受大脑皮质的抑制而不易表现出来，切除大脑皮质后则抑制被解除，所以轻微刺激就能引发“假怒”反应。实验研究还发现，下丘脑与人体的防御反应、攻击行为及逃避行为等有关。

4.控制生物节律　生物节律是指机体的各种功能活动呈周期性的变化规律，如体温的日周期节律变化、女性的月经周期等。

5.体温调节　体温调节的基本中枢在下丘脑。下丘脑的前部有散热中枢，下丘脑后部有产热中枢，视前区-下丘脑前部存在着温度敏感神经元，它们既能感受所在部位的温度变化，也能对传入的温度信息进行整合。

6.对垂体分泌的调节　下丘脑能够合成多种调节性多肽，这些多肽经垂体门脉系统到达腺垂体，促进或抑制各种腺垂体激素的分泌。

（四）大脑皮质

大脑半球内侧面皮质与脑干连接部和胼胝体旁的周围结构称为边缘叶，连同大脑皮质的岛叶、颞极、眶回，以及皮质下的杏仁核隔区、下丘脑前核等皮质下结构统称为边缘系统。边缘系统是调节内脏活动的高级中枢，它对内脏活动有广泛的影响，故有“内脏脑”之称。刺激边缘系统的不同部位，可引起复杂的内脏活动反应。如电刺激扣带回前部，可引起呼吸抑制或减慢、心搏变慢、血压上升或下降、瞳孔扩大或缩小等；刺激杏仁核可出现心率加快或减慢、血压上升或下降、胃蠕动加强等。

大脑皮质中除边缘系统皮质以外的进化程度最新的部分称为新皮质，其对内脏活动也有一定的调节作用。电刺激动物的新皮质，既能引起躯体运动，也能引起内脏活动的改变。如果切除动物新皮质，除有感觉运动丧失外，很多自主性功能如血压、排尿、体温等调节均发生异常。这些现象表明，新皮质与内脏活动密切相关，而且有区域分布特征。新皮质是自主神经的高级中枢与高级整合部位。

第五节　脑的高级功能

人的大脑不仅具有感觉、运动功能，还具有更高级、更复杂的学习、记忆、思维、语言、睡眠与觉醒等功能，这些功能的实现都是基于大脑皮质神经元的电活动。

一、大脑皮质的电活动

大脑皮质神经元的电活动主要包括自发脑电活动和皮质诱发电位两种形式。前者是指大脑皮质的神经元在无特定外加刺激作用的情况下，能产生持续的节律性电位变化；后者是指刺激特定感受器或感觉传入系统时，在大脑皮质相应区域引出的电位变化。

如果在头皮上安置引导电极，通过脑电图仪可记录到的自发脑电活动的图形，称为脑电图（EEG）。将引导电极直接放置于大脑皮质表面能记录到同样的自发脑电活动，称为皮质电图。一般说来，皮质电图的振幅比脑电图大10倍，而节律、波形和相位则基本相同，临床上一般是描记脑电图。

正常人类的脑电图很不规则，根据其频率和振幅的不同，可分为α、β、θ、δ四种基本波形（表10-5、图10-20）。在不同条件下，如安静、激动、困倦和睡眠等情况下，脑电图的波形有明显差异。

表10-5 正常脑电图波形特征及临床意义

脑电波	频率（Hz）	波幅（μV）	主要部位	特征	生理意义
α	8～13	20～100	枕叶	清醒、安静、闭目时出现	大脑皮质安静的标志
β	14～30	5～20	额叶、顶叶	兴奋活动时出现	大脑皮质兴奋的标志
θ	4～7	100～150	颞叶、顶叶	困倦时出现	大脑皮质浅抑制的标志
δ	0.5～3	20～200	颞叶、顶叶	熟睡时出现	大脑皮质深抑制的标志

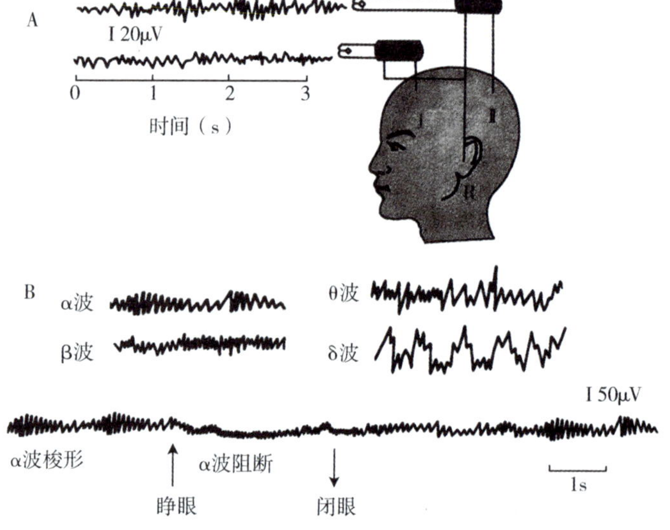

图10-20 正常脑电图的描记和基本波形

脑电图的波形随大脑皮质活动状态的不同而变化，当大脑皮质许多神经元的电活动趋于步调一致时，就出现高幅慢波（如α波），此现象称为同步化；反之，当皮质神经元的电活动不一致时，就出现低幅快波（如β波），称为去同步化。一般认为，脑电活动由同步化转变为去同步化时，表示皮质的兴奋活动增强；反之，由去同步化转变为同步化时，则表示皮质抑制过程的加深。

脑电图在临床上对某些颅脑疾患具有重要的诊断价值。如癫痫患者的脑电图可呈现棘波、尖波、棘慢综合波等。颅内占位性病变患者，即使在清醒状态下，也可引出δ波或θ波。

二、学习与记忆

学习和记忆是大脑的重要功能，是两个相互联系的神经活动过程。学习是指人和动物从环境获取新信息的过程；记忆则是指大脑将获取的信息进行编码、储存和提取的过程。学习是记忆的前提，记忆是学习的结果。

（一）学习的形式

学习主要有两种形式，即非联合型学习和联合型学习。前者是一种简单的学习形式，它不需要刺激与反应之间形成某种明确的关系。后者是指刺激和反应之间存在明确的关系，它是两个事件重复发生，在时间上很靠近，最后在脑内逐渐形成关联。人类绝大多数学习是联合型学习，经典条件反射和操作式条件反射均属此种类型的学习。

（二）记忆的过程

根据信息贮存的长短，记忆可分为短时记忆和长时记忆。人类的记忆过程可分为感觉性记忆、第一级记忆、第二级记忆和第三级记忆四个连续阶段。前两个阶段相当于短时记忆，后两个阶段相当于长时记忆。感觉性记忆是感觉系统获得信息后首先在大脑感觉区贮存的阶段，其性质粗糙，贮存时间不超过1秒钟。若经分析处理，将那些不连续的、先后到达的信息整合成新的连续印象，即可转入第一级记忆。信息在第一级记忆中贮存的时间也只有几秒钟，大多仅有即时应用的意义。如果反复学习运用，信息可在第一级记忆中循环，延长了信息在第一级记忆中停留的时间，从而转入第二级记忆之中，记忆持续时间可达数分钟乃至数年不等。第二级记忆的有些记忆痕迹，如自己的姓名和每天都在进行的手艺等，由于长年累月应用，不会遗忘，这类记忆属于第三级记忆。它是一种牢固的记忆，常可保持终生。显然，上述各类记忆之间是相互联系的。其中，短时记忆是学习与形成长时记忆的基础。

临床链接

记忆障碍

临床上将疾病情况下发生的遗忘，即部分或完全丧失回忆和再认识的能力，称为记忆障碍。它可分为顺行性与逆行性遗忘症。顺行性遗忘症主要表现为近期记忆障碍，不能保留新近获得的信息，但对发病前的记忆依然存在。本症多见于慢性乙醇中毒的患者。其机理可能是第一级记忆发生障碍，不能将信息从第一级记忆转入第二级记忆所造成的。逆行性遗忘症主要表现为远期记忆障碍，即在正常脑功能发生障碍之前的一段时间内的记忆均被遗忘，不能回忆起发病以前的一切往事。本症多见于脑震荡的患者，其发生机制可能是由于第二级记忆发生紊乱，而第三级记忆不受影响所致。

三、反射

巴甫洛夫把反射分为非条件反射和条件反射两类。非条件反射是人和动物在长期的种系发展中先天形成并遗传于后代的反射，是一种比较低级的神经活动，由大脑皮层以下的神经中枢（如脑干、脊髓）参与即可完成。而条件反射是人出生以后在生活过程中逐渐形成的后天性反射，是在非条件反射的基础上，经过一定的过程，在大脑皮层参与下完成的一种高级神经活动。

（一）条件反射

最经典的条件反射是巴甫洛夫发现食物引起唾液分泌的条件反射。实验中，给狗进食会引起唾液分泌，这是非条件反射，食物是非条件刺激。给狗听铃声不会引起唾液分泌，铃声与唾液分泌无关，称为无关刺激。但是，如在每次给狗进食之前，先给听铃声，这样经多次结合后，当铃声一出现，狗就有唾液分泌。这时，铃声已成为进食（非条件刺激）的信号，称为信号刺激或条件刺激。由条件刺激（铃声）的单独出现所引起的唾液分泌，称为食物唾液分泌条件反射。可见，条件反射是后天获得的。形成条件反射的基本条件是非条件刺激与无关刺激在时间上的多次结合，这个过程称为强化。任何无关刺激与非条件刺激多次结合后，当无关刺激转化为条件刺激时，条件反射即可形成。

条件反射建立以后，如果多次只给予条件刺激，而不用非条件刺激强化，则条件反射就会逐渐减弱，最后完全消失，这种现象称为条件反射的消退。因此，条件反射建立以后需要不断强化才能巩固。此外，在条件反射建立以后，如给予和条件刺激相近似的刺激，也同样获得条件反射的效果，这种现象称为条件反射的泛化。如果以后只对原来的条件刺激给予强化，而对近似的刺激不予强化，经多次重复后，与它近似的刺激也不再引起条件反射，这种现象称为条件反射的分化。分化的形成是由于近似刺激得不到强化，使大脑皮层产生了抑制过程。

（二）条件反射的特点

引起条件反射的刺激信号可分为两类：一类是现实具体的信号，如灯光、铃声、食物的形状和气味等，称为第一信号；另一类是抽象的信号，如语言和文字，称为第二信号。能对第一信号发生反应的大脑皮质功能系统，称为第一信号系统，这是人类和动物所共有的；能对第二信号发生反应的大脑皮质功能系统，称为第二信号系统，这是人类所特有的，也是人类区别于动物的本质特征。人类由于有第二信号系统活动，就能借助于语言与文字对一切事物进行抽象概括，表达思维活动，形成推理，总结经验，从而扩大人类的认识能力。良好的语言文字对人的心理、生理有积极的影响，因此，在临床治疗和护理中要重视语言文字对患者的作用。

四、大脑皮质的语言中枢

语言是人类相互交流思想和信息的主要手段，语言的形成是通过人脑学习、思维活动的过程和结果。在人的大脑皮质中存在着与语言形成、书写和表达功能有关的语言中枢（图10-21）。如果这些区域受损，会导致各种语言功能障碍。

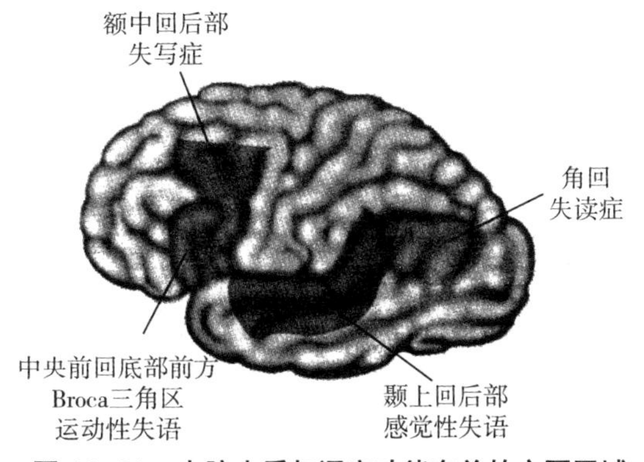

图 10-21 大脑皮质与语言功能有关的主要区域

两侧大脑的功能是不均等的，往往表现为一侧占优势。左侧大脑半球语言功能占优势，是语言活动功能的优势半球；而右侧半球在非语言性的认知功能上占优势，如空间的辨认、深度知觉、触觉认识、音乐与美术欣赏及情感活动等。在左侧中央前回底部前方的Broca区是语言运动区（说话中枢），如该区受损会引起运动性失语症，患者能书写和看懂文字，听懂别人说的话，其发音器官也正常，但自己却不会说话，不能用语言进行口头表达。如损伤颞上回后部的语言听觉区（听话中枢），会产生感觉性失语症，这类患者能讲话、书写、看懂文字，也能听见别人的发音，但听不懂说话的含义，常答非所问。若角回部位的语言视觉区（阅读中枢）受损，会导致失读症，患者的视觉正常，其他的语言功能也健全，但无法看懂文字的含义。损伤额中回后部的语言视觉区（书写中枢），会出现失写症，患者能听懂别人说话、看懂文字、自己也会说话、手部肌肉也能活动，但丧失了写字与绘画的能力。

五、觉醒与睡眠

觉醒与睡眠是两个必要的生理过程，它们随昼夜节律发生周期性的转化。机体在觉醒时，能以适当的行动来应答环境的各种变化，从事各种体力与脑力活动。睡眠可保护脑细胞，促进精神和体力的恢复。成年人一般每天需睡眠7～9小时，儿童需要睡眠的时间为10～12小时，而老年人需5～7小时。如果睡眠障碍，常导致中枢系统功能活动的失常，特别是引起大脑皮质活动与内脏功能活动的紊乱。

（一）觉醒

脑干网状结构上行激活系统的活动对大脑皮质具有唤醒的作用。因此，觉醒状态主要靠脑干网状结构上行激活系统的活动来维持。

觉醒状态包括脑电觉醒与行为觉醒两种状态。脑电觉醒是指脑电波形由睡眠时的同步化慢波变为觉醒时的去同步化快波，而行为上不一定出现觉醒状态；行为觉醒是指觉醒时的各种行为表现。这两种觉醒状态的维持是由不同的中枢递质所介导的。目前认为，脑电觉醒状态可能与网状结构上行激活系统的乙酰胆碱递质系统功能，以及蓝斑上部去甲肾上腺递质系统的功能有关。行为觉醒状态的维持，可能是中脑多巴胺递质系统的功能。

（二）睡眠

人类睡眠包括慢波睡眠与快波睡眠两种时相，它们的生理功能表现不同，特别是脑电图的变化不同。

1. 慢波睡眠 是人们熟知的睡眠状态，其脑电图呈现同步化慢波的时相，称为慢波睡眠或同步化睡眠。在此时相中，人体的生理功能发生一系列变化。表现为意识暂时丧失，视、听、嗅、触等感觉功能减退，骨骼肌反射运动和肌紧张减弱；并伴有一些自主神经功能的改变，如血压下降、心率减慢、瞳孔缩小、体温下降、呼吸减慢、胃液分泌增多等交感活动水平降低，而副交感活动相对增强的现象。此外，进入慢波睡眠后生长激素的分泌较觉醒状态明显增多，因此，慢波睡眠对促进生长、消除疲劳、促进体力恢复有重要意义。

2. 快波睡眠 脑电波呈现去同步化快波，称为快波睡眠或去同步化睡眠，也可称为异相睡眠。在此期间，各种感觉功能进一步减退，唤醒阈提高；交感活动进一步降低；骨骼肌反射活动和肌紧张进一步减弱。在快波睡眠期间还可出现快速的眼球转动（50～60次/分），所以又称为快速眼动睡眠。快速眼动常伴有心率加快、血压上升、呼吸加快等生理活动的改变，这可促使慢性疾病恶化或某些潜伏疾病的突然发作，如心绞痛、脑出血、哮喘、阻塞性肺气肿、缺氧等的发作。但在快波睡眠期间脑组织的蛋白质合成率最高，因此认为，快波睡眠对幼儿神经系统的发育、成熟，以及对成年人建立新的突触联系、促进学习记忆的活动、恢复精力有重要意义。

慢波睡眠与快波睡眠相互交替出现。成年人在正常睡眠期间，首先进入慢波睡眠，持续80～120分钟后转入快波睡眠，后者持续20～30分钟后，再转入慢波睡眠，以后又转入快波睡眠，如此反复进行。在整个睡眠过程中，其反复转化4～5次。在正常情况下，慢波睡眠与快波睡眠均可直接转入觉醒状态，但觉醒状态不能直接进入快波睡眠。观察发现，如果在快波睡眠期间将被试者唤醒，他往往讲述正在做梦，但在慢波睡眠期间被唤醒则较少。因此认为，做梦是快波睡眠的特征之一。

思考题

1. 简述突触传递的过程及特点。
2. 简述交感神经与副交感神经的功能特点。

课后习题

思维导图

拓展阅读

第十一章 内分泌

PPT

学习目标

1. 掌握：激素的概念；生长激素、甲状腺激素、糖皮质激素、胰岛素的生理作用和分泌调节。

2. 熟悉：激素作用的一般特征；下丘脑和垂体之间的功能联系；甲状旁腺激素、肾上腺髓质激素、胰高血糖素的生理作用。

3. 了解：激素的分类和作用机制；降钙素和维生素D_3的生理作用及分泌调节。

4. 能运用知识正确分析糖尿病、甲亢及库欣综合征患者临床症状的产生机制及临床常用药物的药理机制。

5. 培养学生艰苦奋斗、团结协作、自强不息的科学研究精神。

内分泌是指由内分泌腺或内分泌细胞分泌的活性物质，直接进入血液或其他体液发挥生理功能调节作用的一种分泌形式。人体的内分泌腺主要有垂体、甲状腺、甲状旁腺、肾上腺和松果体等。内分泌细胞是指散在分布于组织器官中具有内分泌功能的细胞，如消化道黏膜、心、肺、肾、下丘脑、胎盘等器官和组织中的某些细胞。内分泌腺和内分泌细胞共同组成机体的内分泌系统。

内分泌系统是人体重要的调节系统，通过分泌激素对机体的新陈代谢、生长发育、生殖、内环境稳态等发挥重要的调节作用。在对人体功能调节过程中，内分泌系统与神经系统密切联系、相互配合，共同维持各器官系统功能活动的正常进行，使机体更好地适应内外环境的变化。

第一节 概 述

一、激素的概念及分类

由内分泌腺或内分泌细胞分泌的，能在细胞间进行信息传递的高效能生物活性物质称为激素。激素来源复杂，种类繁多，分类多样。现按其化学性质分为以下几类。

（一）蛋白质和肽类激素

下丘脑、垂体、甲状旁腺、胰岛、胃肠道等部位分泌的激素大多属于此类。该类激素由3个氨基酸到小分子蛋白质组成，其水溶性强，在血液中主要以游离形式存在和运输。蛋白质和肽类激素主要通过与靶细胞膜受体结合，启动细胞内信号转导系统，引起靶细胞产生生物学效应。

（二）胺类激素

该类激素多为氨基酸衍生物。肾上腺素、去甲肾上腺素等儿茶酚胺类激素的前体是酪氨酸，甲状腺激素为含碘酪氨酸缩合物，褪黑激素以色氨酸为原料合成。儿茶酚胺类激素水溶性强，主要以游离形式在血液中运输，并在膜受体介导下发挥作用。甲状腺激素直接与细胞核受体结合产生作用。

（三）脂类激素

该类激素主要以脂质为原料合成，包括类固醇激素和脂肪酸衍生物激素。由肾上腺皮质和性腺分泌的激素均为类固醇激素，如皮质醇、醛固酮、雌激素、孕激素和雄激素等。另外，胆固醇的衍生物1,25-二羟维生素D_3也被看作类固醇激素。类固醇激素不容易被消化液破坏，可以口服。前列腺素、血栓烷素类和白三烯类等视为脂肪酸衍生物激素，该类激素可作为信使广泛参与细胞活动的调节。

二、激素传递信息的方式

激素以体液为媒介，作为“信使”对细胞、组织和器官发挥调节作用，接受激素作用的细胞、组织和器官分别称为靶细胞、靶组织和靶器官。大多数激素经血液运输至远处部位而发挥作用，这种方式称为远距分泌（图11-1），如垂体、甲状腺、肾上腺等分泌激素的方式。有些激素分泌后不经血液运输，仅由组织液扩散而作用于邻近的靶细胞，这种方式称为旁分泌，如胃黏膜D细胞分泌生长抑素。另外，下丘脑许多神经细胞也具有内分泌功能，其分泌的激素称为神经激素，神经激素产生后由轴浆运输至末梢而释放，这种方式称为神经内分泌。体内还有些内分泌细胞所分泌的激素在局部扩散后，返回作用于自身而发挥反馈作用，这种分泌方式称为自分泌。

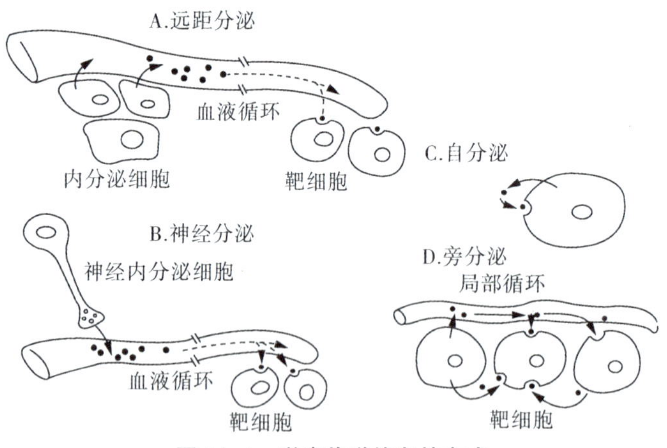

图11-1 激素传递信息的方式

三、激素作用的一般特征

尽管激素种类繁多、作用复杂，但其作用具有以下共同特征。

（一）信息传递作用

激素本身不直接参与细胞的物质和能量代谢过程，它只作为信息传递者，以化学方式将调节信息传递给靶细胞，使靶细胞原有的生理、生化过程增强或减弱。在整个调节过程中，激素仅起着“信使”作用，既不添加新成分、也不会为细胞活动提供额外能量，在完成信息传递后激素即被分解失活。

（二）作用的特异性

激素分泌后，并不是广泛地作用于全身所有的组织器官，而是选择性地作用于靶器官、靶组织和靶细胞。有些激素可选择性地作用于某一内分泌腺，调节该内分泌腺的内分泌活动，则该内分泌腺称为激素的靶腺。激素作用的靶细胞上必须存在可与该激素进行特异性结合的受体，激素作用的特异性取决于这些特异性受体的分布范围。

（三）高效能生物放大作用

生理状态下激素在血液中浓度极低，一般在纳摩尔（nmol/L），甚至皮摩尔（pmol/L）水平，但却作用巨大。这是由于激素与受体结合后，在细胞内发生一系列酶促放大作用，逐级放大，形成一个效能极高的生物放大系统。如0.1 μg的促肾上腺皮质激素释放激素（CRH）可使腺垂体分泌1 μg的促肾上腺皮质激素（ACTH），促肾上腺皮质激素再引起肾上腺皮质分泌40 μg的糖皮质激素，最终可产生约6000 μg糖原储备的细胞效应。

（四）激素间的相互作用

当两种或者多种激素共同参与某一功能活动的调节时，激素与激素之间的作用相互影响，可以表现为多种相互作用形式，以维持某种功能活动的相对稳定或使之适应机体的需要。如果激素间的作用相互一致，则称为协同作用，如肾上腺素、糖皮质激素，以及胰高血糖素均能升高血糖；如果激素间的作用相反，则称为拮抗作用，如糖皮质激素能升高血糖，而胰岛素则降低血糖。激素间还有一种特殊的作用形式就是允许作用，即有的激素本身并不能直接对某一组织或器官发挥调节作用，然而它的存在却是另外一种激素作用于该组织或器官的必要条件，或者可使另外一种激素的作用明显增强。例如，糖皮质激素本身对血管平滑肌并无收缩作用，但是如果有糖皮质激素的存在，儿茶酚胺能更好地发挥对血管平滑肌的收缩作用。

四、激素作用的机制

激素与靶细胞上的受体结合后把信息传递到细胞内，经过一系列复杂的反应过程，最终产生生物效应。激素产生调节作用的实质是受体介导的细胞信号转导机制，大体包括三个基本环节：激素受体的结合、激素-受体引起的信号转导和转导信号引起的靶细胞生物效应。激素化学性质不同，其作用机制也不同。

（一）膜受体介导的激素作用机制

膜受体是一类跨膜蛋白质分子，主要有G蛋白耦联受体、酪氨酸激酶受体、酪氨酸激酶结合型受体和鸟苷酸环化酶受体等。绝大部分蛋白质和肽类激素、胺类激素（甲状腺激素除外）通过膜受体介导，通过细胞内不同的信号通路产生效应。膜受体介导的激素作用机制是基于Sutherland提出的“第二信使学说”，认为携带调节信息的激素作为第一信使，与细胞膜上特异性受体结合后激活细胞内的腺苷酸环化酶，促使ATP转变为环磷酸腺苷（cAMP），cAMP作为第二信使再激活蛋白激酶A（PKA），进而催化靶细胞内各种底物蛋白的磷酸化反应，从而引起靶细胞的各种生物学效应。cAMP发挥作用后，即被细胞内磷酸二酯酶降解为5'-AMP而失活（图11-2）。

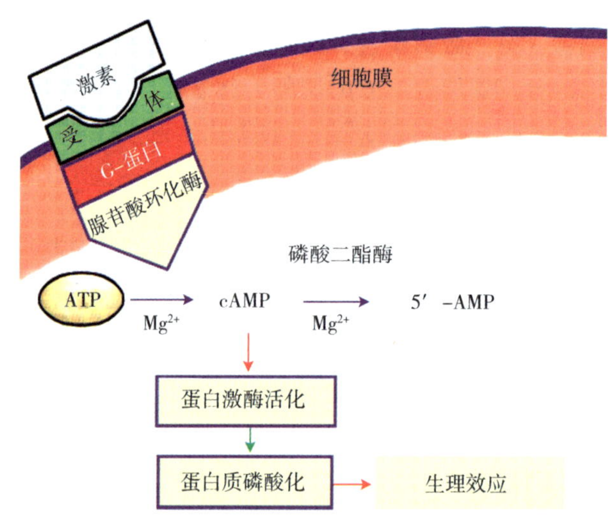

图 11-2 膜受体介导的激素作用机制示意图

第二信使除了cAMP外，还有环磷酸鸟苷（cGMP）、三磷酸肌醇（IP_3）、二酰甘油（DG）、Ca^{2+}及前列腺素（PG）等。在第二信使学说中，激素与受体相互识别、相互诱导，进而改变自身的构型以相互适应并结合。受体的数量及受体与激素的亲和力可随体内激素水平的变化而变化。当某一激素与受体结合时，该受体或其他受体的数量增加或亲和力增强称为上调，该受体或其他受体的数量减少或亲和力降低称为下调。例如，糖皮质激素能使血管平滑肌细胞上的受体数量增加，与儿茶酚胺的亲和力增强；而长期大量使用胰岛素，淋巴细胞膜上的胰岛素受体数量减少，亲和力降低。

（二）胞内受体介导的激素作用机制

细胞内受体分为胞质受体与核受体。胞质受体是存在于靶细胞浆中的特殊可溶性蛋白质，使激素由细胞质转移至核内发挥作用。核受体是存在于核内能与相应激素结合，并对转录过程起调节作用的蛋白质。它是一条多肽链，分为激素结合结构域、DNA结合结构域和转录激活结构域。类固醇激素分子量小，呈脂溶性，能透过细胞膜进入细胞，其中糖皮质激素受体主要位于细胞质；性激素受体分布于细胞质及核内；甲状腺激素与维生素D_3受体定位于核内。其基本过程：激素进入细胞，在细胞质内与受体结合形成激素-受体复合物，受体蛋白发生构型改变，将激素转移到核内；然后，

激素与核内受体结合形成激素-核受体复合物后，附着于DNA上，加强基因转录，促进新的mRNA和蛋白质表达，引起细胞产生相应的生物学效应（图11-3）。

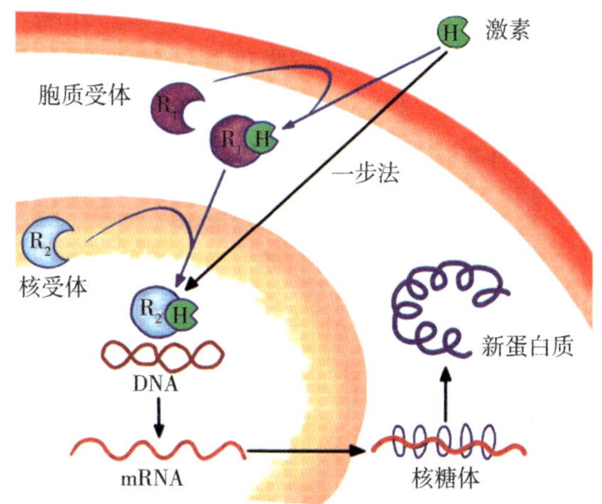

图11-3 膜内受体介导的激素作用机制示意图

机体内激素的作用机制十分复杂，并不是绝对的。例如，甲状腺激素虽属胺类激素，却可以进入细胞内，通过细胞核内调节基因表达发挥作用。某些类固醇激素也可作用于细胞膜上的受体，通过信号转导，调节细胞的生理功能。

第二节 下丘脑与垂体的内分泌

下丘脑与垂体在结构和功能上密切联系，把神经调节与体液调节整合起来，对全身激素的分泌和代谢过程发挥调控作用。垂体可分为腺垂体和神经垂体两部分。腺垂体主要由腺细胞组成，可调节体内许多内分泌腺体的功能活动。神经垂体属于神经组织。根据下丘脑和垂体结构和功能联系的特征，将其分为下丘脑-垂体门脉系统和下丘脑 神经垂体系统（图11-4）。

一、下丘脑的内分泌功能

下丘脑中许多核团的神经元兼有内分泌功能，能合成分泌多种激素，影响和调节垂体的功能。下丘脑视上核和室旁核的大细胞肽能神经元可合成血管升压素和缩宫素（OXT），经下丘脑-垂体束的轴浆运输到神经垂体并储存，当机体需要时由此释放入血液，构成下丘脑-神经垂体

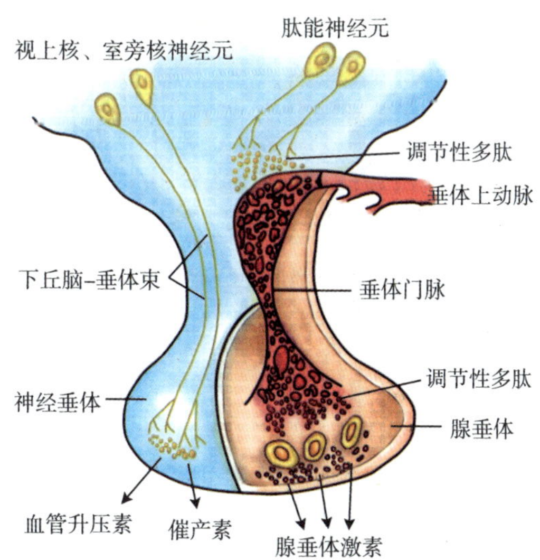

图11-4 下丘脑与垂体的功能联系示意图

系统。

下丘脑内侧基底部促垂体区的小细胞肽能神经元能分泌9种下丘脑调节肽（表11-1），经垂体门脉系统运送到腺垂体，调节腺垂体激素的合成和分泌，构成下丘脑-垂体门脉系统。下丘脑调节肽的分泌，一方面受高级神经中枢的控制，另一方面又受靶腺激素的反馈调节。除下丘脑促垂体区能产生下丘脑调节肽外，中枢神经系统的其他部位，甚至外周组织中也能产生多种神经肽类激素。

表11-1　下丘脑调节性多肽的种类和主要作用

种类	缩写	主要作用
促甲状腺激素释放激素	TRH	促进促甲状腺激素的分泌
促肾上腺皮质激素释放激素	CRH	促进促肾上腺皮质激素的分泌
促性腺激素释放激素	GnRH	促进黄体生成素、卵泡刺激素的分泌
催乳素释放因子	PRF	促进催乳素的分泌
催乳素释放抑制因子	PIF	抑制催乳素的分泌
生长激素释放激素	GHRH	促进生长激素的分泌
生长激素释放抑制激素（又称生长抑素）	GHIH	抑制生长激素的分泌
促黑激素释放因子	MRF	促进促黑激素的分泌
促黑激素释放抑制因子	MIF	抑制促黑激素的分泌

二、腺垂体激素

腺垂体是体内最重要的内分泌腺之一。它可分泌7种激素：促甲状腺激素（TSH）、促肾上腺皮质激素（ACTH）、卵泡刺激素（FSH）、黄体生成素（LH）、生长激素（GH）、催乳素（PRL）、促黑激素（MSH）。其中前4种激素均有各自的靶腺，分别形成下丘脑-腺垂体-甲状腺轴、下丘脑-腺垂体-肾上腺皮质轴和下丘脑-腺垂体-性腺轴。腺垂体分泌的激素可以促进靶腺生长发育和增强其分泌功能，故称之为“促激素”。下丘脑-腺垂体-靶腺轴（图11-5）在内分泌疾病的诊断治疗中非常重要，因为病症可能表现在靶腺机能失调，而病因有时却在腺垂体或下丘脑。

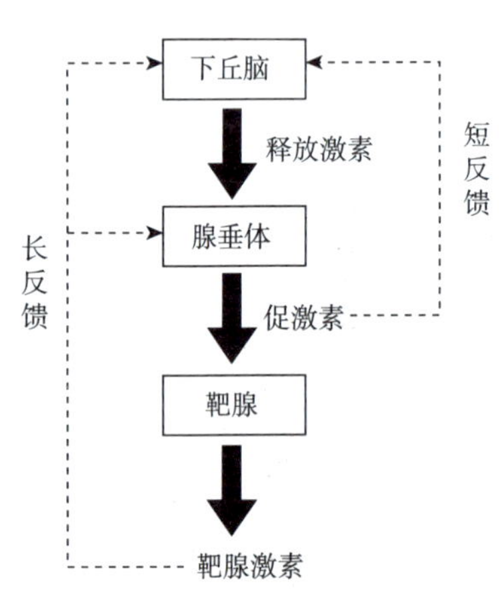

图11-5　激素分泌的反馈调节示意图

（一）生长激素

生长激素（GH）是体内分泌量最多的激素。成年男性血清生长激素浓度为1～5 μg/L，成年女性可达10 μg/L。生长激素有明显的种属特异性，只有人和猴的生长激素可互为通用。

1.生长激素的生理作用

（1）促进生长发育　机体的生长发育受到多种因素影响，而生长激素是起关键作用的调节激素。生长激素可作用于全身各组织、器官，特别对骨骼、肌肉和内脏器官的生长发育尤为显著。人幼年时期如果缺乏生长激素，则生长发育停滞，成年后身材矮小，但智力正常，称为侏儒症；如果幼年及青春发育时期生长激素分泌过多，则成年后身材异常高大，称为巨人症；若成年后生长激素分泌过多，由于成年人骨骺已闭合，长骨不再生长，生长激素刺激肢端短骨、颜面骨及其软组织增生，导致手足粗大、鼻大、唇厚和下颌突出，以及内脏如肝、肾等增大，称为肢端肥大症。

生长激素的促生长作用主要是通过其诱导靶细胞产生胰岛素样生长因子（IGF）实现的。机体的大多数组织可以产生胰岛素样生长因子，它的主要作用是促进钙、磷、钠、钾、硫等多种元素及氨基酸进入软骨组织，加速DNA和RNA的翻译和转录，使蛋白质合成增加，从而促进软骨组织增殖和骨化，使长骨生长。另外，它还能刺激多种组织细胞有丝分裂，促进细胞的增殖。

（2）对代谢的影响　生长激素对代谢的作用主要是促进蛋白质合成、促进脂肪分解和升高血糖。生长激素通过促进氨基酸进入细胞，加速蛋白质的合成；通过促进脂肪分解，加速脂肪酸的氧化；抑制外周组织对葡萄糖的摄取和利用，减少葡萄糖的消耗而升高血糖水平。生长激素分泌过多时，可因血糖升高而引起糖尿，称为垂体性糖尿。

2.生长激素分泌的调节

（1）下丘脑对生长激素分泌的调节　腺垂体分泌生长激素受下丘脑生长激素释放激素和生长抑素的双重调控。生长激素释放激素促进腺垂体生长激素的分泌，而生长抑素则抑制其分泌，二者相互配合，共同调节生长激素的分泌。

（2）反馈调节　血中生长激素含量可对下丘脑和腺垂体产生负反馈调节作用。血中生长激素水平降低时，可反馈性引起下丘脑分泌生长激素释放激素增多，同时胰岛素样生长因子对生长激素的分泌也有负反馈调节作用。

（3）其他调节因素

1）睡眠　人在觉醒状态生长激素分泌较少，进入慢波睡眠后，生长激素分泌明显增加，转入快波睡眠后，生长激素分泌又减少。

2）代谢因素　在能量供应缺乏时，如低血糖、运动、饥饿及应激刺激，都可引起生长激素分泌增多，其中以低血糖对生长激素分泌的刺激作用最强，血中氨基酸与脂肪酸增多也可引起生长激素分泌增加。

3）某些激素　例如，甲状腺激素、雌激素与睾酮等均能促进生长激素分泌。在青春期，由于血中雌激素或睾酮浓度增高可显著增加生长激素的分泌。

（二）催乳素

催乳素（PRL）因最初发现其主要功能是刺激乳腺泌乳而命名，催乳素及其受体在垂体外组织也有广泛分布。催乳素的化学结构与生长激素相似，故催乳素有较弱的促生长作用。

1.催乳素的生理作用

（1）对乳腺的作用　催乳素可促进乳腺发育，发动并维持泌乳。在女性青春期乳腺的发育中，雌激素起着主要作用，孕激素、生长激素、糖皮质激素、胰岛素、甲状腺激素及催乳素等起协同作用。在妊娠期，催乳素、雌激素和孕激素分泌增多，使乳腺进一步发育，并具有泌乳能力，但高浓度的雌激素和孕激素抑制了催乳素的泌乳作用，因而妊娠期妇女虽具有泌乳能力但并不泌乳。分娩后，血中雌激素和孕激素水平大大降低，催乳素才发挥始动和维持泌乳的作用。

（2）对性腺的作用　在哺乳动物中，催乳素与黄体生成素相互配合，促进黄体的形成并维持孕激素的分泌。催乳素可刺激黄体生成素受体的生成，促进排卵和黄体生成，促进孕激素与雌激素的分泌。实验表明：小剂量催乳素对卵巢雌激素、孕激素的合成有促进作用，但大剂量催乳素则有抑制作用。临床上患闭经泌乳综合征的妇女，表现为闭经、溢乳和不孕，就是因为高催乳素血症，导致溢乳现象，并抑制雌激素和孕激素的分泌，导致患者出现闭经、无排卵及不孕。在男性，催乳素可促进前列腺及精囊的生长，还可提高间质细胞对黄体生成素的敏感性，使睾酮合成增加，促进性成熟。

（3）在应激反应中的作用　应激状态下，血中催乳素与促肾上腺皮质激素和生长激素的浓度同时增加，共同参与应激反应。

2.催乳素分泌的调节　催乳素的分泌受下丘脑催乳素释放因子与催乳素释放抑制因子的双重调节，前者促进腺垂体分泌催乳素，后者抑制其分泌。在哺乳期，婴儿吸吮母亲乳头时，可反射性引起催乳素分泌增多。

（三）促黑激素

人类促黑激素（MSH）属多肽类激素，主要作用于黑素细胞，使细胞内的酪氨酸转化为黑色素。人的黑素细胞分布于皮肤、毛发、眼球虹膜及视网膜色素层等处，促黑激素使皮肤和毛发颜色加深，其分泌受下丘脑分泌的促黑激素释放因子和促黑激素释放抑制因子的双重调节。

三、神经垂体激素

神经垂体没有腺细胞，不能合成激素。神经垂体释放的激素包括血管升压素（VP）和缩宫素（OXT），二者化学结构相似，均为九肽，因此二者在生理作用上有一定的交叉。

（一）血管升压素

生理剂量的血管升压素主要是促进肾远曲小管和集合管对水的重吸收，使尿量减少，即抗利尿作用，故血管升压素又称为抗利尿激素（详见第八章）。通常情况下，体内血管升压素浓度很低，几乎没有缩血管升压作用，但在机体脱水或失血情况下，血管升压素分泌明显增加，对维持血压有一定作用。当应用大剂量血管升压素时，可引起全身小动脉（包括冠状动脉和肺内小动脉）收缩，血压升高，但临床上通常并不作为升压应用，而常用于治疗肺和食管出血。

（二）缩宫素

1.缩宫素的生理作用

（1）对乳腺的作用　缩宫素（又称催产素）可引起乳腺导管周围的肌上皮细胞收

缩，使已经具有泌乳功能的乳腺排乳。当婴儿吸吮乳头时，其传入冲动传导到下丘脑，可兴奋合成缩宫素的神经元，反射性引起缩宫素的分泌，使乳汁排出，这是一个典型的神经内分泌反射，称为射乳反射。

（2）对子宫的作用　缩宫素能促进子宫平滑肌收缩，但与子宫的功能状态有关，妊娠子宫对缩宫素敏感，而未孕子宫对缩宫素不敏感。在分娩过程中，胎儿刺激子宫颈可反射性地引起缩宫素释放，形成正反馈调节机制，促进子宫进一步收缩。临床上缩宫素主要用于诱导分娩（催产）及减少产后出血。

2.缩宫素的分泌调节

（1）射乳反射　婴儿吸吮乳头的感觉信息沿传入神经传至下丘脑，可反射性地引起缩宫素分泌增加，使乳腺腺泡周围肌上皮样细胞收缩，腺泡内压力升高，促进排乳。

（2）催产反射　在临产或分娩时，子宫颈和阴道受到机械刺激可反射性地引起催产素释放，有助于子宫的进一步收缩，起到催产的作用。

案例解析

第三节　甲状腺的内分泌

案例 11-1

患者，女性，46岁，半年前无明显诱因出现心悸、怕热多汗、乏力、消瘦、眼胀等症状。入院后查体：T 36℃，P 98次/分，R 19次/分，BP 140/90mmHg。双眼突出，眼睑浮肿，颈静脉怒张，甲状腺Ⅰ度肿大，血管杂音（+），双手震颤（+）。甲状腺功能检查：T_3：7.09pmol/L（参考值3.19～9.15pmol/L），T_4：14.89pmol/L，TSH：0.01IU/ml。

分析：试用甲状腺激素的生理作用分析患者出现上述症状的原因。

甲状腺是人体最大的内分泌腺，其内含有大量大小不等的滤泡。滤泡腔内充满由滤泡上皮细胞分泌的胶质，其主要成分为甲状腺球蛋白，是甲状腺激素的储存库。在甲状腺滤泡上皮细胞间和滤泡间结缔组织内含少量滤泡旁细胞，又称C细胞，合成并分泌降钙素。

一、甲状腺激素的合成与代谢

甲状腺激素为酪氨酸碘化物，主要包括甲状腺素，又称四碘甲腺原氨酸（T_4）和三碘甲腺原氨酸（T_3）。它们作用相同，但T_3的活性比T_4高4～5倍。

合成甲状腺激素的主要原料是甲状腺球蛋白和碘。甲状腺球蛋白是一种大分子的糖蛋白，碘化合成T_4或T_3。血中碘主要来自食物，正常成人每天从饮食中摄取碘100～200μg，仅约有1/3～1/5进入甲状腺，其他由肾脏快速排泄。甲状腺含碘量为8000mg左右，占全身总碘量的90%。碘与临床甲状腺疾病密切相关。各种原因引起碘的缺乏，可导致单纯性甲状腺肿、克汀病、甲状腺结节、甲状腺肿瘤等；碘过剩可患甲状腺炎，诱发Graves病、淋巴细胞性甲状腺炎等疾病。

（一）甲状腺激素的合成

1.腺泡上皮细胞的聚碘 碘以I^-形式存在，正常浓度为250mg/L，而甲状腺内I^-浓度比血液高30倍。碘是被钠－碘转运体从血液逆电－化学梯度，经基底膜主动转运至甲状腺上皮细胞内的。在此过程中Na^+顺浓度梯度内流释放出的能量驱使I^-的转运，该能量是由钠－钾泵的激活而产生的。实验发现，用哇巴因抑制钠－钾泵的活性，能使甲状腺的聚碘能力降低。腺垂体分泌的TSH通过增强滤泡细胞碘泵的活性而加强碘的转运。

2.酪氨酸残基的碘化 由滤泡上皮细胞摄取的碘，迅速在滤泡上皮细胞顶端绒毛与滤泡腔交界处进行活化（图11－6）。碘经甲状腺过氧化物酶（TPO）氧化变成有机活化碘。活化碘取代甲状腺球蛋白分子中酪氨酸残基上的氢，合成一碘酪氨酸（MIT）和二碘酪氨酸（DIT）。丙硫氧嘧啶、甲巯咪唑等硫脲类药物，可抑制甲状腺过氧化物酶活性而抑制甲状腺激素的合成，临床上常用于治疗甲状腺功能亢进。

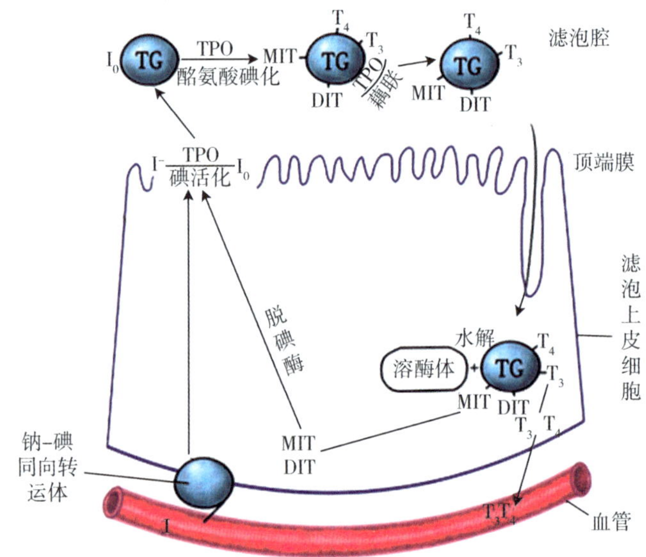

图11－6 甲状腺激素的合成与分泌示意图

3.碘化酪氨酸耦联 在甲状腺球蛋白分子中已经生成的MIT残基和DIT残基，分别耦联成T_4或T_3的过程称为碘化酪氨酸耦联。一个MIT与一个DIT耦联生成T_3，两个DIT相耦联生成T_4。

（二）甲状腺激素的贮存、释放、运输与代谢

甲状腺激素合成后，与甲状腺球蛋白分子结合，以胶质的形式贮存在滤泡腔中，贮存量相当大，大致可供人体利用2～3个月之久。甲状腺受到适宜刺激时，滤泡上皮细胞通过吞饮作用将滤泡腔内的甲状腺球蛋白吞入细胞内，与溶酶体融合形成吞噬体，在溶酶体蛋白酶的作用下，T_4与T_3从甲状腺球蛋白分子中水解下来，并迅速进入血液。

T_4与T_3释放进入血液后，99%以上与血浆蛋白结合，呈游离状态的少于1%，但只有游离型激素才能进入组织细胞发挥作用。结合型与游离型之间可以相互转换，使游离型激素在血液中保持一定浓度，T_3主要以游离型存在。临床上可通过测定血液中T_4与T_3的含量了解甲状腺的功能。

血浆中T_4的半衰期为6~7天，T_3的半衰期不足1天。大约15%的T_3、T_4在肝脏降解，经胆汁排出。肾也能降解少量的T_3与T_4，随尿排出。80%的T_4在外周组织中脱碘酶的作用下脱碘，其中55%生成T_3，这个过程称为活化脱碘。活化脱碘是血液中T_3的主要来源，所脱下的碘可由甲状腺再摄取利用。

二、甲状腺激素的生理作用

甲状腺激素在体内的作用十分广泛，主要与核受体结合发挥生理效应，但同时也能与核糖体、线粒体及细胞膜上受体结合，影响多种基因的转录及转录后机制，促进组织细胞的物质与能量代谢和机体的生长发育。T_3与核内受体的亲和力比T_4高10倍。因此，90%的甲状腺受体是与T_3结合，T_4仅占10%。

（一）对代谢的影响

1.对能量代谢的影响 甲状腺激素可提高大多数组织的耗氧量，提高能量代谢水平，具有显著的产热效应，使基础代谢率增高。因此，甲状腺功能亢进的患者，因产热量增多而喜凉怕热、多汗，基础代谢率明显升高；甲状腺功能减退的患者，因产热量减少而喜热畏寒，基础代谢率降低。

2.对物质代谢的影响 甲状腺激素对三大营养物质的合成与分解均有影响。

（1）蛋白质代谢 生理剂量的甲状腺激素能促进蛋白质合成，有利于机体的生长发育。如果甲状腺激素分泌过多，则加速蛋白质分解，特别是骨和骨骼肌的蛋白质分解，导致血钙升高、骨质疏松、肌肉消瘦和肌无力。如果甲状腺激素分泌不足，则蛋白质合成障碍，组织间的黏蛋白增多，黏蛋白能结合大量的正离子和水，引起一种特殊的、指压不凹陷的水肿，称为黏液性水肿。

（2）糖代谢 甲状腺激素能促进小肠黏膜对葡萄糖的吸收，增强肝糖原分解，抑制肝糖原合成，并能增强肾上腺素、胰高血糖素、生长激素等激素的升血糖作用，使血糖升高；同时，也促进外周组织对葡萄糖的利用使血糖降低。由于甲状腺激素升高血糖的作用较强，因此，甲状腺功能亢进时常有血糖升高，甚至出现糖尿。

（3）脂肪代谢 甲状腺激素能促进脂肪酸氧化，加速胆固醇的降解，并增强儿茶酚胺和胰高血糖素对脂肪的分解作用。因此，甲状腺功能亢进患者，血中胆固醇含量低于正常水平。

（二）对生长发育的影响

甲状腺激素是维持机体正常生长发育所必需的激素之一，特别是对脑和骨的发育尤为重要。甲状腺激素能刺激骨化中心发育、软骨骨化，促进长骨与牙齿的生长，还能增强生长激素的促生长作用。甲状腺激素促进神经元轴突、树突的形成，促进髓鞘及胶质细胞的生长，对神经系统结构和功能的发生与发展尤为重要。胚胎期如果甲状腺激素合成不足，以及出生后甲状腺功能低下，都可以导致神经系统发育明显障碍、骨骼生长发育与成熟延迟，出现明显的智力低下和身材矮小等症状，称为克汀病（或呆小病）。因此，预防和治疗该病应从妊娠期开始，出生后最好在3～4个月内补足甲状腺激素。

（三）对神经系统的影响

甲状腺激素可提高中枢神经系统的兴奋性。因此，临床甲状腺功能亢进患者，因中枢神经系统过度兴奋，常表现为易激动、注意力不集中、烦躁焦虑、失眠多梦等；甲状腺功能减退的患者，常表现为记忆力减退、行动迟缓、表情淡漠和嗜睡等症状。

（四）其他作用

甲状腺激素能增强心肌收缩力、加快心率、增加心输出量，还可直接或间接地引起血管平滑肌舒张，使外周阻力降低。因此，甲状腺功能亢进患者的脉压常增大。此外，甲状腺激素还可促进胃肠道平滑肌收缩、促进眼球后结缔组织增生、影响生殖功能等。

三、甲状腺功能的调节

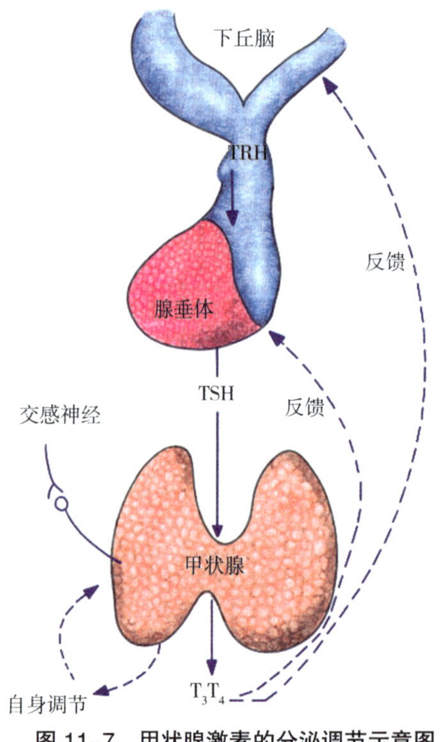

图 11–7　甲状腺激素的分泌调节示意图

——→ 促进作用　-----→ 抑制作用

（一）下丘脑–腺垂体–甲状腺轴的调节

1. 下丘脑–腺垂体–甲状腺轴的调节　下丘脑神经元释放TRH，经垂体门脉系统运至腺垂体后，直接促进腺垂体合成释放TSH。TSH促进甲状腺激素的合成、释放，并可促进甲状腺细胞增生，腺体增大。

下丘脑能合成释放TRH的神经元可以接受神经系统其他部位传来的信息，从而使下丘脑激素分泌增多，促进TSH的释放。此外，当机体受到应激刺激时，下丘脑可释放较多的生长抑素，抑制TRH的合成和释放，进而使TSH释放减少（图11–7）。

2. 甲状腺激素的反馈调节　血中T_3、T_4浓度的改变，对腺垂体TSH的分泌起着经常性反馈调节作用。当血中T_3、T_4浓度增高时，能使TSH合成与释放减少，同时降低腺垂体对TRH的反应性，最终使血中T_3、T_4浓度降至正常。

地方性甲状腺肿的发病机制是由于某些地

区饮水和食物中缺碘，体内T_3、T_4合成不足，血中T_3、T_4水平长期处于低水平，对腺垂体的负反馈作用减弱，导致TSH的分泌异常增加，从而使甲状腺组织增生肥大。

（二）自身调节

在不受神经及体液调节的影响下，甲状腺能根据血碘水平调节自身摄取碘及合成甲状腺素的能力，称甲状腺的自身调节，它是一个有限度的、缓慢的调节。当血碘增加时，甲状腺激素合成随之增加；但当血碘＞1mmol/L时，甲状腺摄碘能力开始下降；若血碘达10mmol/L时，甲状腺聚碘作用完全消失；当血碘高达正常的100倍时，甲状腺摄碘、酪氨酸碘化及胶质入胞等功能均下降，导致甲状腺激素合成分泌减少。这是因为高血碘抑制了甲状腺功能的所有环节，减少了甲状腺的血液供应，使甲状腺腺体缩小。因此，一般在甲状腺术前给患者服用碘剂，有利于减少手术出血，保证术中和术后的安全。过量碘引起的这种抗甲状腺作用称为碘阻滞效应。如果持续加大碘量，甲状腺可“脱逸”此效应，激素的合成再次增加。反之，当血碘不足时，甲状腺碘转运机制增强，使T_3与T_4合成和分泌增加。临床上可用大剂量碘产生的抗甲状腺效应处理甲状腺危象，以缓解病情。

（三）自主神经的影响

甲状腺滤泡接受交感神经和副交感神经的双重支配。交感神经兴奋可促进T_3、T_4的分泌；而副交感神经兴奋则抑制T_3、T_4的分泌。

第四节　肾上腺的内分泌

案例11-2

患者，女性，50岁，因腰部疼痛就诊。自述近来情绪不稳定，睡眠差，近1年来体重增加10kg，身体无力易受伤。入院查体：BP 170/100mmHg，头面部及躯干肥胖，肌肉萎缩，皮肤细薄有较多瘀斑，毛发过度生长，余无特殊。辅助检查：CT示右侧肾上腺区有肿物；血尿皮质醇升高，尿17-酮类固醇化合物、尿17-羟类固醇化合物增多；空腹血糖13.5mmol/L，白细胞计数21.6×10^9/L，中性粒细胞89%，淋巴细胞6%。临床初步诊断：肾上腺皮质腺瘤；皮质醇增多症。

分析：

1.试用糖皮质激素的生理作用分析患者出现上述症状的原因。

2.分析患者血糖升高的原因，其他激素水平将会怎样改变？

3.经确诊后患者行手术切除治疗，术后上述症状缓解，但感乏力、嗜睡、食欲缺乏，血压88/59mmHg，试问该患者目前出现何种情况，分析其原因？

肾上腺位于两侧肾脏的上方，包括中央部髓质和周围部皮质。肾上腺皮质和肾上腺髓质在组织发生、结构和功能上都完全不同，实际上是两个独立的内分泌腺。

一、肾上腺皮质激素

肾上腺皮质由外向内由三层不同的细胞形成球状带、束状带和网状带。胆固醇是合成肾上腺皮质激素的原料，主要来自血液，由于肾上腺皮质各层的酶系不同，因此合成的皮质激素也各不相同。球状带分泌盐皮质激素，以醛固酮为代表；束状带分泌糖皮质激素，以皮质醇为代表；网状带主要分泌性激素，如脱氢表雄酮和雄烯二酮等。

（一）糖皮质激素的作用

1.对物质代谢的影响

（1）对糖代谢的作用　糖皮质激素是体内调节糖代谢的重要激素之一，既可促进糖异生，增加肝糖原的贮存，又可降低外周组织对胰岛素的反应性，抑制肝外组织对糖的摄取和利用，发挥抗胰岛素作用，使血糖升高。因此，糖皮质激素分泌过多，或者应用此类激素药物过多，会出现血糖升高，甚至糖尿；反之，肾上腺皮质功能减退的患者，可出现低血糖。

（2）对蛋白质代谢的作用　糖皮质激素可促进肌肉蛋白分解，抑制蛋白质的合成。当糖皮质激素分泌过多时，会出现肌肉萎缩、骨质疏松、皮肤变薄，以及伤口愈合延迟等现象。

（3）对脂肪代谢的作用　糖皮质激素促进脂肪分解。当肾上腺皮质功能亢进或长期使用此类激素药物时，由于全身不同部位脂肪组织对糖皮质激素的敏感性不同，体内脂肪重新分布，以致出现“满月脸”“水牛背”、躯干部发胖，而四肢消瘦的“向心性肥胖”特殊体形。

（4）对水盐代谢的作用　糖皮质激素有较弱的保钠排钾作用。此外，其还能增加肾血浆流量使肾小球滤过率增加，有利于水的排出。肾上腺皮质功能减退的患者，排水能力明显降低，严重时可出现“水中毒”。

2.对血液、循环系统的影响　糖皮质激素可增强血管平滑肌对儿茶酚胺的敏感性（即允许作用），有利于提高血管的张力和维持血压。糖皮质激素还可降低毛细血管的通透性，减少血浆的滤出，有利于维持血容量。糖皮质激素可使红细胞、血小板和中性粒细胞数增多，而使淋巴细胞和嗜酸性粒细胞数减少。长期应用糖皮质激素可导致机体免疫功能下降，易发生感染。

3.对消化系统的影响　糖皮质激素能增加胃酸及胃蛋白酶原的分泌，并使胃黏膜的保护和修复功能减弱。因此，长期大量服用糖皮质激素或强烈的应激反应，可诱发或加剧消化性溃疡。

4.在应激反应中的作用　当机体受到各种有害刺激，如创伤、感染、缺氧、饥饿、手术、疼痛、寒冷及精神紧张等时，血中促肾上腺皮质激素浓度立即增加，导致血中糖皮质激素浓度升高，并产生一系列的非特异性全身反应，称为应激反应。在应激反应中，下丘脑-腺垂体-肾上腺皮质轴功能增强，以提高机体的生存能力和对应激刺激的耐受力，帮助机体渡过“难关”。

在应激反应中交感-肾上腺髓质系统的活动也增强，使血中儿茶酚胺含量增加。其他激素如生长激素、催乳素、胰高血糖素、血管升压素和醛固酮等的分泌也相应增加。这说明应激反应是以促肾上腺皮质激素和糖皮质激素分泌增加为主，多种激素参与的使机体抵抗力增强的非特异性反应。

5.对神经系统的影响　糖皮质激素可提高中枢神经系统的兴奋性。当肾上腺皮质功能亢进时，患者可表现为烦躁不安、失眠、注意力不集中等。

6.其他作用　糖皮质激素可促进胎儿肺泡表面活性物质的合成。此外，大剂量的糖皮质激素具有抗炎、抗过敏、抗毒和抗休克等药理作用，这是临床上广泛使用糖皮质激素治疗多种疾病的依据。

（二）糖皮质激素分泌的调节

糖皮质激素的分泌分为基础分泌和应激分泌两种情况，无论哪种情况下的分泌都是在下丘脑-腺垂体-肾上腺皮质轴调控下进行。血液中糖皮质激素水平又可反馈性调节腺垂体和下丘脑的功能。

1.下丘脑-腺垂体-肾上腺皮质轴的调节　促肾上腺皮质激素释放激素（CRH）是下丘脑分泌的肽类激素，通过垂体门脉系统运输到腺垂体，促进促肾上腺皮质激素（ACTH）的合成和分泌，进而引起肾上腺皮质合成、释放糖皮质激素增多。各种应激刺激通过多种途径最后汇集于下丘脑，促进促肾上腺皮质激素释放激素的分泌，引起下丘脑-腺垂体-肾上腺皮质轴功能增强而产生应激反应（图11-8）。

糖皮质激素的基础分泌呈现日节律波动，这是因为ACTH的分泌呈现日节律波动，即入睡后分泌逐渐减少，午夜最低，随后又逐渐增多，至觉醒前进入高峰，白天维持在低水平，入睡时再减少。ACTH分泌的日节律波动是由下丘脑CRH节律性释放所决定的。

2.反馈调节　当血中糖皮质激素水平升高时，可反馈性地抑制下丘脑和腺垂体，使CRH释放减少，ACTH合成和释放受到抑制。这种反馈路径较长，称为长反馈。ACTH也可反馈性抑制CRH的释放，这种反馈路径较短，称为短反馈。

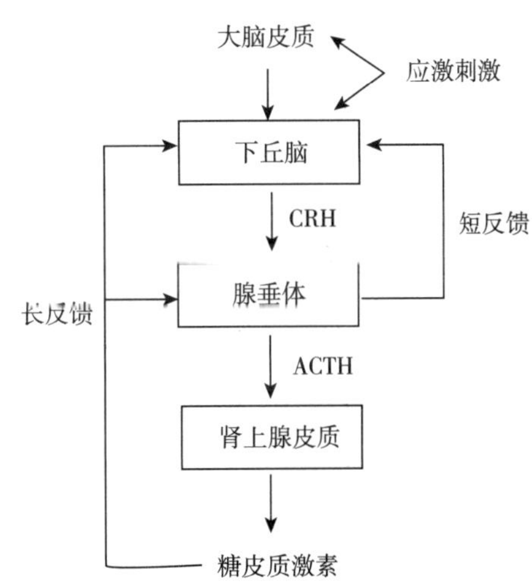

图11-8　糖皮质激素分泌的调节示意图

由于以上反馈抑制的存在，临床上长期大量应用糖皮质激素的患者，外源性糖皮质激素可通过负反馈抑制ACTH的合成与分泌，造成肾上腺皮质萎缩，分泌功能降低甚至停止。如果此时突然停药，患者可因肾上腺皮质功能低下而发生肾上腺皮质危象，甚至危及生命。所以针对这种患者，应采取逐步减量后停药或间断补充ACTH的方法，以防止肾上腺皮质萎缩。

二、肾上腺髓质激素

肾上腺髓质嗜铬细胞能以酪氨酸为原料合成去甲肾上腺素（NE）和肾上腺素（E），二者均为儿茶酚胺类化合物。去甲肾上腺素在嗜铬细胞内苯基乙醇胺-N-甲基转移酶（PN-MT）的作用下甲基化即为肾上腺素。正常情况下，髓质中去甲肾上腺素和肾上腺素的比例约为1∶4。

（一）肾上腺髓质激素的作用

去甲肾上腺素和肾上腺素的主要作用已在有关章节中叙述，现列表（表11-2）比较如下。

表11-2　去甲肾上腺素与肾上腺素的主要作用

	肾上腺素（E）	去甲肾上腺素（NE）
心脏	心率加快，心肌收缩力明显增强，心输出量增加	心率减慢（降压反射的结果）
血管	皮肤、胃肠、肾血管收缩； 冠状血管、骨骼肌血管舒张	冠状血管舒张（局部体液因素）， 其他血管均收缩
血压	升高（以心输出量的增加为主）	明显升高（以外周阻力增大为主）
支气管平滑肌	舒张	稍舒张
内脏平滑肌	舒张（作用强）	稍舒张
妊娠子宫平滑肌	舒张	收缩
糖代谢	血糖↑↑	血糖↑
脂肪酸	升高	
中枢神经系统	激动与焦虑	激动但不焦虑

肾上腺髓质直接受交感神经节前纤维的支配，当交感神经兴奋时，髓质激素分泌增多，二者紧密联系，组成交感肾上腺髓质系统。当机体遇到紧急情况时，如创伤、失血、剧痛、脱水、缺氧、恐惧、焦虑及剧烈运动等，这一系统立即被调动起来，髓质激素分泌大大增加，结果中枢神经系统兴奋性增高，使机体处于警觉状态，反应变敏捷；呼吸加强加快，通气量增加；心动过速，心肌收缩力增强，心输出量增加，血压升高，血液循环加快，全身血液重新分配，以保证重要器官的血液供应；肝糖原分解加强，血糖升高，脂肪分解加速，葡萄糖和脂肪酸氧化过程增强，为机体在紧急情况下提供更多的能量。上述所有变化是在紧急情况下，通过交感肾上腺髓质系统发生的适应性反应，故称为应急反应。

实际上，引起应急反应的各种情况，也都是引起应激反应的刺激，当机体受到应激刺激时，同时引起应激反应与应急反应，二者既有区别又相辅相成，共同提高机体的适应能力。

（二）肾上腺髓质激素分泌的调节

1. 交感神经　肾上腺髓质直接受交感神经节前纤维的支配。当交感神经节前纤维兴奋时，引起去甲肾上腺素和肾上腺素的释放。若长时间兴奋，则可使合成儿茶酚胺

 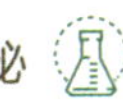

所需的酶活性增强，去甲肾上腺素和肾上腺素合成增加。

2.促肾上腺皮质激素与糖皮质激素 动物实验证明，糖皮质激素可直接或间接促进髓质激素的合成，促肾上腺皮质激素则主要通过糖皮质激素的合成和分泌来促进髓质激素的合成。

3.自身反馈调节 当嗜铬细胞胞质中儿茶酚胺的量增加到一定程度时，可抑制相关酶的活性，使儿茶酚胺合成减少。反之，儿茶酚胺合成增加。

第五节 胰岛的内分泌

微课

案例11-3

患者，男性，57岁，因“口干多饮多食1月，加重1周”入院。1个月前无诱因出现口干，多饮、多尿，多食、易饥。近1周上述症状加重，烦渴、多饮，每日饮水量达3000ml左右，伴明显乏力；查空腹葡萄糖16.48mmol/L，餐后2小时血糖28.16mmol/L；尿常规：尿糖（++），酮体（－）。否认高血压、心脏病史，否认肝炎、结核病史，有“青霉素”过敏史。家族史：其姐姐有糖尿病。

分析：结合胰岛素的生理作用来解释患者出现上述症状的原因。

胰腺中许多由内分泌细胞组成细胞团，称为胰岛。人类胰岛的内分泌细胞可分为四类：A细胞，约占20%，分泌胰高血糖素；B细胞，约占75%，分泌胰岛素；D细胞，约占5%，分泌生长抑素；PP细胞，极少，分泌胰多肽。本节只讨论胰岛素和胰高血糖素。

一、胰岛素

胰岛素为51个氨基酸组成的小分子蛋白质激素，由A、B两条肽链通过二硫键相连而成，其中A链含21个氨基酸，B链含30个氨基酸。

（一）胰岛素的作用

胰岛素是体内促进物质合成代谢和能量贮存、维持血糖浓度相对稳定的主要激素。

1.对糖代谢的影响 胰岛素促进全身组织特别是肝、肌肉和脂肪组织对葡萄糖的摄取和利用，加速肝糖原和肌糖原的合成。临床上常用胰岛素和葡萄糖作为能量合剂来增加患者的能量储备。另外，胰岛素还抑制糖原分解和糖异生，因而使血糖降低。胰岛素是体内生理状态下唯一能降低血糖的激素。当胰岛素缺乏，血糖浓度升高，可导致糖尿病。

2.对脂肪代谢的影响 胰岛素可促进肝合成脂肪酸，然后转运到脂肪细胞贮存。促进葡萄糖进入脂肪细胞，合成甘油三酯和脂肪酸，并可抑制脂肪酶的活性，减少脂肪的分解。胰岛素缺乏时，脂肪代谢紊乱，脂肪分解增强，血脂升高，引起动脉硬化，导致心、脑血管疾病。同时，由于大量脂肪酸在肝内氧化，生成大量酮体，以致引起酮血症和酸中毒，甚至昏迷。

3.对蛋白质代谢的影响 胰岛素可在多个环节上促进蛋白质的合成。促进细胞对氨基酸的摄取；促进细胞核的复制和转录过程，增加DNA和RNA合成；加速核糖体的翻译过程，促进蛋白质的合成；抑制蛋白质分解和糖异生，使血中氨基酸用于蛋白质的合成。由于胰岛素能促进蛋白质的合成，故有利于机体生长，但胰岛素须与生长激素共同作用，其促进生长的作用才能得以发挥。

拓展阅读

结晶牛胰岛素

结晶牛胰岛素是牛的胰岛素结晶，它是世界上第一个人工合成的蛋白质。从1958年开始，中国科学院上海生物化学研究所、中国科学院上海有机化学研究所和北京大学生物系三个单位联合，以钮经义为首，由龚岳亭、邹承鲁、杜雨花、季爱雪、邢其毅、汪猷、徐杰诚等人共同组成科研协作组，开始探索用化学方法合成胰岛素。科研组人员凭着对科学的执着信念与坚强意志，经过多年攻关，于1965年9月17日，终于观察到人工全合成牛胰岛素的结晶，其生物活性达到天然牛胰岛素的80%。这是世界上首次人工合成蛋白质的壮举，也开启了胰岛素类药物发展的新里程，被誉为“前沿研究的典范”，开辟了人工合成蛋白质的时代。老一辈科学家们在胰岛素合成研究中所展现出的艰苦奋斗、团结协作、对科学真理的不懈探索、严谨求实的科学态度永远值得大家敬仰。

（二）胰岛素分泌的调节

1.血糖浓度 血糖浓度是调节胰岛素分泌最为重要的因素。当血糖浓度升高时，胰岛素的分泌明显增加，使血糖降低；血糖浓度降至正常水平时，胰岛素的分泌也就恢复到基础水平，从而维持血糖浓度的相对稳定。

2.氨基酸和脂肪酸的作用 许多氨基酸可以刺激胰岛素的分泌，以精氨酸和赖氨酸的作用最强。血中脂肪酸和酮体过高也可促进胰岛素的分泌。

3.其他激素的作用 胃肠激素中抑胃肽和胰高血糖素样肽促进胰岛素分泌的作用最强。生长激素、糖皮质激素、甲状腺激素和胰高血糖素等可通过升高血糖而间接刺激胰岛素的分泌，长期大量应用这些激素，有可能使B细胞衰竭而导致糖尿病。胰岛D细胞分泌的生长抑素可通过旁分泌作用抑制胰岛素的分泌。

4.神经调节 胰岛素的分泌受迷走神经和交感神经的双重支配。刺激迷走神经，通过乙酰胆碱作用于B细胞上的M受体，直接促进胰岛素分泌；迷走神经还可通过刺激胃肠激素的分泌，间接促进胰岛素的分泌。交感神经兴奋，则通过去甲肾上腺素作用于α受体，抑制胰岛素的分泌。

二、胰高血糖素

胰高血糖素由胰岛A细胞分泌，为29个氨基酸组成的多肽类激素。

（一）胰高血糖素的生理学作用

胰高血糖素的作用与胰岛素相反，是一种促进分解代谢的激素。胰高血糖素具有很强的促进糖原分解和糖异生的作用，使血糖明显升高。胰高血糖素还可激活脂肪酶，促进脂肪分解，同时又可加强脂肪酸的氧化，使酮体生成增多。此外，胰高血糖素可促进胰岛素和生长抑素的分泌。药理剂量的胰高血糖素可作用于心肌使之收缩力增强。

（二）胰高血糖素分泌的调节

调节胰高血糖素分泌的因素有很多，其中血糖是最重要的调节因素。血糖降低时胰高血糖素分泌增加，血糖升高时则分泌减少。氨基酸与葡萄糖相反，可促进胰高血糖素的分泌。胰岛素可通过降低血糖而间接刺激胰高血糖素的分泌，但胰岛素和D细胞分泌的生长抑素可直接作用于A细胞，抑制胰高血糖素的分泌。交感神经兴奋，可促进胰高血糖素的分泌，而迷走神经兴奋，则可抑制胰高血糖素的分泌。

知识拓展

胰岛素抵抗

胰岛素抵抗（IR）是指靶组织对胰岛素的敏感性降低，导致正常剂量的胰岛素却不能引起相应的生物学效应。IR患者表现为高胰岛素血症，血浆胰岛素水平可比正常的高出数十倍，而胰岛素的生物学效应却明显降低，这说明IR是因为胰岛素与受体的结合或者胰岛素与受体结合后的信号转导过程发生了缺陷。研究表明，胰岛素受体后信号转导途径的许多环节发生异常，胰岛素受体基因的缺失、错位和突变等因素也都可能与IR的发生有关。流行病学资料显示，IR在糖尿病及糖尿病继发性心血管疾病患者发病的多年前就已存在，并且经常与肥胖、高血压、高血脂和高龄等情况相伴随。

第六节　其他内分泌腺体和激素

一、甲状旁腺激素、降钙素和维生素D_3

甲状旁腺主细胞分泌甲状旁腺激素（PTH），甲状腺滤泡旁细胞（C细胞）分泌降钙素（CT）。PTH、CT及1,25-二羟维生素D_3共同调节钙磷代谢，通过对骨、肾和肠3种靶组织发挥调节作用，维持血浆中钙磷水平的相对恒定。

（一）甲状旁腺激素

1.甲状旁腺激素的生理学作用　PTH是调节血钙、血磷水平最重要的激素，具有升高血钙和降低血磷的作用。

（1）对肾的作用　PTH促进远曲小管和集合管重吸收钙，减少钙的排泄以维持血钙浓度；同时抑制肾小管重吸收磷，促进磷排泄，降低血磷。PTH对肾的另一重要作用是激活1α-羟化酶，催化维生素D_3转化成1,25-二羟维生素D_3。后者可促进小肠对钙的吸收，使血钙升高。

（2）对骨的作用　骨组织中贮存的钙和血浆中游离的钙可相互转换，处于动态平衡。PTH可动员骨钙入血，提高血钙浓度。

2.甲状旁腺激素分泌的调节　PTH分泌的主要受血钙浓度的调节。血钙浓度升高时，PTH分泌减少；反之，PTH分泌增加。持续低血钙，会引起甲状旁腺增生；反之，长期高血钙会引起甲状旁腺萎缩。

（二）降钙素

降钙素（CT）是由甲状腺滤泡旁细胞（C细胞）合成分泌的肽类激素。

1.降钙素的生物学作用　降钙素的主要作用是降低血钙和血磷。降钙素抑制破骨细胞的活动，减弱溶骨过程，增强成骨过程，使骨钙、骨磷释放减少，钙、磷沉积增加而降低血钙和血磷。降钙素可抑制肾小管对钙、磷、钠及氯的重吸收，使这些离子从尿中排出增加。此外，降钙素还可抑制小肠对钙和磷的吸收。

2.降钙素分泌的调节　降钙素的分泌主要受血钙浓度的调节。当血钙浓度升高时，降钙素的分泌随之增加。降钙素对血钙的调节作用与甲状旁腺激素相反，二者共同调节血钙浓度的相对稳定。此外，胰高血糖素和某些胃肠激素如促胃液素、促胰液素及缩胆囊素的分泌也可促进降钙素的分泌，其中以促胃液素的作用最为显著。

（三）维生素D_3

1,25-二羟维生素D_3是胆固醇的衍生物，又称胆钙化醇，可从动物的肝、乳及鱼肝油等含量丰富的食物中摄取，也可在体内合成。皮肤中的7-脱氢胆固醇经日光中的紫外线照射可迅速转变为维生素D_3，维生素D_3在肝内先经25-羟化酶的催化生成25-羟维生素D_3，25-羟维生素D_3再在肾内催化生成活性很强的1,25-二羟维生素D_3。1,25-二羟维生素D_3的主要作用是调节钙、磷代谢。

1,25-二羟维生素D_3可促进小肠上皮细胞对钙、磷的吸收，故能升高血钙、血磷。1,25-二羟维生素D_3既能增强破骨细胞的活动，动员骨钙和骨磷进入血液，使血钙和血磷升高，也能刺激成骨细胞的活动，促进骨钙沉积和骨的形成。此外，1,25-二羟维生素D_3可促进肾小管对钙、磷的重吸收，减少尿钙、尿磷的排出，使血钙和血磷升高。临床上婴幼儿缺乏1,25-二羟维生素D_3时，可引起佝偻病；而成人缺乏1,25-二羟维生素D3时，则可能引起骨质疏松或软骨病。

血钙和血磷浓度降低是促进1,25-二羟维生素D3生成的主要因素。1,25-二羟维生素D_3具有自身负反馈调节作用，甲状旁腺激素、催乳素、生长激素也能促进1,25-二羟维生素D_3的生成，而糖皮质激素则抑制其生成。

二、松果体及其激素

松果体分泌的激素主要是褪黑激素（MLT）和8-精缩宫素等肽类激素。MLT对哺乳动物最明显的作用是抑制下丘脑-腺垂体-性腺轴和下丘脑-腺垂体-甲状腺轴的活动。切除幼年动物的松果体，可以出现性早熟，性腺与甲状腺的重量增加，功能活动增强。人类的松果体具有抗生殖，防止性早熟的作用。正常妇女血中MLT在月经周期的排卵前期最低，随后在黄体期逐渐升高，月经来潮就达到顶峰，表明妇女月经周期中的节律性活动与松果体有关。肽类激素也能抑制性腺发育，抗生殖作用更强。

三、前列腺素

前列腺素（PG）首先在精液中发现，故称为前列腺素。现在已经知道体内很多的组织细胞均可以合成分泌多种类型的PG，各个组织合成的PG大部分不进入血液循环，因此血液中的PG浓度很低。前列腺素在局部产生和释放，并在局部发挥作用。

前列腺素的主要作用广泛，几乎对人体各个系统的功能均有影响，但是各种类型的PG对不同组织和细胞的主要作用不同。例如，血小板产生的前列腺素A_2能使血小板聚集，并有缩血管的作用，而由血管内皮细胞产生的前列环素则抑制血小板的聚集。PGE_2可以使支气管平滑肌舒张，降低肺通气阻力，而$PGE_{2\alpha}$却使支气管平滑肌收缩。$PGE_{2\alpha}$还有明显的抑制胃酸分泌的作用，可能是胃液分泌的负反馈抑制物。$PGE_{2\alpha}$可增加肾血流量，促进排钠利尿。此外，PG对体温调节、神经系统、内分泌与生殖系统的活动均有影响。近年来发现，这些不同作用是由于组织、细胞上存在着不同的前列腺素受体分布。

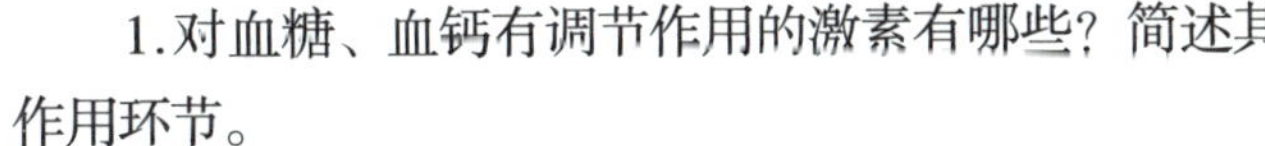

课后习题

思维导图

拓展阅读

1.对血糖、血钙有调节作用的激素有哪些？简述其作用环节。

2.糖皮质激素对机体的作用有哪些？长期服用大量糖皮质激素可能会对机体有什么不良影响？停用时需要注意什么？

3.简述对生长发育有调节作用的激素。

第十二章　生　殖

PPT

学习目标

1. 掌握：雄激素、雌激素与孕激素的生理作用。
2. 熟悉：卵巢功能的调节；月经周期中卵巢和子宫内膜的变化及其形成机制。
3. 了解：睾丸功能的调节；胎盘的内分泌功能；妊娠与分娩。
4. 能运用知识合理分析自身生理变化的原因。
5. 培养正确的两性健康知识并养成良好的生理卫生习惯。

生物体生长发育成熟后，能够产生与自己相似的子代个体，这种功能称为生殖，生殖活动具有延续种系的重要意义。

第一节　男性生殖

男性的主性器官是睾丸，附属性器官包括附睾、输精管、精囊腺、前列腺、尿道球腺和阴茎等。

一、睾丸的功能

（一）睾丸的生精作用

睾丸的生精功能主要表现为生成精子。睾丸主要由曲细精管和间质细胞组成，曲细精管是精子的生成部位。间质细胞具有合成和分泌雄激素的功能。男性自青春期开始，曲细精管上皮细胞中的精原细胞发育成初级精母细胞、次级精母细胞、早期精子细胞、晚期精子细胞。精子发育成熟后，脱离支持细胞进入管腔，储存于附睾中。从精原细胞发育成精子约需两个半月。

精子的生成需要适宜的温度，阴囊内温度较腹腔内低1℃～2℃，适合精子的生成。在胚胎发育期间由于某种原因，睾丸未能下降到阴囊内，则称为隐睾症，是男性不育的原因之一。正常男子射出精液3～6ml/次，每毫升精液含2000万～4亿个精子。若少于每毫升2000万时，则不易使卵子受精。另外，疾病、吸烟、酗酒也可导致精子活力降低、畸形率增加，甚至少精或无精。

（二）睾丸的内分泌功能

睾丸的内分泌功能是由睾丸的间质细胞和支持细胞完成的，其中间质细胞分泌雄激素，支持细胞分泌抑制素。

1.雄激素 雄激素主要包括睾酮、脱氢表雄酮、雄烯二酮和雄酮等，其中睾酮的生物活性最强。睾酮的分泌具有昼夜节律性，早晨最高，傍晚最低，但波动范围较小。男性50岁后随着年龄的增长睾酮的分泌量会逐渐降低。血浆中仅约2%的睾酮以游离形式存在，其余大部分与血浆蛋白结合。其中只有游离状态的睾酮才具有生物活性，其生理作用主要有以下几个方面。

（1）影响胚胎分化 雄激素可诱导含Y染色体的胚胎向男性分化，促进内生殖器的发育。

（2）促进男性附性器官的生长发育 即前列腺、阴茎、阴囊、尿道等的生长发育并维持其处于成熟状态。

（3）促进男性副性征或第二性征的出现并维持性欲 第二性征主要表现为长胡须、喉结突出、嗓音低沉、汗腺皮脂腺分泌增多、毛发呈男性型分布等。

（4）维持生精作用 睾酮自间质细胞分泌后，可进入支持细胞并转变为双氢睾酮，随后进入曲细精管，促进生精细胞的分化和精子的生成过程。

（5）对代谢的影响 睾酮能促进蛋白质的合成，特别是促进肌肉和生殖器官的蛋白质合成；促进骨骼生长与钙、磷沉积；直接刺激骨髓，促进红细胞的生成；参与水、电解质代谢的调节，有利于水、钠等电解质在体内的适当潴留。

2.抑制素 抑制素是一种分子量为31 000～32 000的糖蛋白激素，由α和β两个亚基组成。它可选择性作用于腺垂体，对FSH的合成和分泌具有很强的抑制作用，而生理剂量的抑制素对LH的分泌却无明显影响。

二、睾丸功能的调节

睾丸的生精作用和内分泌功能均受到下丘脑-腺垂体的调节，睾丸分泌的激素又对下丘脑-腺垂体进行反馈调节，从而维持生精过程和各种激素水平的稳态。此外，在睾丸内还存在局部调节机制。

（一）下丘脑-垂体对睾丸活动的调节

下丘脑弓状核等部位肽能神经元分泌的促性腺激素释放激素（GnRH）经垂体门脉系统直接作用于腺垂体，促进腺垂体促性腺细胞合成与分泌促卵泡激素（FSH）与黄体生成素（LH），进而对睾丸的生精作用，以及支持细胞和间质细胞的内分泌活动进行调节（图12-1）。

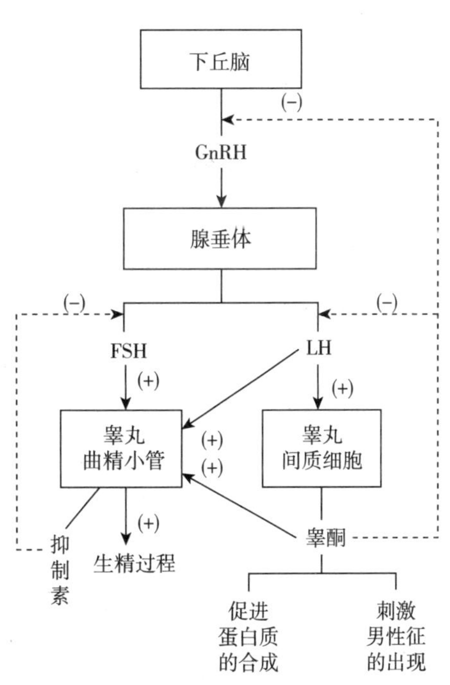

图12-1 睾丸功能调节示意图

1.腺垂体对生精作用的调节 腺垂体分泌的FSH与LH对生精过程均有调节作用。实验表明，LH是通过促进间质细胞分泌睾酮而间接发挥作用的，FSH对生精过程有启动作用，而睾酮对生精过程则具有维持效应。

2.腺垂体对内分泌的调节 睾丸的内分泌功能直接受LH的调节。腺垂体分泌的LH与间质细胞膜上的受体结合，促进睾酮的合成。同时，LH还可增加间质细胞膜对Ca^{2+}的通透性，使细胞内Ca^{2+}浓度升高，促进睾酮的分泌。

（二）睾丸激素对下丘脑-腺垂体的反馈调节

睾丸分泌的雄激素在血液中的浓度变化，也可对下丘脑和腺垂体的GnRH、FSH和LH分泌进行负反馈调节。当血中睾酮浓度达到一定水平后，可作用于下丘脑和腺垂体，通过负反馈机制抑制GnRH和LH的分泌。另外，支持细胞产生的抑制素对腺垂体FSH的合成和分泌具有负反馈调节作用。

（三）睾丸内的局部调节

在睾丸局部，尤其是在支持细胞与生精细胞、间质细胞与支持细胞之间，存在着错综复杂的局部调节机制。如支持细胞内存在芳香化酶，可把睾酮转化为雌二醇。此外，在睾酮间质细胞内发现多种肽类、生长因子等，这些物质可能通过旁分泌或自分泌的方式参与睾丸功能的局部调节。

第二节 女性生殖

微课

女性的主性器官是卵巢，附性器官有输卵管、子宫、阴道及外阴等。

一、卵巢的功能

（一）卵巢的生卵作用

卵巢的生卵作用是成熟女性最基本的生殖功能。女性在性成熟以后，在腺垂体的调节下，卵巢的生卵功能呈现明显的周期性变化，一般分为3个阶段。

1.卵泡期 卵泡发育成熟的阶段，原始卵泡在发育过程中，历经初级卵泡、次级卵泡的不同发育阶段，最终成为成熟卵泡。

2.排卵期 成熟卵泡在LH分泌高峰的作用下，向卵巢表面移动，卵泡壁破裂，出现排卵孔，卵细胞与透明带、放射冠及卵泡液排出，此过程称为排卵。排出的卵细胞即被输卵管伞摄取，并送入输卵管中。

3.黄体期 排卵后残余的卵泡壁内陷，血液进入卵泡腔、凝固，形成血体。随着血液被吸收，颗粒细胞与内膜细胞增殖、黄体化，形成外观为黄色的黄体。若卵子受精成功，黄体继续发育转变为妊娠黄体，一直持续到妊娠3～4个月后，自动退化为白体。若排出的卵子未能受精，黄体维持9～10天即退缩，称为月经黄体。

（二）卵巢的内分泌功能

卵巢主要分泌雌激素和孕激素，此外还分泌抑制素、少量的雄激素等。排卵前由卵泡分泌雌激素，在排卵后则由黄体分泌孕激素和雌激素。

1.雌激素　雌激素主要为雌二醇（E_2）、雌酮和雌三醇（E_3），其中以雌二醇活性最强。雌激素的生理作用主要有以下几个方面。

（1）促进女性生殖器官的发育　雌激素可协同FSH促进卵泡发育，诱导排卵前夕LH峰的出现而诱发排卵，是卵泡发育、成熟、排卵不可缺少的调节因素。雌激素也能促进子宫发育，使子宫内膜发生增生期变化，增加子宫颈黏液的分泌，促进输卵管上皮增生、分泌及输卵管运动，有利于精子与卵子的运行。此外，雌激素还可使阴道黏膜上皮细胞增生、角化，糖原含量增加，使阴道分泌物呈酸性而增强阴道的抗菌能力。

（2）促进女性第二性征和性欲的产生　雌激素可促进乳房的发育，刺激乳腺导管和结缔组织的增生，产生乳晕；也可促使脂肪沉积于乳房、臀部等部位，毛发呈女性分布，音调较高，出现并维持女性第二性征。

（3）对代谢的影响　雌激素对蛋白质、脂肪、骨和水盐代谢都能产生影响。还可促进生殖器官的细胞增殖分化，加速蛋白质合成，促进生长发育，降低血浆低密度脂蛋白而增加高密度脂蛋白含量，有一定的抗动脉硬化作用。增强成骨细胞活动和钙磷沉积，促进骨的成熟及骨骺愈合。高浓度的雌激素可因使醛固酮分泌增多而导致水、钠潴留等。

2.孕激素　孕激素主要以黄体酮的作用最强。排卵前，卵泡可分泌少量黄体酮，排卵后黄体在分泌雌激素的同时，还大量分泌黄体酮。孕激素的生理作用主要是使子宫内膜和子宫肌为受精卵着床做准备，并维持妊娠。由于雌激素可调节黄体酮受体的数量，因此，雌激素的作用是黄体酮绝大部分作用的基础。黄体酮的生理作用主要有以下几个方面。

（1）对子宫的作用　黄体酮可使处于增生期的子宫内膜进一步增厚，并进入分泌期，从而为受精卵的生存和着床提供适宜的环境；黄体酮还具有降低子宫肌细胞膜的兴奋性、抑制母体对胎儿的排斥反应，以及降低子宫肌对缩宫素的敏感性等作用，有利于安宫保胎。

（2）对乳腺的作用　在雌激素作用的基础上，黄体酮可促进乳腺腺泡的发育和成熟，并与缩宫素等激素一起，为分娩后泌乳做准备。

（3）产热作用　女性的基础体温在卵泡期较低，排卵日最低，排卵后可升高0.5℃左右，直至下次月经来临。临床上常将基础体温的变化作为判断排卵的标志之一。在女性绝经期后或卵巢摘除后，基础体温的特征性变化消失。

3.雄激素　女性体内有少量雄激素，适量的雄激素可刺激女性阴毛与腋毛的生长。雄激素过早出现会造成女性生殖器官的发育异常。女性体内雄激素分泌过多时，可出现阴蒂肥大、多毛症等男性化特征。

二、月经周期

卵巢的周期性活动受下丘脑–腺垂体的调节，而卵巢分泌激素的周期性变化又使子宫内膜发生周期性变化，同时对下丘脑–腺垂体进行反馈调节。下丘脑–腺垂体–卵巢轴中三者的相互配合活动，使正常女性的生殖器官在形态与功能方面发生周期性变化。

（一）月经周期的概念

在青春期，随着卵巢功能的周期性变化，在卵巢分泌激素的影响下，子宫内膜发生周期性剥落，产生流血的现象，称月经。因此，女性卵巢周期在子宫表现为子宫周期，又称月经周期。健康女性的月经周期历时20～40天，平均为28天，一般以流血的第一天作为月经周期的开始，月经期持续3～5天，第6～14天为增殖期，排卵日发生在第14天，第15～28天为分泌期。

（二）月经周期中子宫内膜的变化

每个月经周期中子宫内膜出现一系列形态和功能的变化，根据子宫内膜的变化可将月经周期分为以下3期。

1.月经期　历时4～5天。由于血液中孕激素和雌激素降到最低水平，同子宫所产生的前列腺素共同引起子宫内膜中螺旋形小动脉发生收缩、痉挛、断裂，造成子宫内膜缺血、缺氧，子宫内膜的功能层失去营养而剥离、出血，经阴道流出，进入月经期。另一方面，前列腺素的增多还可导致子宫肌层的收缩，这有助于血液和内膜从子宫腔排出，但也可引起伴随经期出现的痛经。

2.增殖期　历时约10天，即月经周期第5～14天。此期是由于卵泡生长，不断分泌雌激素，使血液中雌激素水平逐渐升高，从而使子宫内膜增生变厚，子宫血管及腺体也随之生长，但腺体尚未分泌。此期卵泡发育成熟并排卵。

3.分泌期　历时14天左右，即月经周期第15～28天。本期子宫内膜的腺体出现分泌现象。排卵后形成的黄体，继续分泌雌激素和大量孕激素，这两种激素使已增厚的子宫内膜中血管进一步增生、充血，子宫腺体迂曲并分泌含糖原的黏液。分泌期的子宫内膜变得松软、血供充足并富含营养物质，可为受精卵的植入提供适宜的环境。若卵子未受精，黄体的寿命仅为12～15天，在黄体萎缩和溶解后，血中雌激素、孕激素水平显著下降，进入月经期。若卵子受精，黄体继续生长发育成为妊娠黄体，使子宫内膜继续增厚形成蜕膜，不再出现卵巢和子宫的周期性变化，直至分娩，故妊娠期没有月经。

（三）月经周期形成的机制

月经周期的形成主要是下丘脑–腺垂体–卵巢轴活动的结果（图12–2）。

1.增殖期的形成　青春期前，下丘脑–腺垂体发育尚未成熟，产生的GnRH、FSH、LH都很少，不足以引起卵巢和子宫内膜的周期性变化。随着青春期的到来，下丘脑发育成熟，下丘脑分泌GnRH，使腺垂体分泌FSH和LH也增多，FSH促进卵泡生长发育，并与LH配合使卵泡分泌雌激素。在雌激素的作用下，子宫内膜进入增殖期。增殖期末即排卵前1天，血中雌激素浓度达到顶峰，但此时高浓度的雌激素对下丘脑不是起负反馈作用，而是起正反馈调节作用，使GnRH分泌增多，刺激LH和FSH分泌，其中以LH的分泌增加更为明显，形成LH峰。在LH峰的作用下，已经发育成熟的卵泡破裂排卵。在排卵前夕，女性基础体温最低，因此，可根据月经周期中基础体温的变化来判断排卵日。

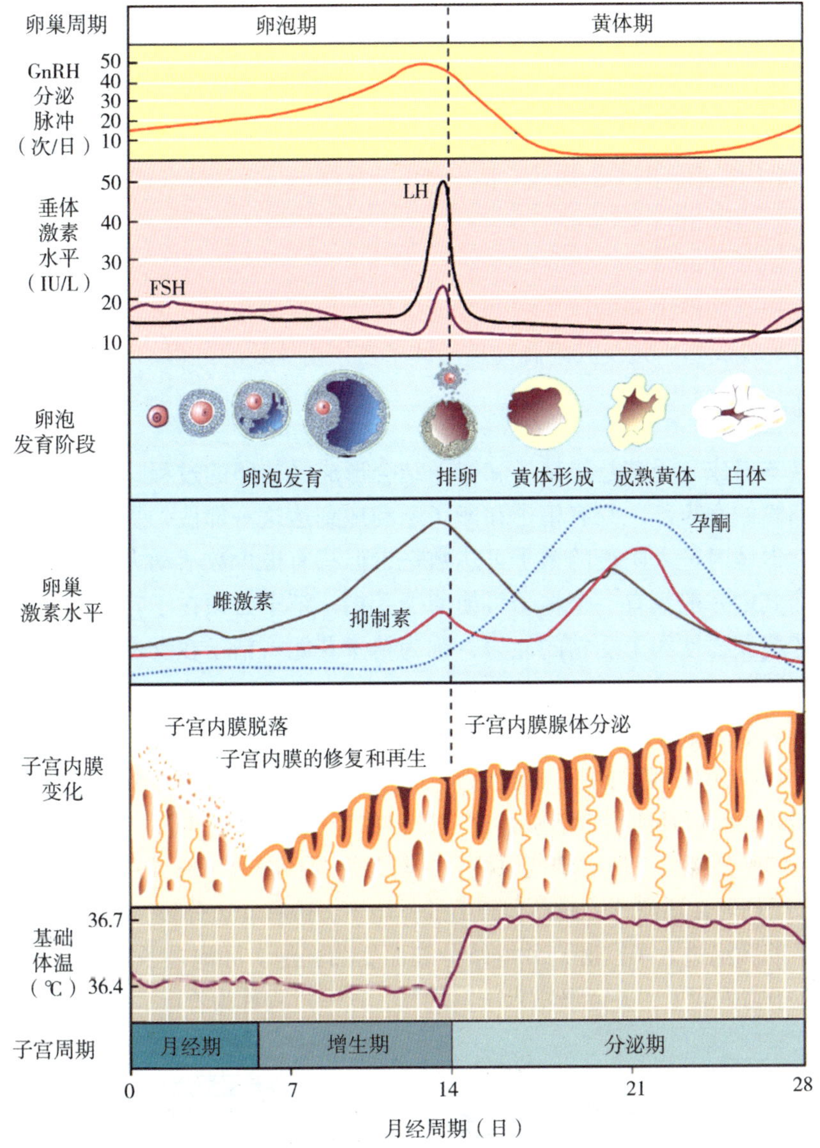

图 12-2 月经周期中卵巢、子宫内膜、激素的变化

2.分泌期和月经期的形成 卵泡排卵后，在LH的作用下转变为黄体。黄体细胞分泌大量孕激素与雌激素，特别是在孕激素的作用下，使子宫内膜进一步增生变厚并发生分泌期的变化。黄体期雌激素和孕激素的分泌达到高峰，对下丘脑和腺垂体的负反馈抑制作用较强，因而导致GnRH、FSH及LH的分泌减少。由于LH的减少，黄体开始退化、萎缩，导致雌激素和孕激素分泌水平下降。此时，子宫内膜缺乏性激素的支持，引起子宫内膜剥离、出血便形成月经。随着血中雌激素和孕激素水平下降，对下丘脑和腺垂体的负反馈抑制作用解除，腺垂体又开始分泌FSH和LH，新的月经周期又重新开始。到50岁左右，卵巢功能退化，卵泡停止发育，雌激素和孕激素分泌减少，子宫内膜不再出现周期性变化，月经停止，进入绝经期。

由此可见，在月经周期的形成过程中，子宫内膜的周期性变化是卵巢分泌的激素引起的。增殖期的变化主要是雌激素的作用，分泌期的变化是雌激素与孕激素共同作用的结果，而月经期的出现是由于子宫内膜失去雌激素和孕激素的支持所致。卵巢的这种周期性变化是在大脑皮质的控制下由下丘脑、腺垂体调节的结果。因此，月经周期易受社会、心理因素的影响。例如，强烈的精神刺激或急剧的环境变化往往会导致月经失调。

三、妊娠与分娩

妊娠是指子代新个体的产生和孕育的过程，包括受精、着床、妊娠的维持及胎儿的生长。分娩是成熟胎儿及其附属物从母体子宫产出体外的过程。

（一）妊娠

1.受精与着床 受精是指精子和卵子结合形成受精卵的过程。正常情况下受精的部位是输卵管的壶腹部，只有精子和卵子顺利地到达这一部位，受精过程才可能顺利实现。虽然射精时进入阴道的精子可达数亿，但只有极少数活动力强的精子能到达受精部位，而其中一般只有一个精子可使卵子受精。精子必须在子宫或输卵管中停留几个小时，才能获得使卵子受精的能力，称为精子获能。精子在女性生殖管道内的受精能力一般可维持1天。

卵子从卵巢排出后，被输卵管漏斗部的伞摄入，并停留在输卵管壶腹部。精子与卵子接触后，精子顶体外膜与精子头部细胞膜融合、破裂，形成许多小孔，释放出顶体酶，使卵子外围的放射冠及透明带溶解，这一过程称为顶体反应。同时，进入卵细胞的精子尾部退化；细胞核膨大，形成雄性原核，并与雌性原核融合，形成一个具有23对染色体的受精卵。受精卵在输卵管的蠕动和纤毛的作用下，边移动边分裂，在受精后第4～5天，桑椹胚或早期胚泡进入子宫腔，并继续分裂而变为胚泡。胚泡在子宫腔内停留2～3天，胚泡附着在子宫内膜上，并逐渐植入子宫内膜，这一过程称为着床（图12-3）。

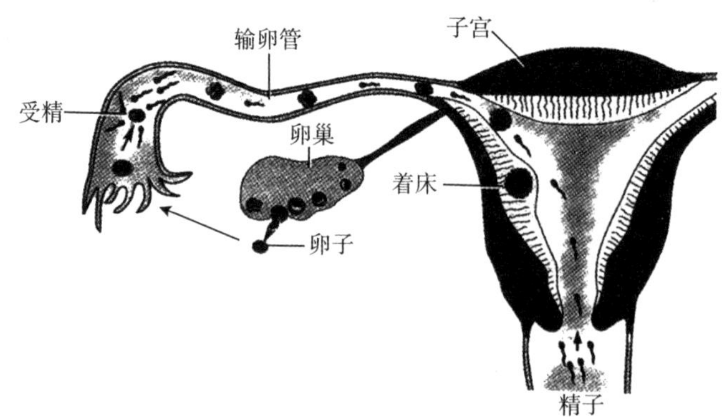

图12-3 受精与着床示意图

知识拓展

人工授精与试管婴儿

人工授精指的是用器械将男性精液注入宫颈管内或宫腔内取代性交而使女性受孕妊娠的方法。人卵体外受精（VIF）技术建立于1969年。用IVF技术获得的受精卵在体外发育到桑椹胚或早期胚泡，再移植到子宫内的技术称胚胎移植（ET）。应用IVF和ET技术于1978年诞生了第一例“试管婴儿”。IVF和ET技术的发展，可以解决因输卵管堵塞而不能受孕妇女的生育问题。

2.妊娠 着床成功后，囊胚的合体滋养层细胞形成绒毛膜，与母体的蜕膜组织融合，形成胎盘。胎盘是妊娠期母体与胚胎进行物质能量交换的场所，多种营养物质及代谢产物储存于此，通过血液循环交换到母体，同时胎盘也是具有分泌功能的重要器官，可分泌GnRH、hCG、人绒毛膜促生长素及类固醇激素等，对维持正常妊娠和胚胎发育有着重要作用。

妊娠早期，胎盘分泌的hCG在排卵后8～9天即可在母体血中检测到，于妊娠8～10周达到峰值后逐渐下降，有效地延长了卵巢的黄体功能，保证大量雌激素、孕激素继续分泌，防止妊娠早期流产。妊娠晚期，胎盘替代了卵巢功能，成为母体雌激素、孕激素的主要来源，可进一步促进子宫、乳腺发育，使骨盆韧带和关节松弛，以适应后期分娩需要。

（二）分娩

分娩是指成熟的胎儿及其附属物从母体子宫产出体外的过程。自然分娩的过程可分为三个阶段：首先由子宫底部向子宫颈的收缩波频繁发生，推动胎儿头部紧抵子宫颈。此阶段可长达数小时。然后子宫颈变软和开放完全，胎儿由宫腔经子宫颈和阴道排出体外，一般需要1～2小时。最后，在胎儿娩出后10分钟左右，胎盘与子宫分离并排出母体，同时子宫肌强烈收缩，压迫血管以防止过量失血。分娩过程是一个正反馈过程，胎儿对子宫颈部的刺激可引起催产素的释放，催产素促进子宫底部肌肉收缩增强，迫使胎儿对子宫颈的刺激更强，从而引起更多的催产素释放及子宫的进一步收缩，直至胎儿完全娩出为止。

思考题

课后习题

思维导图

1.雄激素的生理作用有哪些？

2.雌激素和孕激素的生理作用都有哪些？

3.简述月经周期中子宫内膜生理变化的特点。

附录 部分实验指导参考

实验一 比较分析血液凝固的途径及影响因素

【实验目的】通过测定不同条件下的血液凝固时间，掌握血液凝固的途径及影响因素。

【实验器材与药品】小试管32支、50ml小烧杯2个、带橡皮刷的玻棒或竹签（或小号试管刷）、试管架、秒表、3% CaCl溶液、3% NaCl溶液、0.9% NaCl溶液、草酸血浆、血清、研磨组织液。

【实验步骤与观察】

1.人员分工 每组同学安排好各组人员的任务，4名同学滴加试剂、1名同学拿出秒表调试时间、1名同学做时间统计记录。

2.试剂滴加方法 其中4名同学分别各取1支干净的小试管，试管编号后按实验表1-1分别加入3% CaCl溶液、3% NaCl溶液、0.9% NaCl溶液各2滴，加好后请将4支试管按照编号分别放置于试管架上。然后由每组组长将放置好4支试管的试管架端到讲台实验老师处，由老师滴加另外3种试剂：草酸血浆、血清和研磨组织液。

实验表1-1 比较内源性凝血和外源性凝血的过程

试管编号	1	2	3	4
草酸血浆/ml	0.5	0.5	0.5	
血清/ml				0.5
3% NaCl溶液	2滴			
0.9% NaCl溶液	2滴	2滴		
研磨组织液			2滴	2滴
3% CaCl溶液		2滴	2滴	2滴

3.观察 加好全部试剂后，4名同学分别将各自的编号试管拿在手中。同时，调试人员立刻记录时间，每隔15秒通知4名同学将试管倾斜（倾斜45°）一次，然后将试管回位。注意在倾斜试管的过程中，仔细观察试管内液体是否凝固，当液面不随试管倾斜时，说明试管内液体已凝固，记录人员做好统计记录，若有试管不凝固也记下时间。根据以上结果分析其原因见实验表1-2。

实验表1-2　实验结果分析

观察对象	试剂是否凝固、凝固时间秒（S）	结果分析
1号试管		
2号试管		
3号试管		
4号试管		

【注意事项】

1.合理分工，统计记录凝血时间力求准确。

2.试管必须清洁、干燥。

实验二　ABO血型鉴定

【实验目的】学习ABO血型鉴定方法，观察红细胞凝集现象；通过实验了解血型鉴定在输血中的重要性。

【实验对象】人体。

【实验器材与药品】双凹玻片、采血针、牙签、75%乙醇棉球、干棉球、玻璃蜡笔（记号笔）、滴管、显微镜、标准抗A血清和抗B血清。

【实验步骤与观察】

1.取双凹玻片一块，分别在其两端加入抗A血清和抗B血清。

2.用75%的乙醇棉球消毒无名指端或耳垂，用采血针刺破皮肤，将采血针弃入污物桶。

3.捏住消毒牙签的中间，用一端取一滴血与抗A血清混合，另一端取一滴血与抗B血清混合。用干棉球压迫采血部位止血。

4.数分钟后用肉眼观察玻片两端有无凝集现象（肉眼不易分辨的用显微镜观察）。观察时，注意区别红细胞凝集与红细胞沉积。可用消毒牙签分别搅动两凹面内的混合液体，红细胞沉积经搅动后呈烟雾状散开，而红细胞凝集则不散开，凝集块越来越大，且血清透亮。

5.根据凝集现象判断血型（实验图2-1）。如果只是抗A血清端玻片内发生凝集，则血型为A型；若只是抗B血清端玻片内发生凝集，则血型为B型；若两端均发生凝集，则血型为AB型；若两端均未发生凝集，则血型为O型。

抗A血清　抗B血清

O型

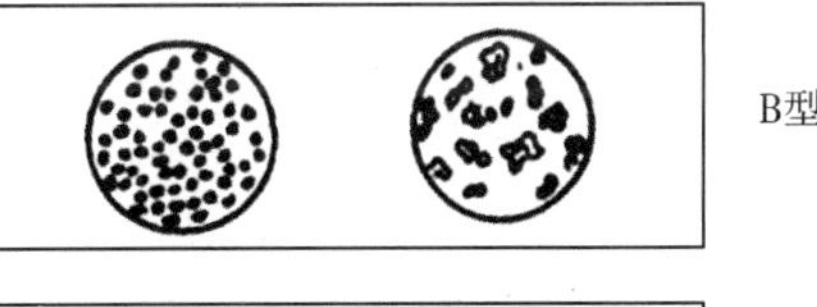

B型

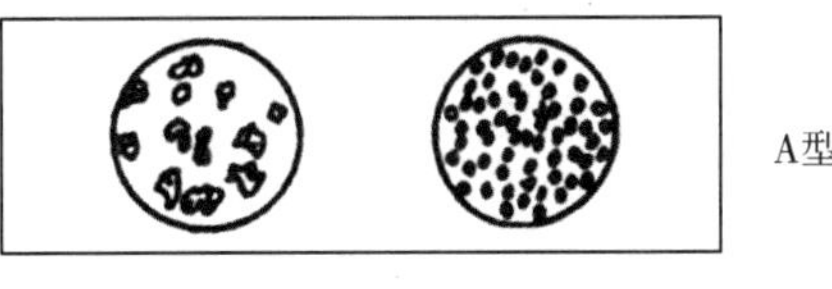

A型

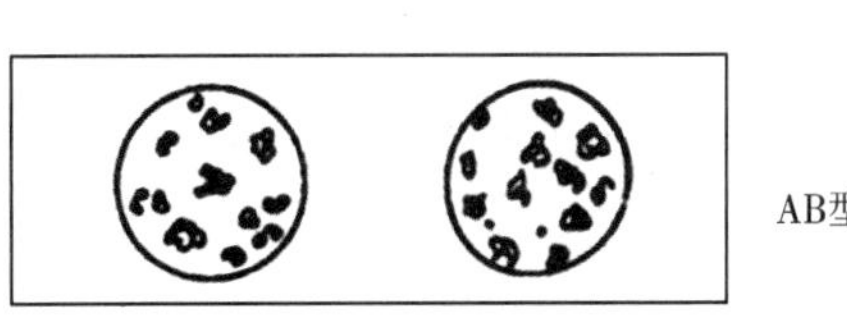

AB型

实验图2-1　ABO血型鉴定玻片示意图

【注意事项】

1.采血针要做到一人一针，不能混用。

2.使用过的物品应弃入污物桶内，如使用过的棉签不得再到采血部位采血。

3.乙醇消毒部位自然风干后再采血，血液容易聚集成滴，便于取血。取血不宜过少，以免影响观察。

4.采血后要迅速与标准血清混匀，以防止血液凝固。

实验三　人体动脉血压的测量

【实验目的】了解血压计的主要结构和原理，学会人体动脉血压的测量和记录方法。

【实验对象】人体。

【实验器材与药品】台式水银血压计、听诊器、电子血压计。

【实验步骤与观察】

1.熟悉血压计结构。

2.打开血压计橡皮球上的螺丝帽开关，将袖带内的空气放出后旋紧螺丝帽，打开水银槽开关。

3.保持室内安静，嘱受检者排空膀胱，静坐5～10分钟。

4.受检者端坐位，脱去一侧衣袖，前臂伸直掌心向上，置于桌面上，使上臂、心脏与血压计“0”刻度基本处于同一水平。

5.将袖带缠绕于上臂距肘窝上方2cm处，松紧适度，以能塞进1～2个手指为宜；用手指触摸肱动脉搏动点（肘窝内上方），左手持听诊器胸件放在肱动脉搏动明显部位。

6.右手握住橡皮球，向袖带内打气加压，使水银柱上升到180mmHg左右，缓慢松开气螺帽放气，仔细听诊。当第一次听到“嘣”样声音，此时水银柱所对应的刻度即为收缩压；继续缓慢放气，当“嘣”样声音减弱或消失，此时水银柱所对应刻度即为舒张压。之后可以快速放气。

7.报告患者的血压值（收缩压和舒张压），并记录BP。

8.将患者衣袖放下来，妥善放好血压计。

【注意事项】

1.量血压前若刚运动完，根据运动量，休息10～30分钟再进行血压测定。

2.患者可以采取坐位、卧位，保持上臂、心脏和水银柱0点平行。

3.听诊器胸件放在肱动脉搏动部位，不要压得过重、过轻或放在袖带下测量。

4.打气时一般达180mmHg、不超过200mmHg，避免水银溢出引起中毒；具体情况以实际为准。

5.通常同一上肢连续测量2～3次，每次间隔2～3分钟，取平均值记录。

6.量血压前用手捂热胸件，量完血压后要把患者的衣袖拉下来，达到人文关怀。

实验四　家兔呼吸运动的调节

【实验目的】掌握哺乳动物呼吸运动的描记方法，观察神经和体液因素对呼吸运动的影响。

【实验对象】家兔。

【实验器材与药品】BL-420生物机能实验系统、呼吸换能器、哺乳类动物手术器械、兔手术台、Y型气管插管、长胶管、纱布、丝线、注射器；$CaCO_3$、5% HCl溶液、20% 氨基甲酸乙酯溶液、3% 乳酸溶液、0.9% NaCl溶液。

【实验步骤与观察】

1.麻醉固定　家兔称重后，用20%氨基甲酸乙酯溶液麻醉（5ml/kg），由耳缘静脉缓慢注射，注射过程中注意观察动物的肌张力、呼吸频率、角膜反射的情况，防止麻醉过深，麻醉剂量以角膜反射消失为准。将麻醉好的家兔仰卧位固定于兔手术台上。

2.手术　用粗剪刀剪去颈部手术部位的被毛，沿甲状软骨下缘颈部正中切开一个5～7cm纵向切口，切开皮肤及筋膜，用止血钳钝性分离皮下软组织，暴露气管。在喉下将气管和食管分开，在气管下穿一丝线，然后在甲状软骨下3～4气管环状间作一倒“T”形剪口，插入Y形气管插管（注意插管的斜面向上），用手术丝线结扎固定。用玻璃分针在两侧颈总动脉鞘内分离出迷走神经，在其下方穿丝线作一标记备用，然后用温热生理盐水的纱布覆盖、保护手术视野。

3.连接实验装置　打开生物信号采集系统，选择“实验项目”→“呼吸实验”→“呼吸运动调节”实验模块，单击工具条上的“开始”按钮，开始实验。

4.观察项目

（1）描记正常呼吸运动曲线　启动生物信号采集系统的记录按钮，记录一段正常呼吸运动曲线。注意辨认吸气、呼气曲线的波形方向，认真观察呼吸的频率和深度。

（2）增加吸入气中CO_2　将气管插管开口侧与CO_2产生装置的橡皮口相对，打开CO_2气袋上的螺旋开关，使一部分CO_2进入气管内，观察呼吸运动有何变化。

（3）增大无效腔　将气管插管开口侧连接一长约50cm的胶管，使无效腔增大，观察其对呼吸运动的影响。

（4）增加血液中H^+浓度　由耳缘静脉注射3% 乳酸溶液0.2～0.5ml，观察呼吸运动的变化。

（5）迷走神经对呼吸运动的调节作用　先剪断一侧迷走神经，观察呼吸运动的改变；再剪断另一侧迷走神经，对比切断迷走神经前后呼吸深度、频率的变化。

5. 根据实验结果完成实验表4-1。

实验表4-1　哺乳动物呼吸运动调节结果表

实验项目	描绘呼吸运动曲线	结果分析
正常时		
增大吸入气中CO_2浓度		
增大无效腔		
静脉注射3%乳酸3ml		
切断一侧迷走神经		
切断两侧迷走神经		

【注意事项】

1. 气管插管时，剪口后，插管前一定注意对气管进行止血和气管内清理干净再行插管。

2. 经耳缘静脉注射乳酸时，要选择静脉远端，注意不要刺穿静脉，以免乳酸外漏，引起动物躁动。

3. 麻醉药注射量要准，速度慢，以免过量引起动物死亡。

4. 每做完一项实验，都应等待动物呼吸恢复正常后，再做下一项实验，以便对照。

5. 当吸入CO_2引起呼吸运动明显变化时，应立即停止吸入。

实验五　人体体温的测量

【实验目的】学习人体体温的测量方法，判断体温是否正常，并分析其影响因素。

【实验对象】人体。

【实验器材与药品】水银体温计、乙醇棉球、纱布或干棉球。

【实验步骤与观察】

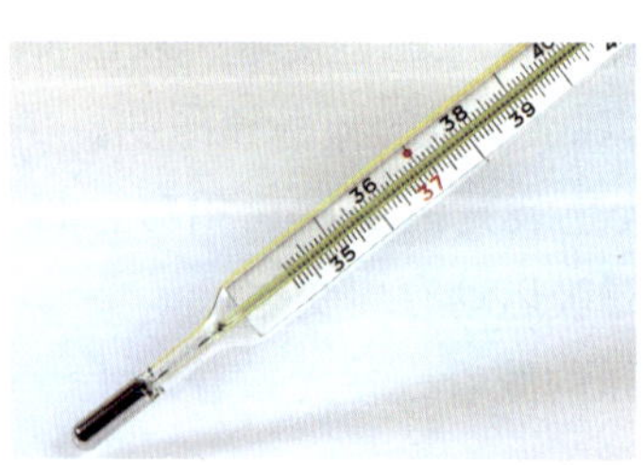

实验图5-1　水银体温计

1. 熟悉水银体温计的结构和原理　水银体温计是由一根有刻度的真空玻璃毛细管构成。一端为盛有水银的贮液槽，当水银受热后，水银沿着毛细管上升，其上升高度与受热程度成正比。体温计的毛细管下端和水银槽之间有一狭窄处，防止水银柱遇冷下降。体温计的刻度范围35～42℃，37℃处往往有特殊标记（实验图5-1）。

2. 实验准备　将浸泡于消毒液中的体温计取出，用乙醇棉球擦拭，并将水银柱甩至35℃以下。

3. 测量体温

（1）腋窝测温法　受试者静坐数分钟，擦干腋窝汗液，将已甩好的体温计的水银端置于腋窝深处，贴紧皮肤，屈臂夹紧体温计，10分钟后取出读数。

（2）口腔测温法　受试者静坐数分钟，将已甩好的体温计的水银端斜放于舌下，紧闭口唇，勿用牙咬，用鼻呼吸，放置5分钟后取出读数。

（3）测量运动后体温　同一受试者，运动5分钟，若腋窝有汗液不擦干，重复测定体温，与之前的数值相比较。

【注意事项】

1.甩体温计时，勿触及它物，防止撞碎。

2.测量腋窝温度时，要保证时间足够。

实验六　影响尿生成的因素

【实验目的】观察影响尿生成的影响因素，并分析其作用机理。

【实验对象】家兔。

【实验器材与药品】哺乳动物手术器械一套、BL-420型生物机能实验系统、压力换能器、动脉插管、兔手术台、保护电极、导尿管、酒精灯、试管、试管夹、纱布、烧杯、注射器（20ml、5ml、1ml各一支）、15%氨基甲酸乙酯、肝素、1∶10^4去甲肾上腺素、25%葡萄糖、生理盐水、垂体后叶素、呋塞米、班氏尿糖定性试剂、液体石蜡等。

【实验步骤与观察】

1.动物麻醉与固定　将兔子称重，用15%氨基甲酸乙酯（1g/kg）将兔子麻醉，背位固定于兔手术台。

2.手术

（1）剪去颈部的毛，沿中线纵行切开颈部皮肤暴露气管，分离双侧迷走神经，穿线备用。

（2）分离右侧颈总动脉做动脉插管，插管内预先注满肝素液，并通过血压换能器连接到生物信号采集系统，描记血压。

（3）雄兔导尿管法收集尿液：用小号导尿管直接插入雄性家兔尿道，深5～7cm（方法与人导尿法类似），观察尿液流出通畅，即可将导尿管另一端连接至记滴器。收集注射葡萄糖前尿10ml，与注射葡萄糖后尿进行对照。

（4）双击桌面BL-420图标，选择实验项目菜单→“泌尿系统”→“尿生成的影响因素”，设置参数，按实验表6-1开始实验。

（5）在收集到的正常尿与糖尿的试管中分别加入班氏试剂2滴，在酒精灯上加热至沸腾。观察溶液的颜色变化并记录到实验表6-2中。溶液由蓝色变为有砖红色沉淀为尿糖实验阳性（+），仍为蓝色为阴性（-），表示葡萄糖将班氏试剂中的Cu^{2+}还原为Cu^{+}。

【实验结果】

实验表6-1 实验前后尿量变化

实验项目	尿量（滴/分）及血压		结果（增多或减少）
	实验前	实验后	
1.静注37℃生理盐水20ml			
2.刺激迷走神经使血压降至50mmHg			
3.静注25%葡萄糖5ml			
4.静注1/10⁴去甲肾上腺素0.3ml			
5.静注呋塞米（速尿剂）5mg/kg			
6.静注垂体后叶素ADH 2U			
7.股动脉放血使血压降至50mmHg			

实验表6-2 尿液成分对比实验

实验项目	尿糖定性试验（加入班氏试剂后加热）	
	颜色	有砖红色沉淀记（+）/蓝色（-）
注射葡萄糖前（正常尿）		
注射葡萄糖后（糖尿）		

【注意事项】

1.实验前兔应多喂青菜以增加基础尿流量。

2.导尿时操作要轻柔，以免发生损伤性闭尿。

3.实验中要多次静注，注射时最好从远心端开始，或进行输液。

4.各项实验应在血压及尿量恢复正常后才能继续进行。

5.尿糖定性试验时，试管在酒精灯上加热时管口切勿对着人，应振荡试管，防止液体溢出。试液由蓝色变为绿色、黄色或砖红色即为尿糖试验阳性。

实验七 视敏度测定

【实验目的】学会视力测定的方法，了解视力测定的原理。

【实验对象】人体。

【实验器材与药品】视力表、指示棒、遮眼板。

【实验步骤与观察】

1.将标准视力表悬挂于光线均匀而充足的墙上，且视力表的第10行字体应与受试者眼睛在同一高度。

2.受试者坐或站立在视力表前5m处，用遮眼板遮住一眼，另一眼注视视力表。

3.检查者站在视力表旁，用指示棒自上而下指示表上字体，令受试者说出该字体缺口的朝向，直至能辨认清楚最小一行字体为止。依照表旁所注的数字来确定其视力。

4.视力表中最上一行字是正常眼睛在50m距离处能够辨认的。若受试者对最上一行字也不能清楚辨认，则令其向前移动，直至能辨认清楚最上一行字为止。受试者视力=0.1×距离（m）/5m。

5.用同样方法测试另一眼的视力。

【注意事项】

1.视力表应挂在光线充足的地方，光源应从受试者的后方射来，避免测试过程中由侧方射入光线干扰测定。

2.测试过程中应用遮光板遮住一侧眼，不宜用手遮眼。

实验八　声音传导的途径

【实验目的】比较气传导与骨传导的听觉效果，进而了解鉴别传导性耳聋与神经性耳聋的原理和方法。

【实验对象】人体。

【实验器材与药品】音叉（频率256Hz或512Hz）、橡皮锤、棉球。

【实验步骤与观察】

1.任内试验（同侧耳气传导和骨传导比较试验）

（1）室内保持安静，受试者静坐，检查者用橡皮锤叩击音叉后，立即将振动的音叉柄置于受试者一侧颞骨乳突部，问受试者是否听到声音。在受试者刚刚听不到声响时，立即将音叉移至同侧外耳道口附近，问受试者是否能重新听到声音；正常耳还能听到说明气传导>骨传导，为任内试验阳性。

（2）用棉球塞住受试者一侧外耳道（模拟气传导障碍），重复上述试验，听不到声音说明气传导<骨传导，气传导<骨传导为任内试验阴性。

2.韦伯试验（比较两耳骨传导试验）

（1）用橡皮锤叩击音叉后，将正在振动的音叉柄置于受试者前额正中发际处，问受试者两耳听到的声响有无差别（正常人两耳声响相等）。

（2）用棉球塞住一侧外耳道（模拟气传导障碍），重复上述实验，询问受试者所听到的声响偏向哪一侧。若传导性耳聋则声响偏向患侧，神经性耳聋则偏向健侧。

实验九　反射弧分析

【实验目的】观察脊髓反射，理解反射弧各组成部分的功能及反射弧完整性与反射活动的关系。

【实验对象】蛙或蟾蜍。

【实验器材与药品】BL-410/420生物信号采集系统、蛙类手术器械一套、蛙板、玻璃板，铁支架、肌夹、双凹夹、刺激电极、培养皿、滴管、任氏液、纱布、干棉球、滤纸片、0.5%和1%的硫酸溶液。

【实验步骤与观察】

1.制备脊蛙 用探针捣毁蛙脑部，保留脊髓。用肌夹夹住蛙下颌，将蛙悬挂在铁支架上(实验图9-1)。

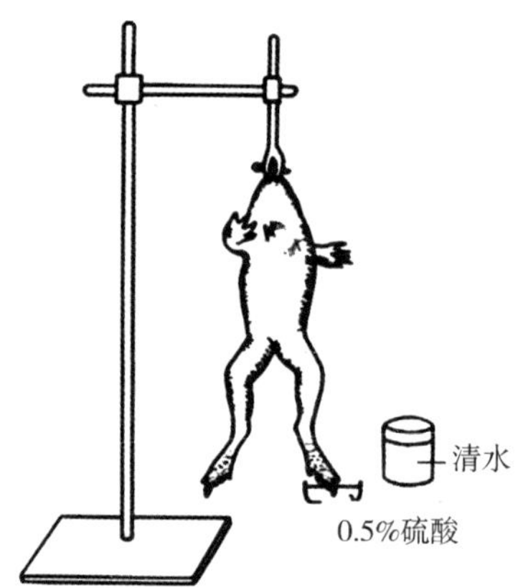

实验图9-1 反射弧分析实验装置

2.仪器调试 打开BL-410/420生物信号采集系统，调整好刺激参数：波宽1ms，强度3～6V，频率50～70Hz，连续刺激。

3.观察项目

(1)用培养皿盛0.5%的硫酸液刺激右下肢的趾端皮肤，观察有无屈腿反射。然后用清水洗去皮肤上的硫酸液。

(2)在右下距踝关节上方做一环形皮肤切口，将趾部皮肤剥去再用硫酸分别刺激左右两侧趾尖，观察两侧肢体的反应。

(3)剪开左侧大腿内侧皮肤，在股二头肌和半膜肌之间找出坐骨神经，游离1cm后做双结扎，并在两结扎线中剪断神经，然后再用硫酸液刺激该侧足趾，观察有何反应。

(4)用生物信号采集系统的电刺激重复刺激坐骨神经中枢端，观察同侧和对侧肢体反应。

(5)重复刺激坐骨神经外周端，观察同侧肢体反应。直接电刺激左侧腓肠肌，观察反应。

(6)用浸有1%硫酸液的滤纸片贴在蛙腹部皮肤，观察有无搔扒反射。

(7)用金属探针捣毁脊髓后，重复上面的步骤(4)，观察蛙有无反射。

【注意事项】

1.剥掉趾部皮肤时，一定要注意趾尖不要残留皮肤，否则刺激时仍能引起反射。

2.每次用的硫酸液刺激时，足趾浸入硫酸中的面积应相同；每次刺激后，应立即用清水冲洗皮肤并用干棉球擦干。

3.浸入硫酸的部位应限于趾尖，勿浸入太多。

参考文献

1.王庭槐.生理学［M］.9版.北京：人民卫生出版社，2021.
2.白波，王福青.生理学［M］.8版.北京：人民卫生出版社，2018.
3.杨桂染，周晓隆.生理学［M］. 北京：人民卫生出版社，2019.
4.杨宏静.生理学［M］.4版.北京：中国中医药出版社，2020.
5.董博，孟繁伟.正常人体结构［M］.北京：北京大学医学出版社，2019.
6.周华，杨向群.人体解剖生理学［M］.8版.北京：人民卫生出版社，2022.
7.季常新，马永臻.人体解剖生理学［M］.北京：科学出版社，2021.
8.孙秀玲，周庆辉.人体解剖生理学［M］.天津：天津科学技术出版社，2023.